アジュバント開発研究の新展開

Advanced Technologies for Adjuvant Research and Development

《普及版／Popular Edition》

監修 石井　健，山西弘一

シーエムシー出版

はじめに

ワクチンは現存する医療技術の中でもその起源が最も古く，且つ，有効なもののひとつである。ワクチン開発は，Jenner以来，永らく観察と経験に頼ってきた。しかし近年の免疫学の発展により，アジュバント成分を特異的に認識するTLRなどの宿主細胞受容体を介した自然免疫反応がその後の獲得免疫反応を厳密に制御することが判明し，また，ワクチン抗原探索技術の進歩によって論理的なワクチン設計が可能となってきた。これからのワクチン開発研究では，慢性感染症，癌，アレルギーなどワクチンの対象となる疾患に関する病態研究から，免疫学，疫学，治験製剤の生産，さらには効果判定を科学的かつ効率的に行う臨床研究が必須であり，常に実用化を念頭においたGoal orientedな戦略が必要である。

このような状況の中で，本書はワクチン開発研究になくてはならなくなってきた，アジュバントに関する，基礎研究，開発，審査行政にわたる網羅的な内容を提供する意欲的なものである。国内はもとより，グローバルな視点でユニークかつトップレベルの仕事をされている方々に執筆をお願いした。

まずアジュバントの総論に関してその現状，歴史，そして未来を展望させていただいた。また，安全性と規制の考え方にも言及した。この内容は著者の考え方によるものであり，日本や外国の規制当局の意向を必ずしも反映しないことを留意していただきたい。

そして，アジュバントの免疫の基礎研究内容を自然免疫の立場から大阪大学の石井健，審良静男両氏に，アジュバントのシグナル伝達に関して佐賀医科大学の吉田裕樹氏，Th2アジュバントの作用機序とその臨床応用に関して兵庫医科大学の中西憲司氏，メモリー細胞に直接作用するアジュバント研究の新展開を大阪大学の竹内理氏にお願いした。また，免疫系におけるアジュバントの機能～記憶T細胞の活性化機構に関して，エモリー大学の荒木幸一氏に執筆をお願いした。アジュバントのメカニズムが自然免疫から獲得免疫のメモリー機能まで多岐にわたっていることがご理解いただけたら幸いである。

次にアジュバントの要素として，微生物由来，合成物質由来のものなど多くが知られている。そのなかで，もっとも古くから認可され，広く汎用されているアジュバントとしてアルミニウム塩（総称：アラム）が知られているが，これを含む粒子状アジュバントの新規免疫学的メカニズムを産業医科大学の黒田悦史氏，ウイルスワクチン，特にインフルエンザウイルスの内因性アジュバントに関する知見をハーバード大学（東北大学）の小山正平氏，医薬基盤研究所の青枝大貴氏にお願いした。最近由来のアジュバント成分に関する研究も盛んであるが，アジュバントとしてのLPSの改良と精製に関して大阪大学の藤本ゆかり氏に，コレラトキシンを利用した新規粘膜アジュバント開発研究の新展開に関して琉球大学の荒川武氏，古くから抗がん免疫療法にて用いられているBCG-CWSのアジュバントとしての開発研究の新展開を㈱MBRの柳義和氏にお願いした。結核菌に関して新たに理解が進んだCタイプレクチンを介する結核菌由来のアジュバント成分の免疫学的作用機序を九州大学の山崎晶氏に，乳酸菌を利用した経口ワクチンアジュバントに関して東北大学の北澤春樹氏，マラリア原虫由来成分によるアジュバント効果とヘム代謝産物のヘモゾインによるアジュバント作用機序に関して大阪大学のCevayir Coban氏，さらには真菌由来のβグルカンを利用した次世代アジュバント開発研究の内容を北九州市立大学の櫻井和朗氏にお願いした。これらのほかにも多くの微生物由来の成分がアジュバントとして作用することが知られており，今後ますます多くのアジュバントが微生物成分から発見され臨床応用されていくことであろう。

また，合成の物質からもアジュバントが開発されているが，その内容は微生物由来のものに勝るとも劣らないほど多種多様である。すべてを網羅できないことをお詫びするが，今回はオイルエマルジョン由来のアジュバント，とくにMF59というヨーロッパで認可されているアジュバントを中心に㈶日本生物化学研究所の岩田晃氏に，核酸アジュバントのCpGDNAに関してBCG研究所の山本三郎氏，核酸アジュバントのメカニズムとくに樹状細胞活性化に関する知見を大阪大学の改正恒康氏，さらにはY形DNAのアジュバント効果の詳細を京都大学の高倉善信氏にお願いした。

上記のように脂質や核酸がアジュバントとして作用し，その開発研究が非常に盛んであるが，リコンビナントサイトカインそのものもアジュバントとなりえる。その内容を大阪大学の堤康央氏，医薬基盤研究所の角田慎一氏に，そしてIL-15による免疫記憶の活性化によるアジュバントしての可能性を九州大学の吉開泰信氏にお願いした。さらにタンパクのみならず，いろいろな生物活性を持つポリペプチドもアジュバントとなりうるという内容を医薬基盤研究所の小檜山康司氏にお願いした。また，納豆菌由来のポリペプチドからなるナノパーテイクルアジュバントに関して大阪大学の明石満氏にお願いした。

このように大変多くのアジュバントがいろいろな経緯，由来で発見され，開発研究に進んでいる現状がお分かりいただけると思う。しかし，アジュバントは非常に強い免疫活性物質であることが多く，使い方を間違うといわゆる「毒」にもなりえる。しかし，それを防ぐ，もしくは最小限にするための技術開発にむけた努力も続いている。特にデリバリーシステムの開発はワクチン，アジュバント開発研究にはなくてはならない必須項目になりつつある。そのなかでもリポソームに関する知見を国立感染症研究所の内田哲也氏にお願いした。また，そのデリバリーのターゲットとして有望視される経鼻粘膜を利用したインフルエンザワクチンの開発状況を国立感染症研究所の長谷川秀樹氏に，また経口ワクチンのターゲット組織である小腸における自然免疫活性化機構とそのアジュバント開発に関して大阪大学の植松智氏に執筆をお願いした。

最後に，開発研究を経て実際の臨床現場で使われているアジュバントに関して肺炎球菌ワクチン（プレベナー）に関する知見を㈱ファイザーの佐々木津氏に，GSK社のASシリーズアジュバントに関してGSK社のGarcon氏にお願いした。

最後に，この本ではあまり触れなかったが，アジュバント開発研究は感染症のみならずガンワクチンの分野でも非常に重要になってきている。この点に関して北海道大学の瀬谷司氏に執筆をお願いした。

これまでアジュバントの開発研究に特化した学会は存在しなかったが，平成22年度から医薬基盤研究所を主体としてアカデミア，ワクチン関連製薬企業の専門家をメンバーとする「次世代アジュバント研究会」を発足させた。また，アジュバント開発研究に特化した専門書も非常にまれであり，その発行が切望されていたことから今回の本がアジュバント開発研究者，またその関連の基礎研究者や審査行政に関わる方々においても有益であることを切に願うばかりである。この本の制作に対し主体的な役割を担ってくださったシーエムシー出版の初田氏，いろいろなプロセスで多大な貢献をしてくださった医薬基盤研究所アジュバント開発プロジェクトのメンバーの皆様，特に秘書の鎌田真由氏に感謝の意を伝えたい。

2011年8月

㈱医薬基盤研究所
石井　健，山西弘一

普及版の刊行にあたって

本書は2011年に『アジュバント開発研究の新展開』として刊行されました。普及版の刊行にあたり，内容は当時のままであり加筆・訂正などの手は加えておりませんので，ご了承ください。

2017年10月

シーエムシー出版　編集部

執筆者一覧（執筆順）

石井　健	㈱医薬基盤研究所　アジュバント開発プロジェクト　プロジェクトリーダー；大阪大学　免疫学フロンティア研究センター　主任研究者
青枝大貴	㈱医薬基盤研究所　アジュバント開発プロジェクト　主任研究員；大阪大学　微生物病研究所　免疫学フロンティア研究センター　ワクチン学　助教
小檜山康司	㈱医薬基盤研究所　アジュバント開発プロジェクト　プロジェクト研究員
鉄谷耕平	㈱医薬基盤研究所　アジュバント開発プロジェクト　プロジェクト研究員
審良静男	大阪大学　免疫学フロンティア研究センター　教授；IFReC拠点長
山西弘一	㈱医薬基盤研究所　理事長，所長
吉田裕樹	佐賀大学　医学部　分子生命科学講座　教授
原　博満	佐賀大学　医学部　分子生命科学講座　准教授
安田好文	兵庫医科大学　免疫学・医動物学　助教
中西憲司	兵庫医科大学　免疫学・医動物学
竹内　理	大阪大学　免疫学フロンティア研究センター／微生物病研究所　自然免疫学　准教授
荒木幸一	Emory Vaccine Center, Emory University School of Medicine Assistant Professor
黒田悦史	産業医科大学　医学部　免疫学寄生虫学　講師
小山正平	東北大学　医学系研究科　呼吸器病態学分野；Dana-Farber癌研究所 Medical Oncology分野　Research Fellow
藤本ゆかり	大阪大学　大学院理学研究科　准教授
深瀬浩一	大阪大学　大学院理学研究科　教授
新川　武	琉球大学　熱帯生物圏研究センター　熱帯感染生物学部門　分子感染防御学分野　准教授
宮田　健	琉球大学　熱帯生物圏研究センター　熱帯感染生物学部門　分子感染防御学分野
柳　義和	㈱MBR　代表取締役
豊永憲司	九州大学　生体防御医学研究所
山崎　晶	九州大学　生体防御医学研究所　教授
下里剛士	信州大学　ファイバーナノテク国際若手研究者育成拠点　特任助教
北澤春樹	東北大学　大学院農学研究科　准教授
Cevayir Coban	Laboratory of Malaria Immunology, Immunology Frontier Research Center, World Premier Institute for Immunology, Osaka University

Keiichi Ohata	Laboratory of Malaria Immunology, Immunology Frontier Research Center, World Premier Institute for Immunology, Osaka University ; ZENOAQ, Nippon Zenyaku Kogyo Co., Ltd.
Yoshikatsu Igari	ZENOAQ, Nippon Zenyaku Kogyo Co., Ltd.
Masahiro Kato	ZENOAQ, Nippon Zenyaku Kogyo Co., Ltd.
Toshihiro Tsukui	ZENOAQ, Nippon Zenyaku Kogyo Co., Ltd.
望月慎一	北九州市立大学　国際環境工学部　特任講師
櫻井和朗	北九州市立大学　国際環境工学部　教授
岩田晃	㈶日本生物科学研究所　研究１部　部長
前山順一	国立感染症研究所　血液・安全性研究部　主任研究官
山本三郎	日本BCG研究所　中央研究所　所長
改正恒康	大阪大学　免疫学フロンティア研究センター　免疫機能統御学　教授
西川元也	京都大学　大学院薬学研究科　病態情報薬学分野　准教授
高倉喜信	京都大学　大学院薬学研究科　病態情報薬学分野　教授
角田慎一	㈱医薬基盤研究所　バイオ創薬プロジェクト　プロジェクトリーダー
堤康央	大阪大学　大学院薬学研究科　毒性学分野　教授
吉開泰信	九州大学　生体防御医学研究所　感染制御学分野　教授
内田哲也	国立感染症研究所　血液・安全性研究部　主任研究官
赤木隆美	大阪大学　大学院工学研究科　応用化学専攻　特任助教
明石満	大阪大学　大学院工学研究科　応用化学専攻　教授
長谷川秀樹	国立感染症研究所　感染病理部
植松智	大阪大学　免疫学フロンティア研究センター　自然免疫学　特任准教授，微生物病研究所　自然免疫学分野
佐々木津	ファイザー㈱　メディカルアフェアーズ統括部　ワクチン領域部　部長；横浜市立大学　医学部　微生物学　客員教授
Nathalie Garçon	Vice President, Head, Global Centre for Adjuvants and Delivery Systems, GlaxoSmithKline Biologicals
瀬谷司	北海道大学　医学部　免疫学分野　教授
佐藤治子	北海道大学　医学部　免疫学分野　特任助教
志馬寛明	北海道大学　医学部　免疫学分野　助教
松本美佐子	北海道大学　医学部　免疫学分野　准教授

執筆者の所属表記は，2011年当時のものを使用しております。

目　次

第1章　アジュバント総論

第2章　アジュバントの免疫

第3章　アジュバント各論

第4章 粘膜アジュバント

第5章　アジュバントの臨床

第1章　アジュバント総論

1　アジュバントの開発研究の現状と未来；審査行政や社会とのかかわりも含めて

石井　健[*1]，青枝大貴[*2]，小檜山康司[*3]，
鉄谷耕平[*4]，審良静男[*5]，山西弘一[*6]

1.1　アジュバントとは

アジュバントとは，ラテン語の“促進する”“増強する”という意味をもつ“adjuvare”という言葉を語源に持ち，ワクチン抗原と共に投与して，その抗原に対する免疫原性を増強，加速，延長する目的で使用される製剤の呼称である。アジュバントによって標的抗原の必要量を減らせたり，接種の回数を減らせたり，免疫力の弱い新生児や高齢者への効果を改善したりすることが可能になりうる。またアジュバントの種類や組み合わせによっては，主に抗体産生（B細胞活性）を誘導するもの，Th1 型の獲得免疫を誘導するもの，Th2型を誘導するもの，または細胞傷害性T細胞（Cytotoxic T lymphocyte：CTL）の活性を誘導するものといった様に獲得免疫の方向性をも制御することが出来る。

アジュバントに関する報告は，19世紀末にまで遡るが，1920 年代にRamonやGlennyらがaluminum hydroxide（Alum）を用いてジフテリアや破傷風のトキソイドの免疫原性を改善したことによって，アジュバントの重要性が認識されるようになった。また，昨今の免疫学，微生物学および分子細胞生物学的な技術の進歩により，今まで経験的に行われていたアジュバントの開発研究も分子レベルでの作用機序に基づいた理論的な効果および安全性の追求が可能になりつつある。開発された，もしくは開発中のアジュバントの種類も多岐にわたり，その起源（天然，

＊1　Ken J. Ishii　㈱医薬基盤研究所　アジュバント開発プロジェクト　プロジェクトリーダー；大阪大学　免疫学フロンティア研究センター　主任研究者
＊2　Taiki Aoshi　㈱医薬基盤研究所　アジュバント開発プロジェクト　主任研究員；大阪大学　微生物病研究所　免疫学フロンティア研究センター　ワクチン学　助教
＊3　Kouji Kobiyama　㈱医薬基盤研究所　アジュバント開発プロジェクト　プロジェクト研究員
＊4　Kohhei Tetsutani　㈱医薬基盤研究所　アジュバント開発プロジェクト　プロジェクト研究員
＊5　Shizuo Akira　大阪大学　免疫学フロンティア研究センター　教授；IFReC拠点長
＊6　Koichi Yamanishi　㈱医薬基盤研究所　理事長，所長

合成，内因性），作用機序，物理的または化学的性質などにより分類されうる。

1.2 アジュバントの可能性

アジュバントがその作用を発揮する作用機序として，①ワクチン抗原の免疫細胞への取り込みの促進，維持および分解の予防，遅延によるものが主であると思われていたが，②アジュバントそのものが宿主の自然免疫システムに存在する特異的な受容体により認識されることによって惹起される自然免疫反応が，その後の獲得免疫すなわちワクチンの効果を厳密に制御していることが明らかになってきた。すなわち，Toll-like receptors（TLRs），Retinoic acid-inducible gene (RIG)-like receptors（RLRs），Nucleotide-binding oligomerization domain protein (NOD)-like receptors（NLRs）などの自然免疫受容体はいわゆるアジュバント成分を特異的に認識し，結果として樹状細胞（Dendritic cell：DC）を中心とした抗原提示細胞が活性化され，その遊走や成熟，抗原提示能や補助シグナル分子の発現を促進し，T細胞やB細胞の抗原特異的な活性化を増強することが明らかになったのである。そのためTLRリガンドを中心とした次世代アジュバント開発が世界中で激しい競争になっており，世界のトップレベルをほこる日本の免疫学の成果が日本発のアジュバント開発研究に寄与することが期待されている。

一方で，抗体を中心とした液性免疫を誘導するTh2アジュバントの研究は非常に遅れている。Th2アジュバントになりうるものは，微生物としては寄生虫とくに蠕虫由来の物質が知られている。また，合成物質としては，形態的にも化学的にも全く異なっているものの，ナノ粒子，ナノ結晶の構造をとる物質がTh2アジュバントとして知られている。例えば，臨床に用いられているミョウバン（アルミニウム塩，ALUMと総称），油脂成分と水溶成分のミセル，尿酸，イヌリン，ヘムの結晶や，シリカ，アスベストなどが知られている。これらの多くは，最近になりNLRのNALP3インフラマソームを活性化し，IL-1，IL-18など炎症性サイトカインの産生を誘導することが報告されたが，アジュバント効果との直接の関連は不明である。ミョウバンのようにアジュバントとして何十年も使用されているにもかかわらず，その分子メカニズムが不明であるのは，類似のTh2アジュバントの開発研究を進める上で問題であり，これを打破するには免疫学，微生物学のみならず，ナノ粒子工学など異分野との綿密な連携をとった共同研究が必須である。また，真菌などの糖鎖成分などが炎症誘導に深く関わる事が示されている新しいヘルパーT細胞集団，Th17を誘導し，Th17アジュバントという新規の概念も浮かび上がっている。すなわち，アジュバントの分子メカニズム解明は新規ワクチンアジュバント開発に直結しうるものの，アジュバントの開発研究領域は広く，今まで「アジュバント」というキーワードに特化した研究プロジェクトや学会はない。欧米に比較し非常に強い分野であるにもかかわらず，新規アジュバント開発が日本で盛んでない理由のひとつになっている。

1.3 アジュバントの危険性

このようにいろいろな分野で開発が望まれているアジュバントは薬である一方で，毒にもなりうる。ナノ粒子である尿酸結晶は，自己炎症性疾患の典型例である痛風の原因物質とされるが，このアジュバント効果の詳細は完全には明らかになっていない。アスベストは炎症誘導，やがて肺がんや中皮腫を発症させる発ガン物質であることも知られるが，これらのナノ粒子がアジュバントとして作用してインフラマソームを活性化し，その炎症が慢性化するところから発ガンまでの分子レベルのメカニズムは不明な点が多い。また，小児科を中心に問題となっている原因不明の発熱を特徴とする多くの自己炎症性疾患は，インフラマソームの活性化を伴うものであることが明らかになりつつあり，上記のように何らかの因子がアジュバントとして作用し，インフラマソームの活性化などが起こることが病態，もしくは病因に関与する可能性がある。未来の素材としてカーボンナノチューブが現在大変関心を集めている。しかしこの物質においても，最近の研究の結果から本物質が中皮細胞を傷害すること，あるいは局所的な肉芽腫形成を誘導することが示され，中皮腫を誘導する可能性が示唆されはじめている。最悪の場合は，カーボンナノチューブが発ガンを誘導する可能性もある。申請者らは第二のアスベスト症を発症させるわけにはいかないと考えている。

上記のように，ワクチンの必須な要素として開発が進んでいる自然免疫活性化Th1アジュバントや，Th2アジュバントとして期待されているナノ粒子は，その有効性や可能性とは裏腹に，体にとって毒となる危険性もはらんでいることを意味する。アジュバントの持つ強い生物学的活性は諸刃の剣であり，その両方向の分子メカニズムを明らかにすることは，ワクチンアジュバントの有効性と安全性の両方の向上に役に立つだけでなく，アスベスト肺，痛風，小児を中心とした原因不明の自己炎症性疾患群やベーチェット，クローン病，リウマチなどの自己免疫疾患の原因や病態の解明，治療方法の開発に繋がる可能性を秘めている。

1.4　アジュバントの安全性確保

アジュバントの活性は複数の要因の結果であり，ある抗原で得られた免疫応答の増強を別の抗原に外挿することは原則としてできない。個々の抗原は物理的性質，生物学的性質，免疫原性がそれぞれ異なり，必要とするアジュバントからの支援は同じではない。アジュバントは所望の免疫応答の種類に基づいて選択すべきであり，副作用を最小限としながら最適な型の応答が得られるように抗原とともに製剤化されなければならない。

したがってワクチン／アジュバント製剤の品質評価は，ワクチン中に存在する抗原成分とアジュバントとの配合適性の立証，抗原とアジュバントとの適切かつ一貫した会合の検証，有効期間内の保存中に著しい分離が起こらないことの立証，有効期間内の会合度，定量法に対するアジュバントの影響，生化学的純度および発熱原性を網羅する。

詳細な非臨床毒性および安全性試験で重篤な有害作用が観察されないとしても，新規のワクチン／アジュバント製剤が被接種者に対してまったくリスクを伴わないと保証することはできず，予測できない事象が発現する可能性がある。ヒトでのアジュバントの作用の不確実性は，投与経路，抗原用量，抗原の性質などの因子間の複雑な相互作用に起因する。この理由のため，新たに開発されたワクチン製剤の最終的な安全性評価は臨床試験でのみ実施可能である。

1.5 アジュバント開発研究の新展開：自然免疫研究からのアプローチ

後に詳細を記述するが，アジュバントの開発研究において自然免疫研究の成果の貢献は昨今非常に大きい。アジュバントの免疫学的な受容体が自然免疫に関連する分子であることが最近十数年間で原子，分子のレベルから生体のレベルにいたり証明されつつある。本稿ではアジュバントの受容体として最近知られるようになった自然免疫の受容体を紹介する。

Toll like receptors（TLRs）

TLRsは現在までヒトおよびマウスにおいてTLR1から11までが機能性のレセプターとして知られている。TLRsは，N末端のロイシンリッチリピートモチーフ，それに続く膜貫通領域とC末端のToll/IL-1R homology（TIR）ドメインから構成される。各TLRは，そのリガンドとして様々な特異的構成成分PAMPsをN末端で認識し，C末端を介して下流にシグナルを伝えることにより免疫系を賦活化する。TLRsは細胞膜表面に発現するTLR2/1，TLR2/6，TLR4，TLR5と，エンドソームの膜に発現するTLR3，7，8，9に分けられる。それぞれがリガンドをN末端で認識すると，TLR2/1，TLR2/6はアダプターとしてmyeloid differentiation primary response protein 88（MyD88）/TIR domain-containing adaptor protein（TIRAP），TLR5はMyD88を活性化する。TLR4は時間経過に応じてはじめはMyD88/TIRAPを，エンドサイトーシス後はTIR domain-containing adapter inducing IFN-β（TRIF）/Trif-related adaptor molecule（TRAM）を活性化する。また，TLR3はアダプターとしてTRIF，TLR7，8，9はMyD88を活性化する。さらにその下流では，TANK-binding kinase 1（TBK1），Mitogen-activated protein kinases（MAPKs），IkB kinase（Ikk）複合体を通じてInterferon regulatory factor（IRF）3，IRF7，nuclear factor-kappaB（NF-κB）などの転写因子が活性化され，最終的にⅠ型IFNや炎症性サイトカインの産生が誘導される。

RIG-I like receptors（RLRs）

TLRs以外に細胞質内に侵入した核酸を認識する受容体として RLRs が知られている。RLRsは，C末端に RNA helicase domain を持ち，それが細胞質内に侵入してきた非自己のRNAを認識する。N末端には2つのcaspase activation and recruitment domain（CARD）が存在する。RLRsには RIG-I，MDA-5と呼ばれる 2つの類似した分子のほか，RIG-Iのnegative regulatorと考えられているLGP2の合計3つが存在する。RLRsの発現は免疫担当細胞に限らず，ほとんどすべての細胞にユビキタスに発現している。

RLRsはおもに核酸を認識し，RIG-Iは一本鎖RNAの5末端のTriphosphateや短い二本鎖RNA，MDA-5は長い二本鎖RNAを認識する。これらのリガンドを認識すると（LGP2に関しては依然として不明な点が多いため，ここではRIG-I，MDA5について示す），RIG-IとMDA5の共通のアダプターである IFNβ-promoter stimulator 1（IPS-1）（MAVS，VISA，CARDIFとも呼ばれる）とCARDを介して結合しシグナル伝達が開始する。下流では，TBK1 やIKK複合体を通じてIRF3，NFκBなどの転写因子が活性化され，エフェクターとしてⅠ型IFNや炎症性サイトカインの産生が誘導される。

NOD like receptors（NLRs）

細胞内の自然免疫受容体には，核酸の認識に特化したRLRs以外にNLRsが存在する。NLRsは現在までにヒトでは23種類（蛋白レベル），マウスにおいては34種類（遺伝子レベル）存在することが知られている。N末端には，CARDもしくはpyrin domain（PYD）もしくはbaculovirus inhibitor domain（BIR）を有し，NOD domainをはさんで，C末端にロイシンリッチリピートモチーフを持つ。大まかには，NLRsの原型とも言えるNOD1やNOD2のようにinflammasomeを活性化しないグループと，NLRP1,NLRP3やNLRC4などのようにinflammasomeの活性化を伴うグループに分類できる。それぞれのNLRsがリガンドの刺激を受けると，前者ではアダプターとしてRICKが活性化し，後者ではASC,caspase-1から構成されるinflammasomeの活性化が生じる。RICKの下流では，Mitogen-activated protein kinases（MAPKs），IkB kinase（Ikk）複合体を通じて nuclear factor-kappaB（NF-κB）などの転写因子が活性化され，炎症性サイトカインの産生が誘導される。

Inflammasomeの活性化の下流では，caspase-1によってpro IL-1β，pro IL-18から活性化型のIL-1β，IL-18の産生が誘導される。

その他の自然免疫受容体（CLRsなど）

TLRs，RLRs，NLRs以外の自然免疫受容体の中には，スカベンジャー受容体やFc受容体なども知られているが，中でもC-type lectin receptors（CLRs）が大きなグループを占める。CLRsはその構造によってさらに17種類のグループに分けられる。ここでは詳細は割愛するが，CLRsの代表としてDectin-1を例にあげると，リガンドとしてC末端の細胞外ドメインでβグルカンを認識すると，細胞内のimmunoreceptor tyrpsone-based activation（ITAM）-likeモチーフを介してspleen tyrosine kinase（Syk）さらにCARD9の活性化を経て炎症性サイトカインの産生が誘導される。

1.6　アジュバントの具体例

前述のとおり，以前からワクチンと共に使用されてきたアジュバントの多くが自然免疫受容体のリガンドとして作用していることが近年明らかになった。逆に言うと，純度，安全性やTh1Th2バランスなどを度外視すれば，全ての自然免疫受容体リガンドは，その合成が可能であれば，アジュバントとしても使用可能であると考えられる。ただし，自然免疫受容体に作用することだけがアジュバント効果を生み出すわけではなく，例えば標的抗原を投与部分に長時間とどめておく作用や，炎症性細胞浸潤を促進することなども大切なアジュバント効果の一端を担っている。さらにターゲットは自然免疫受容体でも，組織特異的な反応を誘導するために投与経路を変更したり，ナノテクノロジーなどを利用しドラッグデリバリーシステムを巧みにコントロールすることで，自然免疫応答自体の質と量を高めることも今後のワクチン及びアジュバント開発にとって必須の戦略である。ここでは，以前より利用されてきた粘膜アジュバントや今後使用が注目されているアジュバントなどいくつかに分類して概説する。

1.7 代表的なアジュバント

古くから利用されている粘膜アジュバントとして，ここでは細菌から抽出した3種類の構成成分；①ADP-ribosylating enterotoxin（cholera toxin（CT）や大腸菌のheat-labile enterotoxin（LT）），②CpGモチーフをもつoligodeoxynucleotides（CpG ODN），③monophosphoryl lipid A（MPLA）について説明する。

① CT，LT

CT及びLTはAサブユニットとBサブユニットからなる。Aサブユニットは毒素の活性を持ち，Bサブユニットが粘膜上皮のGM1ガングリオシドに接着する。アジュバントとしての効果を維持しながら，元来有する腸管毒性を軽減するためAサブユニットのmutantを作成するなどの方法が施行されている。CT・LTいずれもAサブユニットがADP-リボシルトランスフェラーゼ活性を有しアデニル酸シクラーゼが常に活性化された状態になり，細胞内サイクリックAMP濃度が高まる。これを契機に粘膜上皮細胞や抗原提示細胞が活性化され，細胞透過性の亢進，炎症性サイトカインの産生，樹状細胞の成熟促進などが誘導される。類似の作用機序を有するが，アジュバントとしてはCTがTh2型の免疫反応（IL-4，IL-5分泌型のCD4T細胞の活性化やIgA，IgG1，IgEの産生）及びTh17を誘導するのに対して，LTはTh1，Th2型の両方の免疫反応（IFNγ分泌型のCD4T細胞活性化及びIgG2の産生も含む）を誘導できる。

しかしながら，これらのアジュバントは効果が高い反面，投与経路の制限，投与部位における強い炎症や組織の壊死，アレルギー反応の誘発などの副作用の問題を依然として有する。2000年にヨーロッパにおいてはLT を用いた経鼻粘膜ワクチンの臨床試験が実施されたが，顔面神経麻痺の副作用により毒素系アジュバントの臨床応用が難しい状況となっているのが事実である。

② CpG ODN

細菌やウイルスのDNAには，哺乳類のDNAと比べると約20倍ほど多く非メチル化CpGモチーフが存在する。近年の自然免疫学の進歩に伴い，CpGは現在ではTLR9のリガンドとして広く知られるようになった。免疫活性を持ったCpG ODNにはその配列，構造，免疫活性の違いから，少なくとも3種類（D/A型CpG，K/B型CpG，C型）のタイプに分けられる。D/A型CpGは，主にpDCの活性化，K/B型CpGは主にB細胞の活性化を誘導する。C型CpGは両方ともの性質を持っているが活性はやや弱い（いずれの型のCpGもTLR9によって認識される）。CpG ODNがそれぞれの免疫細胞に存在するTLR9によって認識されると，Ⅰ型IFNや炎症性サイトカインの産生が誘導され，B細胞の増殖，DCの成熟化の他にもnatural killer（NK）細胞の活性化も加わり，強力なTh1型の獲得免疫反応（IgG2aの産生，Th1細胞によるIFNγ産生，CTLの細胞傷害活性）が惹起される。つまり，何らかの抗原とともにCpG ODNをアジュバントとして使用することで，以上のようなメカニズムから抗原単独で使用するよりもはるかに強力なTh1

型の獲得免疫が誘導できる。CpG DNAは非常に強く安全なアジュバントであるだけでなく，単独（抗原なし）での使用も可能である。実際にワクチンアジュバント，抗アレルギー薬，抗腫瘍薬として様々な臨床治験が行われ，その有効性が証明されている。

③　**MPLA**

MPLAはもともとサルモネラ菌のlipopolysaccharide（LPS）から抽出された物質で，TLR4がそのアジュバント効果に必須であることが知られている（ヒトの細胞ではTLR2も認識に関与することが報告されている）。MPLAのアジュバント効果はLPSに匹敵するにも関わらず，有害な副作用が生じにくいことが特徴でもある。その理由としてLPSと比較してMLPAが，MyD88依存性の経路をほとんど刺激せずTRIF依存性の経路を主に刺激すること，免疫抑制的に作用するIL-10を多く産生する一方で炎症性サイトカインのIL-1βは誘導しにくいことなどが報告されている。MPLAは強力にCD4T細胞のプライミング・活性化を誘導するのが特徴で，主にTh1型の反応を惹起する。グラクソスミスクラインは，MPLAを用いたコンビネーションアジュバントの開発にも着手し，AS01（MPLAとQS21をリポソームで包んだもの），AS02（MPLA＋QS21），AS04（MPLA＋Alum）を作成している（QS21，Alumについては後述する）。ヨーロッパではAS04を用いたHepatitis B virusワクチンとしてFENDrixやオーストラリアでは同じくAS04を用いたHuman Papilloma virusワクチンCervarixが認可されている。

1.8　自然免疫受容体によって認識されるアジュバント

前述のとおり，自然免疫受容体のリガンドは理論的にはすべてアジュバントとして使用できるポテンシャルを有する。現在ヒトで使用されているアジュバントで自然免疫受容体との関係が明らかにされているものは，まだわずかではあるが，近年急速な勢いで自然免疫受容体とそのシグナル伝達経路が明らかになり，さらにTLRについてはリガンドと接する部分の結晶構造も同定された。これらの事実は，今後バイオテクノロジーを駆使することで，結晶構造からの創薬など積極的に自然免疫を制御できるアジュバントの製造が可能であることを示唆している。

例えばTLRに作用することが示されている合成のリガンドPam3Cys-SK4，MALP2，Imiquimod・Resquimod，Poly I:CはそれぞれTLR1/2，TLR2/6，TLR7・8，TLR3（MDA5）によって認識されることが示されている。Poly I:Cの場合，前述のとおりTLR3とMDA5によって認識されるが，アジュバント効果のメカニズムについては，主に抗体産生やTh1型CD4T細胞の活性化にはMDA5の経路がより重要である一方，CD8T細胞の活性化にはいずれの経路も同等に関与しているということが最近明らかになった。他にも以前から使用されてきたAlminium based salts，Chitosanなどのアジュバントが次々にNALP3依存的にinflammasomeの活性化を誘導することが示され，そのアジュバント効果の発現に必須であることが報告された。

1.9 自然免疫受容体リガンド以外（?）のアジュバント

① サイトカイン

サイトカインは抗原の侵入に際し宿主側から内因性に分泌され，免疫反応を惹起するだけでなく反応を増強したり修飾したりする作用があることから，アジュバントとしても使用されている。現在では毒性や非特異的な免疫活性などを考慮し，標的抗原に対しより選択的に作用できるように粘膜ワクチンやDNAワクチンに応用されている。なかでもIL-12はNK細胞や細胞傷害性T細胞（CTL）の活性化やTh1型の免疫誘導，T細胞非依存的なIFNγ産生などに必須のサイトカインであることから，最も汎用されている。さらにIL-2もNK，CTLの活性化を誘導することから，IL-12やIL-2をアジュバントとして用いたワクチンは，HBV，Herpes simplex virus（HSV）などのウイルス感染症以外にも悪性腫瘍に対するワクチンとしても有効性が報告されている。

② 界面活性剤

界面活性剤が免疫原性を持つという事実は古くから知られており，中でも植物由来の成分サポニンは現在でも利用されている。1984年 Morein らが，Quillaja saponaria の樹皮から抽出した QuilA というサポニンをウイルス抗原とミセル化して初めてアジュバントとして使用した。このようなサポニンとウイルス抗原をミセル化したものをimmuno-stimulating complex（ISCOM®）として使用し，動物実験では Influenza virus，Rotavirus， Respiratory syncytial virus などに対してアジュバント効果が報告されている。実際ヒトに対してはより安全なQS-21が使用され，CTL 及び Th1 型 CD4T 細胞の活性，IgG2a 優位の抗体産生が誘導された。乳がんや卵巣がんなどの癌治療にも適応が検討され，忍容性が確かめられている。サポニンはコレステロールと相互作用し，細胞膜に穴を開けることによって効果を発揮すると考えられている。最近の報告によるとQuilAがNALP3依存的にinflammasomeを活性化することが示されたが，その詳細なアジュバント効果のメカニズムは依然として不明である。

③ エマルジョン

アジュバントとして利用されるエマルジョンは大きく2つに分類される。1つは Freund's incomplete adjuvant（FIA）やMontanideなどのwater-in-oil型もう1つはMF59などが属するoil-in-water型。FIA の臨床試験は今から50年前にもさかのぼり，ポリオやインフルエンザワクチンとの併用が試されたものの副作用の問題からこれまで動物実験レベルに限られていた。しかしながら，製造工程の改善や癌・HIVなどより重篤な疾患への適応拡大などから再び注目されるようになっている。Montanide，CSA 720は新世代のwater-in-oil型のエマルジョンで，Epstein-Barr virus，Hepatitis C virus，Measles virus などのウイルス感染症のほか，satge Ⅳ melanomaに対してすでに臨床試験が始まっている。MF59はヨーロッパですでに認可されており，Th1型の抗体反応を誘導することから，主にH5N1のプレパンデミックワクチンを含めたインフルエンザワクチンのアジュバントとして期待されている。エマルジョンのアジュバント効果は，標的抗原を投与局所に留めておき，徐々にそこから放出することで発揮されると考えられているがその詳細は明らかではない。

1.10 ドラッグデリバリーに着目したアジュバント

① リポソーム

リポソームは標的抗原を脂質二重膜で覆い，抗原を目的の細胞まで運ぶ機能だけでなくそれ自体がアジュバントとしても効果を発揮することが知られている。リポソームにウイルスの抗原を取り込んだものはvirosomeと呼ばれる。リポソームは，その構造から抗原提示細胞に取り込まれると，低いpHの状況下でも容易にエンドソーム膜と融合するため，抗原提示細胞の細胞質内に抗原を大量に放出することになる。この作用がプロセシングの過程を促進し，MHC classIによる抗原提示を誘導しcross-presentation を促進する（CTLが活性化する）。実際，非小細胞型肺癌に対する臨床治験が進み，phase ⅡBで生存率の改善が示されたことから，現在phase Ⅲの治験が始まっている。近年リポソームによってプラスミド DNA と標的蛋白を一緒に取り込んだ（この場合DNA自身もアジュバントとして作用する）手法が開発され，新たなワクチン形態として注目されている。

② ナノビーズ

もともと径が0.5～1.0μm前後のビーズはCTL活性を誘導することが知られていたが，近年の生産技術の進歩に伴い，0.04～0.05μmのサイズのビーズが最も抗原提示細胞（特に所属リンパ節のDEC205・CD40・CD86陽性樹状細胞）に効率的に抗原を運搬し，液性免疫及び CTL の活性の両方を誘導することが分かったほか，またサイズによってTh1型とTh2型の誘導のバランスも変化することも報告された。このようにナノビーズは特にCTLを効率よく誘導できることから，腫瘍の抗原を結合させたビーズを投与した際抗腫瘍活性が誘導されることが証明されている。またその作用機序から，細胞内に寄生する病原体に対しても効果が期待されている。

③ Virus-like particles（VLPs）

VLPsには，ウイルスからゲノムDNAやRNAを取り去った外郭（キャプシド）だけのものや，遺伝子工学の技術によって抗原を含めウイルスに似せて人工的に作成したものが含まれる。後者は，当初ワクチニアウイルスを用いた発現系によって作成されていたが，現在ではバキュロウイルスや酵母を用いた発現系が主流となっている。VPLsは樹状細胞に特異的に取り込まれたり，B 細胞と相互作用したりすることで液性免疫・細胞性免疫いずれの反応も惹起することができる。2006 年 にHPV6，11，16，18のVLPsとAlumを混合したHPV ワクチンがアメリカ合衆国で承認された。

1.11 アジュバント開発研究の今後の展開とワクチン審査行政および医学教育，社会への波及効果

1.11.1 アジュバント開発のための安全性規制

ワクチンとしての安全性担保とは別に，アジュバント開発における安全性担保の方法につき，

これまで複数の提案がなされ，規制当局が発表したものとしては欧州医薬品審査庁（the European Medicines Agency，EMEA）のアジュバントガイドラインがある。

しかしこれらに共通して，抗原との組み合わせ，すなわち臨床使用剤型でのワクチンとしての安全性評価の必要性が強く指摘される。FDAは「アジュバントと抗原の組み合わせで一つの医薬品として承認されるわけであるから，アジュバント単独は認可対象とは認められない」とし，WHOもほぼ同様である。我が国の感染症ワクチンのためのガイドラインでは，「新規アジュバントと抗原の組み合わせにより毒性反応に差を生じる可能性があるため，抗原の新規性の有無にかかわらず，新規アジュバントと抗原の両方を含んだ製剤での毒性評価も必要」とする。

ワクチンとしての非臨床試験のガイドラインはFDA，EMEA，WHO，我が国でそれぞれ定められており，有効性（免疫原性）のほか，安全性の指標として，急性毒性試験，反復投与毒性試験で全身性毒性の有無を，局所刺激性試験で接種局所の組織障害を見，安全性薬理試験で重要臓器への影響がないことを確認することが求められる。遺伝毒性・発がん性・薬物動態試験は求められないようである（WHO，厚労省）。

1.11.2　アジュバント単独での安全性試験

アジュバント単独についての毒性試験をワクチン非臨床試験の一環として実施することについて，FDAは“advisable”とするが，WHOは「新規アジュバントについて毒性試験データが存在しないなら，まず実施すべきである」とし，我が国は「アジュバント自体の毒性評価が必要である」とする。EMEAを含め，アジュバント単独での毒性試験は実施すべきとするものが多い。

アジュバント単独で実施すべき項目としては，ガイドラインおよび各個の論文では，局所における肉芽腫形成を危惧した組織観察と，全身毒性systemic toxicityが共通して言及されている(ここでいう毒性試験が，個別の毒性試験をどこまで含むかについては慎重に読み解く必要があるかもしれない)。また，アジュバント単独による発熱性およびアレルギー応答を含めた免疫毒性に言及する議論も多いが，発がん性および生殖毒性については，必要であるとするもの，言及されないもの，および概して不要であるとするものとに分かれる。

各議論に共通するのは試験動物種の選択および，被験薬の投与量についての議論である。サイトカインアジュバントなど，生物種にきわめて依存的なものについては特に注意が必要であるが(WHO，EMEA)，ともかく，通常二種以上の動物種での試験が推奨される（EMEA)。ただし，BALBcマウスにおけるオイルアジュバント接種後の形質細胞腫のように，生物種特異的な副反応があるため，選択には注意を要する。

投与量については，総接種量としてかつ一回当たり接種量として，被験個体体重にかかわらず臨床使用量を投与する群を設けるべきだとする議論（Goldenthal K)，最大許容量よりも低めとするもの（EMEA)，などがある。高用量を接種することは臨床的には許容範囲内の副反応が，毒性と認識されることもあるけれども，概してsafety marginとして正当化される。臨床使用量よりも多量に接種をすることで，臨床使用上大変低い頻度でしか認められない副作用でも，個体数の小さい非臨床試験で拾い上げることができるようになるかもしれないからである。

1.12　まとめ

以上感染症ワクチンのアジュバントの現状について，安全性への視点から概観した。多種多様なアジュバントが研究開発されているが臨床使用に至るものは極めて限られている。安全性を強く重視するワクチンとして用いられるからなおさら，アジュバントの安全性及び有効性について体系的な知見の蓄積が求められる。

本稿では，医療においてある一定の確立で事故が起きるが，医薬品の製造・流通・使用を含む医療システムとしての原因で起こることも多く，特定の個人ないし組織のヒューマンエラーのみに事故の責任を期することが困難なことが多いという認識をとった。これは医療について一般的な認識として，患者を対象とする治療行為に限らず，健常人をも対象とする予防接種にも当てはまると筆者らは考える。

したがって，アジュバントの安全性についての本稿の議論は，100％安全な予防接種は実現不可能であることを前提として，かつ予防接種事故を可能な限り，医薬品としての医科学的薬学的な側面から減少させせることを目標とした。なお，本稿では触れなかったが，事故発生時の速やかかつ十分な被害補償にまつわる，予防接種に関しての無過失補償制度についても，更に議論を深めていく必要がある。

アジュバントの開発研究の成果は基礎的な免疫学の成果から，臨床研究まで多岐にわたる。日本のワクチン開発研究，ワクチン臨床試験，審査，行政を含めた感染症対策の判断に有用な科学的根拠を賦与することが可能になるとともに国民のワクチン開発に向けた問題点とその必要性への理解を深めていただく事が期待される。

それぞれの課題は，インフルエンザワクチンに関して単独の研究テーマにもなる重要なものであり，臨床治験結果を基にそれぞれに関連する世界的な先端研究を推進している免疫学，ワクチン学，感染症学，小児科学専門家がマトリックス状に研究を展開するテーマであり，これを核として，他の厚労科研関連研究班や異分野の研究者とも積極的交流を図ることで，次世代型インフルエンザワクチン開発研究者クラスターが形成され，新たなワクチン研究のブレイクスルーと効率のよいワクチン開発が期待される。

また，得られた知見や知識を，定例の報告だけでなく，公開討論やワークショップなどを科学者，一般向けに開催して議論を深めるとともに啓蒙を図る必要があろう。その結果として国民に対し，ワクチンによる国の感染対策を「基礎と臨床のエビデンス」に基づいた理論基盤に基づいて提供することが可能になると期待される。さらには日本版ACIPや，大学の医歯薬学部にワクチン学，臨床病院にワクチン療法科を開設できるような研究者，医師の養成に結びつくことを期待したい。

2 アジュバントの歴史

鉄谷耕平*1，石井　健*2

2.1 はじめに

蛇毒への免疫能を得るべく，7世紀にインドの仏教徒が蛇毒そのものを飲んだことに始まるワクチンの歴史は，1774年Benjamin Jestyによる天然痘ワクチンの人への意図的な接種[1)]を経て[注1)]，生物として生きたまま病原性を弱めた弱毒化生ワクチン，病原体を培養した際に外毒素として分泌されるトキソイド，あるいはホルマリンなどで不活化処理した病原体全体を用いた不活化ワクチンへと進んできた。その後，病原体の表面タンパクなど一部を精製したサブユニットワクチン，抗原タンパクを人為的に作成した遺伝子組み換えタンパクワクチン（リコンビナントワクチン）へ，さらに病原体の遺伝子のみを抗原としたDNAワクチンへと抗原の精製が進むにつれてワクチンの毒性は改善されたが，同時にいくつかのワクチンでは有効性が減少しかねない

注1)「ワクチンの起源」

予防接種の起源は，1796年5月14日Edward JennerがSarah Nemesの腕から採取した牛痘の膿疱をJames Phippsへ接種し，約6週後の7月1日に天然痘の膿疱を接種したところ症状は出現しなかったという「実験」であるとされるが，「予防接種の父」としてのJennerの名誉はおそらく，科学的思考に基づきこの「実験」を行ったことによると思われる。

天然痘患者から採取した膿疱を乾燥させ粉末として接種する人痘接種は天然痘予防法として以前から知られていて，その起源は早くも11世紀中国，ついで中東で行われていた。英国では1700年にClopton Haversが王立協会で人痘接種を報告，Lady Mary Wortley Montaguの尽力で1754年に王立医科大学によって承認され，特に上流階級では広く行われていた。しかし人痘接種は80％の防御率を示すものの死亡率が2％に上り，より安全な天然痘対策が求められていた。

Jenner以前に英国及びドイツで少なくとも6名が，天然痘予防を目的に牛痘を接種している[2)]。たとえば1774年ドーセット州イェットミンスターのBenjamin Jestyは，自らとその家族に牛痘を接種した[1)]。とはいうもののこれらは牛から牛痘の膿疱を直接採取して接種したもので，Jennerが行った牛痘を発症したヒトに生じる膿疱を用いる方法よりも有効性が劣ったらしい。

したがってJennerの功績は世界で初めて牛痘種接種を行ったことではなく，「乳搾り職には天然痘患者が少ないという観察」にもとづいて「牛痘罹患によって天然痘感染が予防できるかもしれない」と仮説し，健常児に牛痘接種ののち天然痘を人為的に感染させ予防効果を臨床的に証明したこと，さらに牛痘の直接接種よりも牛痘感染者由来の膿疱の接種のほうが有効であると検証したということである[3)]。

なお，Jennerは13例の症例報告として1797年に王立協会へ提出したが受理されず，症例数を増やして翌年自費で出版した[4)]。その当時はvariolation（種痘）が用語として用いられたが，Jennerの著書にある*VariolæVaccinæ*（牛の天然痘）からとったvaccinationという用語が，のちに炭疽菌ワクチンを開発した際にLouis PasteurがJennerへ敬意を表して，天然痘に限らずすべての予防的な接種に対して用いたことにより，定着した。

＊1　Kohhei Tetsutani　㈱医薬基盤研究所　アジュバント開発プロジェクト　プロジェクト研究員

＊2　Ken J. Ishii　㈱医薬基盤研究所　アジュバント開発プロジェクト　プロジェクトリーダー；大阪大学　免疫学フロンティア研究センター　主任研究者

ことが危惧され，アジュバントの必要性が広く認められるようになった。

アジュバントは，その物性によらずワクチンの免疫賦活能を増強させる因子として定義される。その歴史は古く，20世紀初頭のトキソイドの開発とともに始まり，ワクチンと並行して研究開発が行われてきた。その過程で様々なアジュバントが生まれたが，現在臨床使用されているのはトキソイドおよび遺伝子組み換えタンパクを抗原とするワクチンで用いられるアルミニウム塩のみで，わずかに最近monophospholipid A（MPL）やスクワレンなどが新たに承認・使用されるようになったに過ぎない。

本稿ではアジュバント開発の歴史を振り返り，現存する様々なアジュバントを整理する（表1）。

2.2　アジュバントの誕生

天然痘ワクチン（1798年，生ワクチン），狂犬病（1885年，生ワクチン），腸チフス（1896年，死菌全体），コレラ（1896年，死菌全体），腺ペスト（1897年，死菌全体），と1900年以前に開発されたワクチンはすべて弱毒化生ワクチンないし全ウイルス粒子あるいは全死菌体ワクチンであり，強力な免疫原性を有した[5)]。

1884年にLoefflerがジフテリア菌の純培養に成功，RouxとYersinが培養上清の投与により神経麻痺がおこることを発見した。GlennyとRamonが，この毒素をホルマリン処理することで毒性がなくなり抗原性が残ることを発見し，トキソイドとして開発研究が進んだ[6)]。しかしそれまでのワクチンに比べてこれらの処理済外毒素は単独では低い抗体価しか誘導しないことが大きな課題であった。

免疫賦活能を向上させるための加工法が探索され，例えばジフテリアトキソイドにおいて，寒天・タピオカ・レシチン・でんぷん・油脂・界面活性剤・カルシウム塩やマグネシウム塩などが，誘導を増強させうる添加物として試されたという[7)]。その中で，乳化剤（oil emulsion），アルミニウム塩，微生物由来因子，などが見いだされ，アジュバントとしての可能性が研究された。けれども現在知られているアジュバント効果のメカニズム，すなわち，抗原を宿主免疫系に効率よくかつ持続的に提示する効果（ワクチンデリバリー）や，アジュバント特異的受容体を介して宿主免疫系を直接刺激する免疫活性化能などは，当時は多くの仮説のうちの一つに過ぎず，いわば経験主義的な開発であった。

2.3　Oil emulsionアジュバント

1916年Le MoignicとPinoy[注2)]が「油脂ワクチン」と名付けて，ワセリンとラノリンを混ぜ

注2）

Carl C. Wardenが1913年および1914年に油脂ワクチンを用いたと主張するが[9)]，Le Moignicらの業績をアジュバントについての最古の記述とすることが一般であるようである。

表1　アジュバントの種類と開発状況[57)]

分　類	アジュヴァント	特　徴
アルミニウム塩	水酸化アルミニウム，リン酸アルミニウムなど	1926年に見いだされた。IgE産生誘導が強い。タンパク抗原と沈降物を形成し，徐放性に抗原を放出する。
oil-in-water エマルジョン	MF59®	粒子が小さく細胞に取り込まれやすく，体液性免疫を誘導。インフルエンザワクチンに使用。
	Provax®	細胞障害性T細胞（CTL）誘導能が強い。現在開発中。
Water-in-oil エマルジョン	Montanide ISA 51®（ミネラルオイルと植物由来界面活性剤） Montanide ISA 720®（非ミネラルオイルと植物由来界面活性剤）	阪大，久留米大が開発中の癌ペプチドワクチンのアジュヴァント。樹状細胞を活性化。
Bio polymer	Advax®/biopolymer	HBVワクチン，インフルエンザワクチンのアジュヴァントとして開発中。
植物成分（サポニン）	QS21	成分はQuiA由来サポニン。CTLを誘導することができる。現在開発中。
	ISCOM（脂質＋サポニンのミセル）	直径40nmほどの粒子。CTLを誘導することができる。現在開発中。
Monophosphoryl LipidA（MPL）	RC-529/MPLアナログ	細胞性免疫を誘導。HBVワクチンのアジュヴァントとしてアルゼンチンで認可。
トキシン	CTB，大腸菌易熱性毒素	ワクチンと経鼻投与することによりIgA産生を誘導。経鼻投与でBell麻痺が報告された。
鞭毛成分	フラジェリン	TLR5のリガンド。細胞性免疫を誘導。現在開発中。
核酸	dsRNA	TLR3のリガンド。インターフェロン誘導薬として認可済。アジュヴァントとして細胞性免疫を誘導。現在開発中。
	CpG ODN	細菌に特有な非メチル化CpGオリゴデオキシヌクレオチド。細胞性免疫を誘導。CpG 2006はヒト用として認可。抗癌薬としても特許がとられている。CpG7909はHBV，インフルエンザワクチンのアジュヴァントとして開発中。
結晶	ヘモゾイン	ヘムの2量体のポリマー。炎症性サイトカイン産生を誘導し，アジュヴァントとして用いる事で体液性免疫を誘導。50～200nmの結晶が高いアジュヴァント活性を有している。
	尿酸結晶	痛風の原因物質。IL-1βやIL-18産生を誘導。アジュヴァントとして用いる事で体液性免疫を誘導。
β-グルカン	SPG	シゾフィランとして抗悪性腫瘍剤として応用されている多糖類。樹状細胞から炎症性サイトカイン産生を誘導。CpGと複合体形成することにより，新規CpGアジュヴァントとして応用可能。また，Drug Delivery Systemとしても注目されている。
サイトカイン	IL-12，GM-CSF	IL-12は細胞性免疫を誘導し，IgG2やIgG3産生を誘導する。
カチオン	DOTAP，DDA	DNAワクチンの安定性や抗原の発現量を増大させる。細胞性免疫を誘導。現在開発中。
ポリペプチド	N'-CARD-PTD	PTDが付加していることにより，細胞内に取り込まれやすく，細胞性免疫を誘導。
混合アジュバント	AS01®（リポソーム＋QS21＋MPL）	結核スプリットワクチン，マラリアワクチンのアジュヴァントとして開発中。
	AS02®（スクアレン＋QS21＋MPL）	MPLとQS21との混合剤。HBV，HIV，癌，マラリアなどのワクチンのアジュヴァントとして開発中。
	AS04®（MPL＋アルミニウム塩）	細胞性免疫を誘導。MPLとアルミニウム塩の混合剤。HBV，インフルエンザ，HPVのアジュヴァントとして認可。

合わせた植物性油脂をサルモネラ（*Paratyphique* B）死菌に加えて接種したところ，強い免疫原性が得られた[8]。これらの油脂を選択した理由として，当時乳化剤接種による膿疱形成がしばしば見られ，ワクチン製造にとって滅菌の処理法が問題であったために，ラノリンを乳化剤として，またワセリンを，加熱による滅菌が容易になるため選択した，と著者らは記している。着目すべきはその初出論文で，抗原を油脂ワクチンとして接種するとゆっくり吸収されるようになるため，予防接種としてより好ましいのではないかと議論していることである。のちに乳化剤アジュバントはアルミニウム塩アジュバントと並んでワクチンデリバリーとして有用であり，そのことが20世紀初めにすでに議論されていたことは，大変興味深い。また，1923年にLandsteinerが，別のグループが行なった実験について，アルコール可溶成分をタンパクとともに接種することで抗体産生が強まった観察から，抗原ではなく脂質が免疫賦活効果をもつのではと推測し，理論的根拠を提供した[10]。

1937年Freundが，Coulaud，Ramon，Eislerらによる，油脂と死菌ないし油脂と外毒素の混合物を接種する実験の成果を踏まえ，ラノリン・パラフィン油および結核死菌を含有する完全フロイントアジュバント（Complete Freund's Adjuvant[11]，CFA）を開発し，乳化剤アジュバントが確立された。しかしその当初Freundは結核に対する不活化ワクチンの開発において免疫原性を高めることを目指しており，初出論文では，BCG，死菌，乾燥死菌などを比較対照に，CFA接種によって結核菌に対する細胞性免疫（ツベルクリン反応）がより長い期間，被験動物において陽性のまま維持することを示し，ワクチンとしてのCFAの有効性を示唆したことは，ワクチンとアジュバントの関係を考えるうえで興味深い点である。

乳化（emulsify）という作業は，水と油という本来交じり合わないものを互いに分散させて乳濁液あるいは乳剤（emulsion）とする。これは一方の液体中にもう一方の液体が0.1～10μm大の微粒子状に分散・浮遊した状態で，光を乱反射するため乳白色に見える。乳化剤の分類は，いずれがいずれに溶け込んでいるかによって大きく二分されるが，その決定因は乳化作業に用いられる界面活性剤である。すなわち，両者を単に振り混ぜただけでは容易に分離するので，微粒子の安定化のために界面活性剤を乳化剤として添加するのだが，界面活性剤分子の親水基と疎水基とのバランス（hydrophile-to-lipophile balance，HLB）が高く親水性のほうが強いものを用いれば油脂が微粒子となるoil in water emulsion（O/W）に，HLBが低く疎水性の界面活性剤を用いれば水分が微粒子となるwater in oil emulsion（W/O）となる[12]。たとえばよく用いられるポリソルベートからなるTween®は9～16 HLBと高く，ソルビタンエステルからなるSpan®は2～9と低い。荷電した界面活性剤のほうが乳化剤として優れているが，毒性の少なさのために医薬品には非イオン化界面活性剤が用いられる。

当初，生体内で代謝されない油を用いることが必要だと認識され，ドラケオールとアラセルAとの組み合わせが用い続けられた。またMckinneyとDavenportが，植物油アジュバントが接種部位に1か月以上とどまって抗原が接種部位から時間を掛けて分散することが，接種後中長期的に高い抗体を誘導し続けると報告した[13]。

しかしアジュバントとしての有効性とともに，生体内において小分子への感受性[14]・自己抗原に対する感受性[15]などの好ましくない副反応が知られるようになった。特に，結核死菌を含まない不完全フロイントアジュバント（incomplete Freund's adjuvant，IFA）を添加したインフルエンザワクチンが1950年代に世界中で使用されたが，製剤に混在したとされるペニシリン他に対するアレルギーが増加したほか，接種局所にアラセルAによると思われる嚢胞形成が多く観察された[16]。IFAを用いた動物実験において，多発性関節炎・アミロイドーシス・ネフローゼ・さまざまな臓器における肉芽種が報告された[17]。これらの安全性の点からIFAは医薬品として承認されず，1990年代にSeppic社がMontanide®として複数種開発するまで，乳化剤アジュバントに新たな展開は見られなかった。なおIFA添加インフルエンザワクチンについては，35年の長期観察の結果，ワクチンに明白な発癌性がないことが確認されたが，それは1990年代に入ってからである[18]。

現在使用されている乳化剤アジュバントにはスクワレンやMontanide®の複数のアジュバントがある。我が国ではインフルエンザワクチンにおいて2製品が存在する。

2.4 アルミニウム塩アジュバント

1926年Glenny，Pope，Waddington，Wallaceが，ジフテリアトキソイドを沈降させるためにアルミニウム塩を添加した結果，モルモットにおいてより高い抗毒素誘導を見出した[19]。これはHartleyによる，培養液上清ではなく沈降物にこそ免疫原性があるという研究成果を足場にしたもので，さまざまな外毒素及び抗血清の沈降物を，氷酢酸あるいはアルミニウム塩を添加して沈降させる方法で検討している。その結果，複数のやり方で準備されたトキソイドにおいて共通して，アルミニウム塩添加による沈降物は，接種量を沈降前の10分の1に減らしても，沈降前と同様ないしそれ以上の免疫原性を示した。アルミニウム塩はこのように著明な免疫賦活効果を示し，1934年ジフテリアトキソイドに添加されて，ヒトに初めて用いられたアジュバントワクチンとなった[20]。

Glennyらは初出論文ですでに，「免疫原性が上昇したのは，沈殿物として接種されたために体内へ取り込まれるスピードが遅くなったためではないか」と，アルミニウム塩によるワクチンデリバリー効果を推測したが，この仮説はHarrisonが1935年に検証している。そこでは，アルミニウム添加ジフテリアトキソイド接種後最長で7週のモルモットの接種局所部位を切り出して処理ののち，別のモルモット個体に接種したところ，ジフテリアトキソイド特異的抗体を誘導できた[21]。このことから，アルミニウム塩は，接種部位において抗原を長期間放出しつづけ，アジュバントとしての効果を発揮すると考えられた。この考えは現在でも多くの研究から支持されており，アジュバント効果のメカニズムとして「抗原のdepot効果」として広く認められている。また接種局所に炎症を引き起こすことによる抗原提示細胞の誘導や，溶解している抗原を結晶化することで抗原提示細胞による取り込みを促進させることなども，アルミニウム塩がもつアジュバント効果として提示されている[22]。

アルミニウム塩と総称されるが，水酸化アルミニウム，リン酸アルミニウムの二種がアジュバントとして用いられる。水酸化アルミニウムはAlO（OH）の結晶構造を作り，正確にはオキシ水酸化アルミニウムである。nmサイズの微粒子が合わさり結晶としての大きさは2～20μmのゲル状となる。リン酸アルミニウムはAl（OH)$_x$（PO$_4$)$_y$の非晶質で定形をとらない[23]。ともに抗原タンパクを強く吸着することができるが，それは静電力，疎水結合と，いずれのアルミニウム塩も表面に持つ水酸基をめぐってのligand exchangeによるものとされる。

筋肉内あるいは皮下に投与されるアルミニウム塩の代謝については，細胞間液に含まれるクエン酸・乳酸・リンゴ酸がアルミニウムに対するキレート材として機能し，アルミニウム塩を可溶化する。アルミニウムの放射線同位体を用いたウサギの実験では，接種後約1時間で吸収が始まり，水酸化アルミニウムの17％，リン酸化アルミニウムの51％が細胞間液に溶出して血液中に排出されており[24]，Depot効果が著しいアジュバントであるが*in situ*では吸収排泄が進むことを示した。

他のアジュバントに比較して安全であり，歴史的に見て最も長時間で多用途に使い続けられているアルミニウム塩であるが，1940年代からさまざまなワクチンにおいて，そのアジュバント効果に疑問が投げかけられた。例えば，ジフテリア・破傷風トキソイドの成人に対するブースター接種[25]，インフルエンザHAワクチン[26]，インフルエンザ菌b型のCPS-破傷風トキソイドワクチン[27]，口蹄疫ワクチン[28]においてアルミニウム塩の効果に疑問が呈された。

また接種部位に肉芽種[29]形成がしばしば見られること，高IgE血症を引き起こすこと[30]など，安全面においても万能ではないことが知られた。ただし現時点では，アルミニウム塩自体に発癌性・催奇形性・発熱性があるという証拠はなく，「非常に豊富な経験から，ワクチンアジュバントとしてのこのクラスのアジュバントは安全だと結論付けられ」[31]ている。

2.5　微生物由来のアジュバントと，自然免疫系の関与

ラテン語*Ajuvare*（to help. to support）からAdjuvantと名付けることになるRamonが1926年，ジフテリアトキソイド接種部位に膿瘍をたまたま形成した馬がより高い抗毒素を産生したことを報告した[32]。それと同時期に，結核他の慢性感染モルモットにおいて免疫応答が増強することが観察された[33]。これらは病原体由来因子がアジュバント機能をもつかもしれないことを示唆し，結核死菌を含有するComplete Freund's Adjuvant（CFA）にアジュバントとしての機能が見いだされるきっかけとなった。また*S. typhosa*のエンドトキシン由来のlipopolysaccharide (LPS)[34]という強力な，しかし危険性をも伴うアジュバントの発見に到った。

これらは非常に強いアジュバント効果をもたらしたが，CFAの安全性について様々な問題が報告され[14, 15, 35]，CFAの初出論文では油脂が抗結核ワクチンのための良いアジュバントだとされたことからも，これらは「抗原として用いる分には安全だが，アジュバントとして用いるのには毒性があまりに強いと認識された[36]」。CFA・LPSの危険因子を除去し，有効性のみを保持するための研究が進み，それぞれ分離・分解・精製して，前者からincompleted Freund's adjuvant（IFA）やMuramyl dipeptide（MDP[37]）が，後者からmonophosphoryl LipidA（MPL[38]）が生まれた。

次の画期的な出来事は，1990年代に入って自然免疫学においてPattern Recognition Reception（PRR）とそれらのリガンドの同定が行なわれたことである。これまでempiricに用いられてきたアジュバントがPRRを介して自然免疫系を刺激することがつぎつぎに報告された[39]。ワクチンデリバリーと免疫系活性化という二つのアジュバントの機能が，明確に分かれたのがこの時期であり，のちに触れるワクチン抗原の精製の時期と重なったこともあり，アジュバントの開発が非常に広がりを見せることになった。

MPL（TLR4のリガンド），RC529（LPSを基礎構造とした合成化合物，TLR4のリガンド），R839（Imiquimod，TLR7のリガンド），R848（Resiquimod，TLR7/8のリガンド），CPG7909（CpG-oligodeoxynucleotide，TLR9のリガンド），FK565（Diaminopimelic acid，NOD1のリガンド）などの受容体がそれぞれ同定され，それぞれをアジュバントとするワクチンの臨床治験が行なわれている。

さらに近年では，これまでは純粋なDepot効果のみを発揮するワクチンデリバリーと考えられていたアルミニウム塩が，自然免疫受容体の一つで，細胞質でインフラマソームを構成するNod-like receptorのうち，NLRP3と関連して炎症性サイトカイン分泌を促進することが見いだされ[40]，免疫系活性化をも担うことが明らかにされるなど，アジュバントの機能解析が目覚ましく進んでいる。

2.6 ワクチンデリバリーシステムとしてのアジュバント

アルミニウム塩が典型的であるが，アジュバントの重要な機能の一つは，抗原を生体での迅速な代謝分解から保護し，宿主免疫系に継続して提示し，適応免疫系を刺激し続けることである（Depot効果）。しかしアルミニウム塩のアジュバントとしての様々な限界が明らかになるにつれて，一回の接種で長期間抗原を放出し続けられるような，ポリマー微粒子が研究された。すなわち，抗原を粒子の中に取り込ませて接種すれば，粒子が分解される時間だけ，より長期間抗原が接種部位にとどまるのではと考えられたのである。その初期のものとして，エチルビニルアセテート（EVA）とともに牛アルブミンを接種すると，6か月間抗体価が維持された[41]。

粒子径により活性が異なることを示唆するポリマーの例として，生体内で分解されるポリマーを用いたものとしては，poly（lactide-co-glycolide）（PLGA）がある。ここでは，抗原提示細胞をよく活性化する10μm以下の粒子と，より長期間抗原を放出できる30～100μmの粒子とを組み合わせたもので，分子量やlactideとglycolideの包含比率により，様々な組み合わせが試された[42]。抗原を粒子内側に封入したPLGAと，表面に外側へ向けて抗原を吸着させたPLGAが，それぞれ強力なアジュバント効果を見せることが，1990年代に知られていたが，ともに粒子径10μm以下の超微粒子であった。

またリポソームはこれまで様々な抗原やアジュバントそのものをも含めたワクチンの担体とし

て研究されてきた。多層か単層かといった構造，粒子径，膜脂質の親水性，抗原を内包するか粒子表面に外向きに結合させるか，膜脂質をポリエチレングリコール化するかなど，アジュバントとして最適化するためにさまざまな比較検討がなされた[43)]。リポソームは細胞障害性T細胞を誘導することが示されており[44)]，たとえば粒子径0.15μmの単層リポソームが，A型肝炎ワクチン[45)]，インフルエンザワクチン[46)]で臨床試験されたほか，最近では癌ワクチン，マラリアワクチン[47)]で試験されている。

もう一つ，脂質を基質にした微粒子で様々に研究されているのがISCOM/ISCOMATRIXである。キラヤ*Quillajasaponaria*からとったサポニンとコレステロール，リン脂質からなり，径30～40nmの籠様構造をとる。リポソームと同様に細胞障害性T細胞の活性化が特徴である[48)]。臨床試験例としては，C型肝炎ウイルスワクチン，癌ワクチン，インフルエンザがある。

2.7　混合アジュバント

20世紀に目覚ましい公衆衛生学的成果をもたらしたワクチンは，先にみたとおり多くが不活化全粒子ないし全死菌体ワクチン，あるいは弱毒化生ワクチンである。1983年に初のリコンビナントワクチンであるB型肝炎ワクチンが開発されたが，これはワクチンデザインおよびアジュバントの研究開発にとって大変画期的なことで，このことでワクチン抗原の精製ないし単純化という方向が定まったと思われる。その牽引力となったのは，

1.　病原体から製造するワクチンの品質は，そのワクチン株の種ないし型に高度に依存する。特に遺伝子変異が速く，高頻度な病原体に対しては，ワクチン製造が変異に対応しきれていなかった。そのため「変異を超越した共通抗原」を検索する必要性があったこと。

2.　ワクチン製剤として製品化するための大量培養・保存には高度の技術を要する。遺伝子組み換えの手法を用いれば，技術的な革新がもたらされると期待されたこと。

3.　製造及び臨床使用においてバイオハザードを排し，安全性を追求する必要性があったこと。そしてワクチン有効性の源であるエピトープ以外は必須ではなく，何らかの危険源となりうるとされたこと，の3点である[49)]。タンパク精製技術の進歩，遺伝子工学の進歩により，このような時代の要請にそって不活化全粒子ワクチンからリコンビナントタンパクへとrefinement and simplificationが追求された。

抗原の精製は特に3の安全性の追求に大きく寄与したと思われるが，同時に，トキソイドが誕生した際に低い免疫原性が問題となったと同様，精製された抗原のみではやはり免疫賦活能は不十分で，アジュバントを添加することが共通したワクチンデザインとなった。

複数のアジュバントを混ぜ合わせるという発想は，CFAなどの乳化剤アジュバントの機能解析において，病原体由来因子が抗原ではなくアジュバントであると認識されたころからあった。しかしアジュバントにはそれぞれ長短があることが次第に明らかになり，また対象疾患の病態理解が進むにつれて対象とする病原体に必要な型の免疫応答を選択的に誘導することを目指して，アジュバントそれぞれの適性を生かして組み合わせることが考えられるようになった。

例えば結核感染防御能はTh1型免疫応答に依存する。結核のサブユニットワクチンの開発において，用いるアジュバントをさまざまに比較したところ[50]，水酸化アルミニウムではTh2型の免疫応答が誘導され，防御効果が見られなかったのに対し，MPL＋スクワレンおよびMPL＋QuilAはTh1型の免疫応答を誘導し，優れた感染防御効果を示し，アルミニウム塩がTh2の液性免疫を誘導しDepot効果を持つのに対し，QuilAなどのサポニンおよびMPLはDepot効果がないもののTh1を選択的に誘導するアジュバントであることが示唆された。

またマラリアワクチンでは，抗体が主たる防御因子であると考えられていたマラリアであるが，肝細胞期原虫に対してのみならず赤血球期においてもTh1型免疫応答，細胞性免疫が感染防御にかかわっているとされるようになった。様々に行われてきたマラリアワクチン開発が不首尾であったことも，マラリアワクチンのデザインにおいてTh2型に加えTh1型の免疫応答を誘導するよう変化してきたことが挙げられよう。現在臨床試験が行われている21件のうち，混合アジュバントを使用するものが9件，それとは別にアデノウイルスなどワクチンデリバリーシステムを用いるものが7件とかなりの割合に上る[51]。

混合アジュバントの組み合わせには，様々な機序のアジュバント同士を組み合わせるもの，ワクチンデリバリーシステムに他のアジュバントを結合させるものがあるが，アルミニウム塩・乳化剤・微粒子アジュバントのように抗原や別のアジュバントを吸着するワクチンデリバリーシステムとするならば，現在試みられている組み合わせはほとんど後者である。TLRリガンドとアルミニウム塩の組み合わせや，アルミニウム塩・リポソーム・MPLがHIVワクチン開発とマラリアワクチン開発で試用されたほか，アルミニウム塩とMPLの混合，MPLをリポソームなど微粒子アジュバント内に封入するもの，抗原をリポソーム内に封入したうえで，アルミニウム塩と混合したもの，リポソーム上にサイトカインをアジュバントとして結合したもの，PLGAの表面にCpGを結合させた混合アジュバントなどが研究されている。たとえばGSK社ではAdjuvant Systemとして体系的に複数のアジュバントの組み合わせが，非臨床試験および臨床試験の双方で盛んに検討されている[52]。

対象疾患の病態の理解が必ずしも完了しているわけではないこと，きわめて多様な既存のさまざまなアジュバントの組み合わせの中から最適なものを選択する困難さが課題となるものの，ワクチン製剤の安全性を追求する流れがこのまま続くとすれば，混合アジュバントというワクチンデザインの方向は，合理的なものとして今後も追究されると考えられる。

2.8 非感染症ワクチンへの応用

現代，アジュバントの使用用途は感染症ワクチンにとどまらない。ワクチンの免疫賦与能を全般的に高めるのではなく，ある特定の方向へ強化するアジュバントを組み合わせることで，抗原＝対象疾患，アジュバント＝治療・予防方針，という組み合わせのワクチンデザインが次第に可能となってきている。

アレルギーワクチンとして開発された例として，複数のアレルゲンにチロシンを加えた

Modified pollen allergens tyrosine adsorbed（MATA）に，例えばmonophospyoryl lipid A（MPL）をアジュバントとして加え開発したPollinex®Quattro Ragweedがヨーロッパ・カナダで認可され，同様のワクチンデザインで，スギ花粉症ワクチンも研究されている。

アレルギーワクチンのメカニズムとしては，

1. アレルゲン特異的なIgG産生を誘導し，症状を惹起するアレルゲンとIgEとの結合を拮抗的に阻害させる（Blocking antibody）。
2. IL-4，5，13などで誘導されるTh2型免疫応答を，IFN γ などで誘導されるTh1型免疫応答にシフトさせ，症状の誘導を阻害する。抗体産生においては，IgEからIgG，特にIgG4へアイソタイプスイッチを引き起こす[53]。
3. IL10・TGFβを産生する制御性細胞を誘導させ，アレルギー免疫応答を抑制する。

などが提唱され，それぞれの組み合わせがデザインされている。

MPL添加花粉症ワクチンでは，アレルゲン特異的IgGを誘導し，Th2応答を制御してヒスタミン産生を抑え抗アレルギー効果を示すとされる[54]。

Pollinex®において上記2. のTh1へのシフトを担うのが，アジュバントとして添加されたMPLである。MPLはグラム陰性桿菌LPS由来のタンパク質で，TLR4のリガンドである。樹状細胞を介してTh1型免疫応答を誘導することが知られ，これまでにもヒトパピローマウイルスワクチンにアジュバントとして用いられている[55]。花粉症患者由来の末梢血単核球を用いた研究では[56]，MPLと花粉抽出物とともに共培養することで，IL12と単球依存的にTh1型免疫応答を*in vitro*で誘導することが示された。

2.9　おわりに

以上，アジュバント開発の流れを概観した。

感染症に対する予防接種は上下水道の整備に匹敵するほどに高い効果を上げてきた医療であるが，これから先，安全性をさらに追究してゆくことになると思われる。社会防衛から個人防衛へと予防接種の目的が移行するにつれ，被接種者の特性と，対象疾患に合わせたきめ細かいワクチンデザインが求められるようになりつつある。多様な広がりを見せるアジュバントが免疫賦活剤としてだけでなく免疫誘導の調整剤として機能することになるだろう。

文　献

1）Hammarsten J. F., *Trans. Am. Clin. Climatol. Assoc.*, **90**: 44-55（1979）.
2）Plett P. C., *Sudhoffs. Arch.*, **90**（**2**): 219-32（2006）.
3）Behbehani A. M., *Microbiol. Rev.*, **47**: 455-509（1983）.

4) Jenner E., "An inquiry into the causes and effects of the *VariolæVaccinæ,* a disease discovered in some of the western counties of England, particularly Gloucestershire, and known by the name of the cow pox". (1798)
5) Plotkin S. L. *et al.*, "Vaccines: Expert Consult 5th edition", p.5, Elservier Inc. (2008).
6) 大谷明, ワクチンハンドブック, p.5, 丸善株式会社, (1994).
7) Ott G. *et al.*, "Vaccine adjuvants and delivery systems", p.2, John Wiley & Sons Inc. New Jersey (2007).
8) Le Moignic *et al., Comp. Rend. Soc. Biol.*, **79**: 352-4 (1916).
9) Warden C. C., *J. A. M. A.*, **72** (**23**): 1696 (1919).
10) Landsteiner K. *et al., J. Exp. Med.*, **38**: 127-38 (1923).
11) Freund J. *et al., Proc. Soc. Exp. Biol. Med.*, **37**: 509-13 (1937).
12) Aucouturier J. *et al, Exp. Rev. Vaccine.*, **1**: 111-8 (2002).
13) Mckinney R. W. *et al, J. Immunol.*, **86**: 91-100 (1961).
14) Landsteiner K. *et al., J. Exp. Med.*, **71**: 237-45 (1940).
15) Morgan I. M., *J. Exp. Med.*, **85**: 131-40 (1947).
16) Beebe G. B. *et al., Am. J. Med. Sci.*, **247**: 385-405 (1964).
17) Hilleman M. R., *Prog. Med. Viorol.*, **8**: 131-82 (1966).
18) Page W. F. *et al., Vaccine. Res.*, **2**: 141-9 (1993).
19) Glenny A. T. *et al., J. Pathol. Bacteriol.*, **29**: 38-40 (1926).
20) White J. L. *et al., J. A. M .A.*, **102**: 915 (1934).
21) Harrison W. T., *Am. J. Pub. Health.*, **25**: 298-300 (1935).
22) Vogel F. *et al.*, "Vaccines: Expert Consult 5th edition", p.63, Elservier Inc. (2008).
23) Shirodkar S. *et al., Pharm. Res.*, **7**: 1282-8 (1990).
24) Flarend R. E. *et al., Vaccine.*, **15**: 1314-8 (1997).
25) Ipsen J., *N. Eng. J. Med.*, **251**: 459-66 (1954).
26) Davenport F. M. *et al., J. Immunol.*, **100**: 1139-40 (1968).
27) Claesson B. A. *et al., J. Paediatr.*, **112**: 695-702 (1988).
28) Francis M. J. *et al., Immunology.*, **61**: 1-6 (1987).
29) White R. G. *et al., J. Exp. Med.*, **102**: 73-82 (1955).
30) Nagel J. *et al., J. Immunol.*, **118**: 334-41 (1977).
31) Goldenthal K. L. *et al., ADIS. Res. Hum. Retrov.*, **9**: S47-S51 (1993).
32) Ramon G., *Ann. Inst. Pasteur.*, **40**: 1-10 (1926).
33) Lewis P. A. *et al., J. Exp. Med.*, **43**: 263-72 (1926).
34) Johnson A. G. *et al., J. Exp. Med.*, **103**: 225-46 (1956).
35) Lindblad E. B., "Vaccine adjuvants and delivery systems", p.421-44, John Wiley&Sons Inc. New Jersey (2007).
36) Guputa R. K. *et al., Vaccine.*, **11**: 293-306 (1993).
37) Ellouz F. *et al., Biochem. Biophy. Res. Commun.*, **59**: 1317-25 (1974).
38) Ribi E., *J. Biol. Res. Mod.*, **3**: 1-9 (1984).
39) Eisenbarth S. C. *et al., Nature.*, **453**: 1122-6 (2008).
40) Kwissa M. *et al., Exp. Rev. Vaccines.*, **6**: 673-84 (2007).

41）Preis K. *et al.*, *J. Immuno. Methods.*, **28**: 193-7（1979）.
42）Eldridge J. H., *Mol. Immunol.*, **28**（**3**）: 287-94（1991）.
43）Singh M. *et al.*, *Nat. Biotechnol.*, **17**（**11**）: 1075-81（1999）.
44）Nair S. *et al.*, *J. Exp. Med.*, **175**（**2**）: 609-12（1992）.
45）Ambrosch F. *et al.*, *Vaccine.*, **15**（11）: 1209-13（1997）.
46）Powers D. C., *Mech. Ageing. Dev.*, **93**（**1-3**）: 179-88（1997）.
47）Lell B. *et al.*, *PLoS. One.*, **4**（**10**）: e7611（2009）.
48）Ennis F. A. *et al.*, *Virology.*, **259**（**2**）: 256-61（1999）.
49）Arnon R. *et al.*, *Faseb. J.*, **6**（**14**）: 3265-74（1992）.
50）Elhay M. J. *et al.*, *Immunol. Cell. Biol.*, **75**: 595-603（1997）.
51）WHO, table of malaria vaccine project globally, http://www.who.int/vaccine_research/links/Rainbow/en/index.html updated Dec（2010）.
52）Garçon N. *et al.*, *Expert. Rev. Vaccines.*, **6**（**5**）: 723-39（2007）.
53）Mothes N. *et al.*, *Clin. Exp. Allergy.*, **33**: 1198-208（2003）.
54）Baldrick P. *et al.*, *J. Appl. Toxicol.*, **27**: 399-409（2007）.
55）http://www.info.pmda.go.jp/downfiles/ph/PDF/340278_631340QG1022_1_03.pdf)
56）Puggioni F. *et al.*, *Allergy*, **60**: 678-84（2005）.
57）鉄谷耕平ほか, ファーマメディカ, **29**（**4**）: 9-16（2011）.

第2章　アジュバントの免疫

1　アジュバントのシグナル伝達研究の新機軸

吉田裕樹[*1]，原　博満[*2]

1.1　はじめに

アジュバントとは，ワクチン抗原と共に投与して，その抗原に対する免疫原性を増強させる目的で使用される因子の総称であり，その成分も，微生物の成分から，オイルや特定物質の結晶・粒子まで多岐にわたる。アジュバントの開発研究の歴史は古いが，その免疫活性化の分子機構は近年まで明らかにされていなかった。Toll様受容体（Toll-like receptor：TLR）が病原体に共通して存在するさまざまな分子構造（pathogen-associated molecular patterns：PAMPs）の認識レセプターとして働くことが明らかにされて以来，細菌やウイルスの構成成分がTLRにより認識され，樹状細胞の活性化を通じて自然免疫から獲得免疫を起動する仕組みが明らかにされてきた。

一方で，原虫や真菌などの真核生物が自然免疫を活性化する仕組みの研究は遅れていたが，免疫受容体チロシン活性化モチーフ（immunoreceptor tyrosine-based activation motif：ITAM）関連受容体が真菌の構成成分を認識し，アダプター分子CARD9を介する経路を介して樹状細胞を活性化することが明らかにされた。これに加えて，ナノ粒子，ナノ結晶の構造をとる物質，たとえばミョウバン（アルミニウム塩），油脂成分と水溶成分のミセル，尿酸結晶，シリカ，アスベストなどがインフラマソームの活性化を介して免疫を賦活する仕組みも次第に明らかになってきた。本稿では，ITAM関連受容体による異物認識と樹状細胞活性化経路，および結晶・粒子によるインフラマゾーム活性化機構について概説し，新しいアジュバントのシグナル伝達経路とその展望について述べる。

1.2　ITAM関連受容体とCBM複合体

ITAMモチーフ（YxxI/L-x_{6-8}-YxxL）は，Fc受容体やリンパ球抗原受容体のシグナル伝達に必須のコンポーネントに含まれるモチーフの一つである。リガンドや抗原のトリガーによりITAMに存在する2つのチロシン残基がリン酸化されるとSykファミリーキナーゼ（Syk，ZAP70）がSH2ドメインを介してリクルートされてきて下流へのシグナル伝達が始まる。マクロファージや樹状細胞などの骨髄系細胞が発現するC型レクチン受容体（C-type lectin recptor：CLR）や免疫グロブリン（Ig）スーパーファミリー受容体の多くもITAMモチーフを

＊1　Hiroki Yoshida　佐賀大学　医学部　分子生命科学講座　教授

＊2　Hiromitsu Hara　佐賀大学　医学部　分子生命科学講座　准教授

介した活性化シグナルを伝達する。従って，ITAMを介するシグナルは自然免疫の活性化にも重要な役割を演じている[1]。

最近の研究により，MALT（mucosa-associated lymphoid tissue）リンパ腫関連分子であるBCL10とMALT1が，あらゆるITAM関連受容体を介した免疫細胞の活性化に必須のシグナリングコンポーネントであることが明らかとなった。BCL10はS/T-richドメインを介してMALT1のIg様ドメインと結合し，MALT1の多量体化を促す。多量体化したMALT1はTRAF6の多量体化，NEMOのユビキチン化を誘導し，最終的にIKK活性化によるNF-κB活性化が生じる。CARMA1やCARD9は，BCL10のCARDドメインとの相互作用依存的にNF-κBを活性化するいくつかのCARDファミリー分子（CARD9，CARMA1（CARD11/Bimp），CARMA2（CARD14/Bimp1），CARMA3（CARD10/Bimp））の一つとして同定された。CARMA1はN末にCARD，C末端側にMAGUKファミリーの特徴であるPDZ，SH3，GUKドメインを，中央にCoiled-coilドメインを配する構造を持つ。また，Coiled-coilドメインとPDZドメインの間にはPKCのリン酸化標的となるPKC-regulated domain（PRD）と呼ばれる領域が存在する（図1a）。CARD9は，CARMA1と同様にN末側にCARD，Coiled-coilドメインを有しているが，その下流が削れた形でMAGUK領域やPRD領域を欠いている（図1a）。CARMA1やCARD9は血球系細胞に高く発現しており，CARMA1はT細胞，B細胞，NK細胞などのリンパ系の細胞に発現が高く，逆にCARD9はリンパ系の細胞には発現が殆ど認められず，マクロファージや樹状

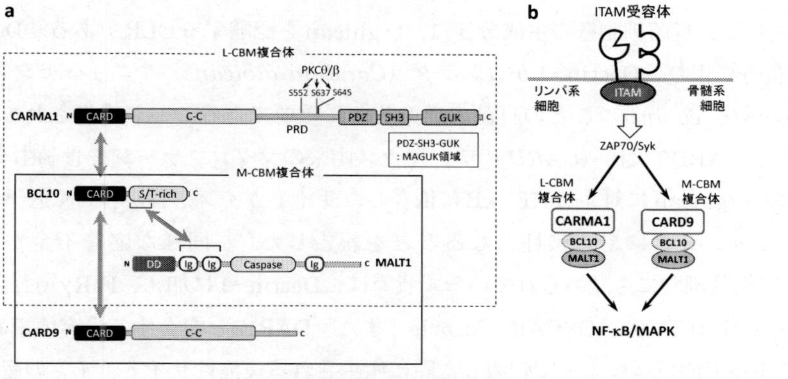

図1　L-CBMとM-CBM

(a) Lymphoid-CARMA1-BCL10-MALT1（L-CBM）複合体とMyeloid-CARD9-BCL10-MALT1（M-CBM）複合体。Serine（S）552，637，645：PKCリン酸化部位。略語：CARD, caspase-recruitment domain; C-C, coiledcoil domain; PRD, PKC-regulated domain; PDZ, PSD95, DLGA and ZO1 homology domain; SH3, Src-homology 3 domain; GUK, guanylate kinase domain; Ig, immunoglobulin-like domain; MAGUK, membrane-associated guanylate kinase; S/T-rich, serine/threonine-rich domain; DD, death domain.

(b) L-CBMとM-CBMによるITAM受容体シグナリングの制御。L-CBMとM-CBMは，それぞれリンパ系細胞，骨髄系細胞において，ITAMを介したNF-κB活性化およびMAPK活性化を制御する。

細胞などの骨髄系の細胞に非常に高い発現を認める[2]。筆者らは，CARMA1とCARD9が，それぞれリンパ系細胞と骨髄系細胞においてBCL10-MALT1を介したNF-κBの活性化に必須の役割を演じていることを明らかにし，リンパ系細胞で働く複合体をlymphoid型（'L'）-CARMA1-BCL10-MALT1（L-CBM）複合体，骨髄系細胞で働く複合体をmyeloid型（'M'）-CARD9-BCL10-MALT1（M-CBM）複合体と名付けた（図1a，b）。

1.3　ITAM関連受容体による異物認識とM-CBM複合体の役割

樹状細胞やマクロファージなどの骨髄系細胞に発現する多種多様なCLRやIgファミリー受容体の多くがITAMを介して活性化シグナルを伝達する。これらの受容体の多くはITAMを有するアダプターであるFcRγ鎖またはDAP12と会合することで下流にシグナルを伝える。また，Dectin-1のように自身の細胞質領域に存在するITAM様の配列（HemiTAM）を介してシグナルを伝達するものもある（表1）。これらの受容体のリガンドはまだよく判っていないが，TLR，Nod-like receptor（NLR），RIG-like helicase（RLH）のそれとは異なるスペクトラムのPAMPs―特に真菌のβ-glucanやα-mannan（それぞれDectin-1，-2のリガンド）や結核菌のcord factor（Mincleのリガンド）など―を認識することが明らかにされており，さらに，DAMPs（Damage-associated molecular patterns. 例；MincleのリガンドSAP130など）と呼ばれる，死細胞やダメージを受けた細胞が産生・放出する成分を認識して自然免疫を活性化することが報告されている[3~6]。

Dectin-1は，真菌細胞壁の主成分β-1, 3-glucanを認識するCLRである。Dectin-1欠損マウスの解析等により，Dectin-1がカンジダ（*Candida albicans*）やニューモシスチス・カリニ（*Pneumocystis carinii*）などの真菌の感染防御に重要であることが報告されている[3]。また，Grossらは，CARD9欠損（*CARD9*$^{-/-}$）マウス由来のマクロファージや骨髄由来樹状細胞における真菌のβ-glucanに対するNF-κBに依存したサイトカイン応答が著しく低下し，CARD9欠損マウスはカンジダに易感染性となることを報告した[7]。同様な応答不全がBCL10$^{-/-}$やMALT1$^{-/-}$樹状細胞にも認められている。我々は，Dectin-1に加え，FcRγ鎖と会合する受容体であるFcγRIII（CD16），OSCAR，Mincle，また，DAP12と会合する受容体であるTREM-1，MAIR-IIを特異的抗体によって刺激した際に産生される炎症性サイトカインの産生も，CARD9およびBCL10に依存することを見いだした[8]。これらの結果から，*C. albicans*由来の成分が骨髄系細胞に発現するITAM関連受容体により認識され，その下流でCARD9-BCL10-MALT1という複合体（M-CBM複合体）を介してNF-κBを活性化する経路の存在が明らかとなった。同様に，Dectin-2は*C. albicans*のα-mannanを認識しNF-κBの活性化を介して炎症性サイトカインの産生を誘導する[4]。Dectin-1，-2による*C. albicans*の認識とM-CBM複合体依存性の自然免疫の活性化は，Th17型CD4陽性ヘルパーT細胞の分化を促進する。Th17型ヘルパーT細胞は，IL-17産生を介して好中球の動員や活性化を誘導し，真菌に対する防御に重要な役割を果たしていることから，この経路の活性化は真菌に対する防御免疫の確立に必須の過程であると言

表1 骨髄系細胞に発現するITAM関連受容体

受容体	スーパーファミリー	リガンド	発現細胞	シグナル伝達分子・モチーフ
Dectin-1	C型レクチン	β1, 3-glucans	DC, LC, Mϕ, PMN	Cp YxxL
DC-SIGN	C型レクチン	Mannan, high-mannose, ManLAM, flucose, Lewis	DC, 脱落膜Mϕ, 肺胞Mϕ	Cp YxxL
Dectin-2		High mannose		FcRγ
	C型レクチン		Mo, B, 活性化CD4＋T（ヒト）；Mϕ, PMN, LC（マウス）	Cp YxxL
CLEC2	C型レクチン	?	PMN, Mo, DC, PL	DAP12
MDL-1/clec5a	C型レクチン	Dengueウイルス	Mo, Mϕ, DC	DAP12/DAP10
NKG2D-S	C型レクチン	RAE-1, H60, and MULT1	NK, Mϕ, T	Cp YxxL
CLEC9a	C型レクチン	死細胞	CD8a＋DC	FcRγ
DCAR	C型レクチン	?	DC	FcRγ
Mincle		SAP130	Mϕ	
	C型レクチン	α-mannose（Malassezia_）		Cp YxxL
MGL1	C型レクチン	LewisX	Mo, Mϕ, DC	DAP12
TREM1	Ig	?	PMN, Mo, Mϕ	
TREM2	Ig	陰イオン性リガンド（硫酸デキストラン，細菌）	Mϕ, DC, MC, OC	DAP12
TREM3	Ig	?	Mϕ, OC	DAP12
TREM4	Ig	?	精巣，胎盤など	DAP12
SIRPβ1	Ig	?	Mϕ, DC（ヒト）；CD8-DC（マウス）	DAP12
CD200R2	Ig	? CD200	DC	? DAP12
CD200R3	Ig	? CD200	Baso, MC	DAP12
CD200R4	Ig	? CD200	NK, NKT, Mo, DC	? DAP12
MAIR-II/LMIR-2	Ig	?	腹腔Mϕ, B, MC	DAP12
MAIR-VII	Ig	?	腹腔Mϕ	? DAP12
PILR-β	Ig	PILR-βリガンド（CD99様）	NK, PMN, Mϕ, DCs	DAP12
IREM2	Ig	?	Mo, DC	DAP12
PIR-A multiple isoforms	Ig	?	B, DC, Mo, Mϕ, PMN, MC, MEG, PL	FcRγ
ILT1/LIR7/LILRA2	Ig	? MHCI	PMN, Mϕ, Eo	FcRγ
LIR6/LILRA1	Ig	?	?	? FcRγ
ILT8/LILRB6	Ig	?	?	? FcRγ
ILT11/LIR9/LILRA5	Ig	?	Mo, PMN	? FcRγ
ILT7/LILRA4	Ig	?	pDC	FcRγ
OSCAR	Ig	?	DC, OC	FcRγ
FcγRIII	Ig	IgG	Mϕ, NK	FcRγ
Siglec-14	I型レクチン	Sialic acids	?	DAP12
Siglec-H	I型レクチン	Sialic acids	pDC, Mϕ	DAP12

DCAR, DC immuno-activating receptor；Ig, 免疫グロブリン；IREM2, immune receptor expressed on myeloid cells 2；MAIR, myeloid-associated Ig-like receptor；MDL-1, myeloid DAP12-associating lectin-1；OSCAR, osteoclast-specific activating receptor；PIR, paired-Ig-like receptor；SIRPβ1, signal regulatory protein β1；TREM, triggering receptor expressed on myeloid cells.
B, B細胞；Baso, 好塩基球；DC, 樹状細胞；Eo, 好酸球；LC, ランゲルハンス細胞；MC, 肥満細胞（マスト細胞）；MEG, 巨核球；Mϕ, マクロファージ；Mo, 単球；NK, ナチュラルキラー細胞；NKT, ナチュラルキラーT細胞；OC, 破骨細胞；pDC, 形質細胞様樹状細胞；PL, 血小板；PMN, 多核白血球；T, T細胞

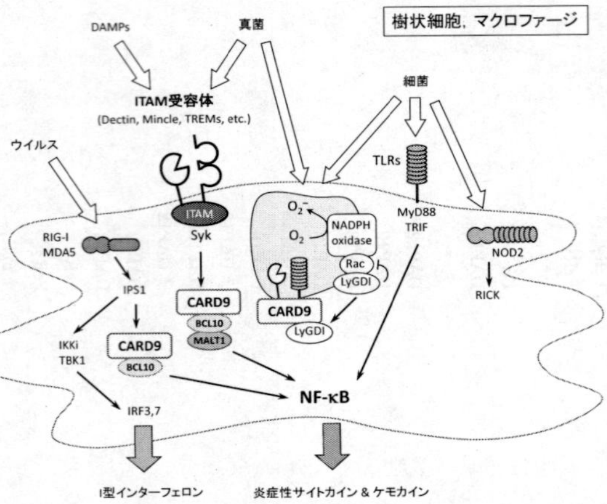

図2　骨髄系細胞における自然免疫活性化経路とM-CBM

える。Mincleは，*C. albicans*に加え，*Malassezia*属真菌由来のα-mannnoseを認識し，炎症性サイトカイン産生を誘導する[9]。さらに，Mincleは，真菌由来の成分に加え抗酸菌由来の糖脂質trehalose-6, 6'-dimycolate（TDM）やダメージを受けた自己の細胞由来の成分であるSAP130も認識する点でユニークである[6]。

真菌と同じく真核生物である原虫や蠕虫に対する自然免疫活性化機構に関しては，TLRの関与とその認識するリガンドの報告が有るものの，その詳細は明らかにされていない。我々は，一部の原虫（由来の成分）が，樹状細胞やマクロファージ上に発現するITAM関連受容体により認識され，M-CBM複合体を介した経路により炎症性サイトカイン産生を誘導する事を見いだしている。真菌感染の結果と合わせると，ITAM関連受容体－M-CBM複合体を介した炎症性サイトカイン産生機構は，ウイルスや細菌に対するものとは別個に存在する，おそらくは真核生物（病原体）に特化した自然免疫活性化経路であると考えられる。図2に，ITAM関連受容体を含むパターン認識受容体による異物認識とその下流のシグナル伝達経路の概略を示す。

1.4　無菌刺激とNLRP3インフラマゾームによるIL-1βの活性化

これまで，病原体由来の成分を認識する仕組みについて述べてきたが，TLRなどのパターン認識受容体は，たとえばネクローシスをおこした細胞から放出される内在性の成分（DAMPs）をも認識し活性化する。DAMPsには，heat shock proten（HSP）やS100，high-mobility group box 1（HMGB1）などの細胞内タンパク，尿酸結晶，コレステロール結晶，内在性の核酸やATP，ヘパラン硫酸などの細胞外マトリクス成分，さらには，IL-1α，33などのサイトカインも含まれる[10]。これらは，通常は細胞内に隔絶された形で存在するが，虚血や外傷，物理・化学刺激などによりダメージを受けた細胞から放出される。あるいは，通常生体内で結晶構造をとっていないものが結晶構造をとったり，あるいはダメージを受けた細胞由来の酵素により細胞外マトリクス成分が分解されたりすることにより産生・放出される。さらに，シリカやアスベストなどの粒子は，外因性のものが生体に取り込まれた後，免疫系を持続的に刺激することが知られている。こうした成分による刺激は，感染や微生物とは無関係に生じることから，無菌刺激（Sterile stimuli）とも総称される。これらのDAMPsの一部はTLRによって認識され，またIL-1α，33はそれぞれの受容体で認識されるほか，SAP130は前述のITAM関連受容体Mincleにより認識されるが，尿酸結晶やATP，コレステロール結晶，そしてシリカやアスベストなどの粒子はNLRP3（NOD-，LRR-and pyrin domain-congaining 3）により感知され，炎症を誘導する[11]。

NLRP3は，自己炎症性疾患に関与する分子として同定され，アスベスト，シリカ，尿酸結晶，コレステロール結晶など，様々な無菌炎症刺激に関わる事が明らかにされている[12]。NLRP3欠損マウスでは，痛風などの無菌炎症モデルにおいて炎症の程度や細胞浸潤の軽減が認められる。NLRP3は前述のように様々な成分によって活性化するが，これらの成分を直接認識しているのではなく細胞の状態の変化を感知していると考えられている。NLRP3を活性化するシグナルの一つは，ATPによるものである。ATPは，P2RX7受容体に結合した後カリウムチャネルを開口させ細胞内カリウム濃度の低下を引き起こし，これによりNLRP3が活性化する[13]。また，尿酸結晶やアスベストなどの粒子が貪食された場合，これらを取り込んだエンドリソゾームが障害を受け，放出されたカテプシンBなどのタンパクがNLRP3を活性化する[14]。また，ダメージを受けた細胞やエンドリソゾームにおいて産生される活性酸素種（ROS）もNLRP3を活性化させる[15]。これらの刺激により活性化したNLRP3は，ASCとカスパーゼ1の前駆体とともに

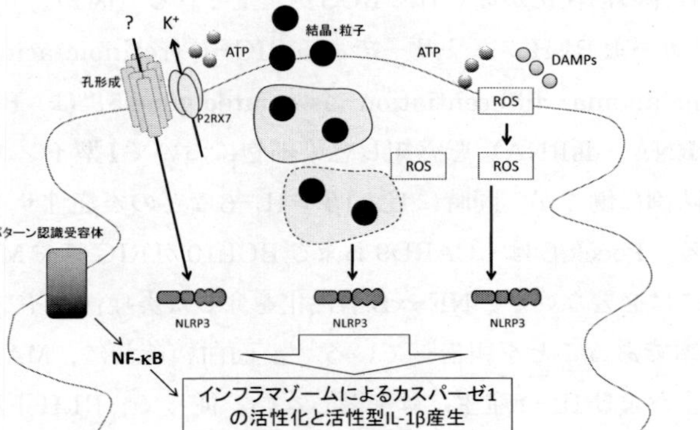

図3　NLRP3活性化経路

P2RX7に結合したATPは細胞内カリウムの低下を引き起こす。尿酸結晶などの粒子構造は，リソゾームに取り込まれた後，膜を傷害する。ダメージを受けた細胞由来のDAMPsやATPは，ROS産生を誘導する。これらはNLRP3を活性化し，インフラマゾームの活性化を介して，TLRやCLRの下流で活性化したNF-κBにより誘導されたIL-1βを部分切断により活性化する。

NLRP3インフラマゾームと呼ばれる複合体を形成し，これにより活性化したカスパーゼ1がIL-1βを部分切断することにより前駆体から活性型へ変換，生成された活性型のIL-1βは好中球の遊走などを通じて炎症を誘導する。図3に，これらの成分によるIL-1β活性化経路の概略を示す。

IL-1βは炎症を誘導／増幅する作用の非常に強いサイトカインであり，その発現や活性化は厳密に制御されている。NLRP3インフラマゾームによるIL-1の活性化はシグナル2と呼ばれ，それより先に，シグナル1と呼ばれるIL-1βの発現誘導が必要とされる。このシグナル1は，前述したパターン認識受容体の下流でNF-κBが活性化し，IL-1βを含む様々なサイトカインの発現が誘導されることを指している。Dectin-1，2，MincleなどCLRの下流では，前述のように，Syk（Spleen tyrosine kinase）キナーゼが活性化することによりCBM複合体を介してNF-κBの活性化が生じる。

1.5 シグナルクロストーク

CARD9$^{-/-}$マウスは真菌に加えて，リステリアに対する感染感受性が高まる。この原因としてCARD9のTLRやNLRシグナルへの関与が示唆されていたが，Wuらは，細菌に応答した活性酸素種（ROS）の産生にCARD9が関わることを報告している[16]。ROSはNADPH複合体によって産生されるが，NADPH複合体の活性化はRhoファミリーsmall GTPaseであるRac1によって制御されている。細菌や真菌がマクロファージによって貪食されると，CARD9がRac1からのGDPの解離を抑制するLyGDIに結合してその機能を阻害し，その結果，Rac1の活性化によるNADPH複合体の活性化が促されてROSが産生される（図2）。

細胞内RNAヘリカーゼRLHファミリーであるRIG-I（retinoic acid-inducible protein-I）およびMDA-5（melanoma-differentiation-associated gene 5）は，RNAウイルスの複製中間産物である二本鎖RNA（dsRNA）を感知し感染細胞においてI型インターフェロンの産生を誘導して抗ウイルス防御に働くが，同時にIL-1βやIL-6などの炎症性サイトカインの産生も導くことが知られている。Poeckらは，CARD9およびBCL10がRIG-IやMda5を介したI型インターフェロンの産生には必要ないが，NF-κB活性化を介した炎症性サイトカインおよびIL-1βの産生するために必須であることを報告している[17]。面白いことに，MALT1欠損はRLHを介したサイトカイン産生およびIL-1産生には影響しない。従って，RLH下流でCARD9-BCL10を介して起こるNF-κB活性化経路では，ITAM受容体下流で働くM-CBM複合体によるそれとは異なる制御機構が働いていることが考えられる。

1.6 おわりに

これまで経験的に用いられてきた微生物由来成分を含むアジュバントの作用は，TLRの発見とそのシグナル伝達経路の解明により，その詳細が分子レベルで明らかになってきた。さらに，ITAM関連受容体やCARD9によって制御されるシグナリングの研究の進展により，真菌などの真核生物に対する自然免疫活性化機構も徐々に明らかになってきた。また，DAMPsの産生・認識機構，そして痛風発作の誘因となる尿酸結晶や中皮腫を引き起こすアスベストなどが炎症を誘導する機構も明らかになってきた。こうした研究のさらなる進展により，感染に対するワクチンはもちろん，癌やアレルギー・免疫疾患の一部に対しても，有効かつ最適な免疫を誘導しうるワクチンのデザインとそれを増強するアジュバントの選択が可能になってくることが期待される。

文　献

1）H. Hara, H & T. Saito. *Trends Immunol* **30**, 234（2009）.
2）H. Hara *et al. J Blood Med* **1**, 93（2010）.
3）S. Saijo *et al. Nat Immunol* **8**, 39（2007）.
4）S. Saijo *et al. Immunity* **32**, 681（2010）.
5）E. Ishikawa *et al. J Exp Med* **206**, 2879（2009）.
6）S. Yamasaki *et al. Nat Immunol* **9**, 1179（2008）.
7）O. Gross, O *et al. Nature* **442**, 651（2006）.
8）H. Hara *et al. Nat Immunol* **8**, 619（2007）.
9）S. Yamasaki *et al. Proc Natl Acad Sci U S A* **106**, 1897（2009）.
10）G. Y. Chen & G. Nuñez *Nat Rev Immunol* **10**, 826（2010）.
11）F. Martinon *et al. Nature* **440**, 237（2006）.
12）V. Pétrilli & F. Martinon *Joint Bone Spine* **74**, 571（2007）.
13）S. Mariathasan *et al. Nature* **440**, 228（2006）.
14）V. Hornung *et al. Nat Immunol* **9**, 847（2008）.
15）R. Zhou *et al. Nat Immunol* **11**, 136（2010）.
16）W. Wu *et al. Nat Immunol* **10**, 1208（2009）.
17）H. Poeck, H *et al. Nat Immunol* **11**, 63（2010）.

2 Th2アジュバントの作用機序と臨床応用

安田好文[*1]，中西憲司[*2]

2.1 はじめに

人類の歴史は感染症との戦いの歴史でもある。感染症を引き起こす様々な病原微生物に対する感染予防手段として多くのワクチンが開発されてきた。ワクチンには弱毒化した病原体やこれを不活化したもの，あるいはその成分の抗原を用いるものがある。不活化病原体やタンパク質抗原の多くは，単独では免疫応答を誘導しにくい。そのような免疫原性の低い抗原に対して特異的な免疫を誘導するようなワクチンの作製にはアジュバントを加える。様々な物質がアジュバント作用を持つが，実際のヒトの臨床の場で用いられるアジュバントは，数十年にもわたってアルミニウム塩（アラム）だけであった。アラムの特徴は，目立った副作用もなく液性（Th2型）免疫応答を特異的に誘導することである。しかし驚くべきことに，永らく臨床に用いられてきたアラムであるが，アラムがいかにして抗体産生を誘導するのか，そのアジュバント作用のメカニズムは未だに解明されていない。Th2型免疫応答による疾患であるアレルギーなどの研究の進歩により，Th2アジュバントとして作用する物質は自然界に多種多様に，かつ豊富に存在することが明らかとなってきた。

それに伴って，ようやくこれらのTh2アジュバントの作用メカニズムに関する研究も活発になってきている。Th2アジュバントの作用機序を明らかにすることは，より安全で効果的なアジュバント開発のためにも重要である。

2.2 アジュバントについて

アジュバントとは「抗原に対する免疫応答を増強させる能力を持つ物質」である[1)]。その特徴から，現在この能力は，我々の身体に病原体感染に対する抵抗性を賦与するワクチンの作製に利用されている。そのメカニズムについては，抗原を長期間免疫部位に留めておくことが重要であると考えられてきた。しかし，近年のToll like receptor（TLR）などの自然免疫受容体の発見を始めとする免疫学の発展によって自然免疫と獲得免疫との関連が明らかとなり，多くのアジュバントの作用メカニズムが詳細に解析されるようになった[2)]。アジュバントの生体内での役割は大きく4つに分けられる。図1に示すように，①抗原を保持して長期間生体内に曝露させること，②抗原提示細胞（APC）を含む炎症細胞を免疫部位へ集めること，③抗原のAPC（特に樹状細胞（DC））による取り込み，分解，T細胞への提示を促すこと，つぎに④APCを活性化してリンパ節へ誘導し，T細胞の活性化に必要な共刺激分子やサイトカインを発現・産生させることである。例えば，LPS，非メチル化CpG DNAなどはそれぞれTLR4，9を刺激してDCを含む自然免疫系の細胞を活性化する結果，上記の②～④を誘導する。このLPSのような病原体由来の分

＊1　Koubun Yasuda　兵庫医科大学　免疫学・医動物学　助教

＊2　Kenji Nakanishi　兵庫医科大学　免疫学・医動物学

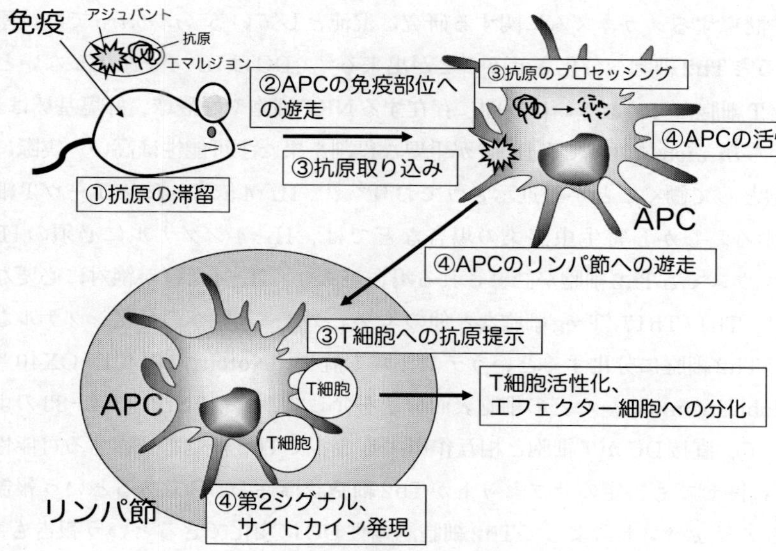

図1　アジュバントの役割

エマルジョンの形で投与された抗原とアジュバントは，投与部位に留まる①。アジュバントの効果により抗原提示細胞（APC）が投与部位へ集まる②。APCは抗原を取り込み，プロセッシングしてMHCを介して細胞表面に提示する③。またAPCはアジュバントの刺激で活性化し，所属リンパ節へ遊走してT細胞に抗原刺激すると同時に共刺激とサイトカインを与える④。その結果，T細胞は活性化してエフェクター細胞へ分化する。

子を病原体由来分子パターン（pathogen-associated molecular patterns; PAMPs）といい，これらを認識する自然免疫受容体をパターン認識受容体（pattern recognition receptor; PRR）という。このようなPRR刺激分子をエマルジョンに含めることで，生体内に長期間保持（①）することを可能にして効力の高いアジュバントが得られる。さらにこれらの発見に基づいて様々な抗ウィルスワクチンなどに用いるアジュバントが新たに設計されるようになっている。

これらのPRRを刺激するアジュバントはたいていTh1型免疫応答誘導性のアジュバントである。アラムのようなTh2型免疫応答誘導性のアジュバントは，いくつかの分子がその能力を持つことが示されつつあるものの，その受容体やTh2細胞誘導メカニズムについてはまだよくわかっていない。ではどのようにしてT細胞はTh2細胞へ分化するのだろうか。

2.3　T細胞の分化

Th1型免疫誘導アジュバントは，PRRを刺激することで未熟DCを活性化して成熟DCへ分化させる。するとDCは細胞表面にMHCクラスII発現を増加させ，CD80，CD86などの共刺激分子を発現し，さらにTh1細胞分化に必須のサイトカインIL-12を産生する。これらのDCのMHCクラスII上に提示する抗原，細胞表面の共刺激分子とIL-12によって刺激を受けたナイーヴT細胞はTh1細胞へ分化する。このようにTh1細胞への分化機構はよく知られているが，Th2

細胞への分化を誘導するメカニズムに関する研究は混沌としている。*in vitro*では抗原刺激時にIL-4が存在するとTh2細胞へ分化させることが出来る[3]。DCはIL-4を産生しないと考えられるが，ナイーヴT細胞自身，あるいは周囲に存在するNKT細胞や好酸球，好塩基球はIL-4を産生しうることから*in vivo*においてもIL-4が重要な役割を果たす可能性は高い。実際に好塩基球は抗原提示細胞として働くことが最近示されており[4, 5]，IL-4依存的にナイーヴT細胞をTh2細胞へと誘導する。しかし寄生虫感染の場合などでは，IL-4シグナルに必須のIL-4Rαや STAT6の欠損マウスでもTh2細胞が誘導される場合があり，IL-4だけが絶対に必要な因子ということではない。Th1/Th17/Treg細胞など他のエフェクター細胞への分化シグナルなしに抗原刺激を受けるとTh2細胞に分化するというデフォルト説や，Notch，OX40L-OX40やTIM（T cell immunoglobulin mucin）などの細胞表面分子を介して，またTSLPやIL-33のようなサイトカインを介して，直接DCがT細胞と相互作用することでTh2細胞を誘導する可能性も考えられている。DCに関しても特定のサブセットがTh2細胞誘導性のDCであるという報告や，どのサブセットでもアジュバントによってTh2細胞誘導性DCに変化できるという報告もある[3]。いずれにしてもIL-4以外のTh2細胞誘導メカニズムの決定的なデータは示されていない。

2.4 アラムと尿酸

Th2型免疫応答の研究でマウスモデルの作製に最もよく用いられているアジュバントはアルミニウム塩であろう。これには硫酸カリウムアルミニウム，水酸化アルミニウム，あるいはリン酸アルミニウムなどが含まれており，これらを総称してアラムと呼ぶ。実験モデルだけでなく，アラムはヒトや家畜でも様々なワクチンのアジュバントとして長く用いられているが，その免疫誘導メカニズムはほとんどわかっておらず，ごく最近になってそのTh2誘導メカニズムが注目され始めている[6]。従来はアラムが抗原を吸着して免疫部位に長期間留まり，少しずつ抗原を放出することがそのメカニズムであるといわれてきた。しかし，生体内投与後まもなく抗原が免疫部位からなくなってしまうことや，投与後にアラムの肉芽を取り除いても免疫が誘導されることなどからこの説には疑問が持たれている。最近では抗原提示細胞である樹状細胞や単球に対する効果が注目されている。ヒトの末梢血単核球による*in vitro*の結果やマウスの*in vivo*のデータでは，アラムによって樹状細胞や単球のCD86の発現が上昇することが報告されている。さらにアラムは*in vitro*においてNALP3/ASC/caspase-1からなるinflammasomeを活性化し，IL-1βやIL-18を前駆体から活性型へ変換させる。しかしアラムのアジュバント活性における*in vivo*でのinflammasomeの役割についてはNALP3，ASC，caspase-1の欠損マウスを用いた解析でも論文によって結果が分かれており，結論は出ていない[7]。この違いはアラムの種類や投与経路などの実験デザインの相違から引き起こされると推測されているが，その場合はアラムによるTh2型免疫応答誘導機構は一つではなく，いくつかの異なる経路が関わっていると考えられる。もしInflammasomeにより活性化されたIL-1βやIL-18が重要であるとすれば，これらのサイトカインはMyD88をシグナル伝達に用いるが，MyD88欠損マウスは正常にTh2，IgEを誘導できることが示されており，矛盾を生ずる。アラムの受容体に関してもこれまで特定されておらず，MyD88やTRIF欠損マウスでも効果が変わらないことから少なくともTLRは関与していないと考えられる。最近になって，アラムが細胞の脂質膜に直接結合して，抗原の取り込みを促進するという説が報告されている[8]。

尿酸結晶は痛風の原因物質として知られているが，これもTh2アジュバント活性を持つことが示されている。尿酸結晶もアラムと同様に特定のタンパク質受容体ではなく，細胞膜の脂質と直接相互作用することで細胞に結合して取り込まれ，またinflammasomeを活性化する。Koolらは，アラムを腹腔内に投与すると，①内因性の「危険シグナル」である尿酸が腹腔内に増加すること，②炎症性単球を抗原投与部位に引き寄せること，③この細胞が抗原を取込んで樹状細胞へ変化し，リンパ節へ遊走すること，④抗原特異的T細胞の増殖を引き起こすこと，さらに，⑤尿酸分解酵素であるuricaseを投与することによってこれらの現象を抑制できることを報告している[9]。このことから，アラムの作用メカニズムに内因性の尿酸が関与していることが考えられる。またDCを除去したマウスでは抗原特異的T細胞の増殖や抗体産生が抑制されることから，抗原提示細胞はDCであると考えられる。しかし，この実験系ではアラムが直接DCに作用するよりもアラムによって壊死した細胞から遊離した尿酸が樹状細胞に作用しているかもしれない。この尿酸によるTh2型免疫応答誘導機構もアラムの場合と同様にNALP3 inflammasomeやTLR4，MyD88，IL-1R依存性であることを示す論文が先行して発表されたが，非依存性であるとする論文が後に発表されている[7]。現在考えられているアラムによるTh2細胞誘導機序のモデルを図2に示す。

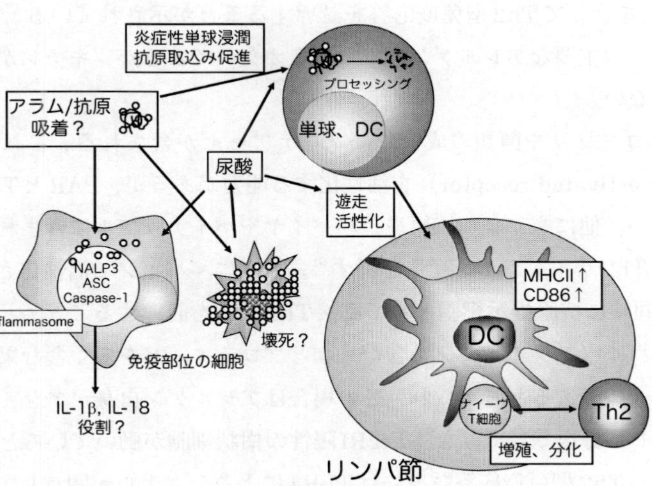

図2　アラムによる免疫誘導作用

抗原を吸着したアラムを投与すると，局所の細胞にアラムが作用して尿酸の遊離やinflammasomeの活性化が起こる。尿酸は単球の集積や抗原を取り込んだ単球あるいはDCのリンパ節への遊走に関与するようである。

このようにアラムの作用メカニズムは，長年にわたる多くのグループの挑戦によって，抗原の取り込み亢進や樹状細胞の活性化などの現象が徐々に明らかとなってきているが，どうやって樹状細胞を活性化しているのか，その詳細なメカニズムやTh2細胞を誘導する要因は明らかではない。

2.5 その他のTh2アジュバント

寄生虫，特に蠕虫に感染すると，宿主にはIgEの産生を特徴とする強いTh2型免疫応答が誘導される[10)]。このことから，蠕虫の虫体成分がTh2型免疫応答誘導性の分子としてよく研究されている。実際に蠕虫は宿主の免疫を抑制したり，Th2型に誘導するような多くの免疫調節性物質を体内外に発現しており，例えば，糖鎖（グリカン）やキチン，プロテアーゼ，アラキドン酸代謝物，脂質などが報告されている[3)]。糖鎖としてはα3フコシル化やβ4キシロシル化されたN-糖鎖がTh2細胞誘導性の分子として寄生虫から単離されている。これらの構造は哺乳類以外の寄生虫や節足動物，植物に共通してみられることから，植物や昆虫の糖タンパクに共通して存在するTh2型免疫応答誘導因子として考えられる。このような糖鎖を認識する受容体としてはPRRの一種であるC型レクチン受容体が考えられる。その一つであるDC-SIGN（Dendritic Cell-Specific Intercellular adhesion molecule-3-Grabbing Nonintegrin）は住血吸虫虫卵由来糖鎖であるLewis xを認識する。また植物由来の糖鎖としてはピーナッツ由来のara h 1がDC-SIGNのリガンドであり，刺激を受けたDCはナイーヴT細胞をTh2細胞へ誘導できる。キチンは無脊椎動物の主要な構造体であり，マクロファージからのロイコトリエンB_4遊離を介して好酸球の遊走を引き起こす[11)]。あるサイズのキチンは実際に抗原と共にマウスに投与すると，TLR2とMyD88を介してTh2型免疫応答を誘導することが示されている[12)]。エビ，カニなどの甲殻類アレルギーの主要なアレルゲンはトロポミオシンであるが，キチンがアジュバントになっているかもしれない。

また，ダニ，ゴキブリや菌類の成分にはプロテアーゼが含まれる。これらのプロテアーゼはPAR（Protease activated receptor）を活性化する能力があるが，PARとTh2型免疫応答の関係ははっきりしない。他にも，ダニ抗原や，パパイヤやパイナップルに含まれるパパインは好塩基球を活性化してTh2サイトカイン産生を促す[6)]。さらにパパインで活性化された好塩基球はIL-4を産生すると同時に抗原提示細胞として直接Th2細胞を誘導することも示された[5)]。これはパイナップルやキウイ（アクチニジンを含む）などプロテアーゼを多く含む果物によるアレルギーのメカニズムの一つであると考えられ，この場合はアレルゲン自身がアジュバントの役割を果たしている。ただし，好塩基球ではなくFcεRI陽性の樹状細胞が働いているという報告もある。またダニ抗原によるTh2型免疫応答誘導にはTLR4によるシグナルが関与しており，TLR4を介して尿酸が遊離することが重要である[13)]。

寄生虫はまた，プロスタグランジン（PG）のような脂質を産生する。住血吸虫やミクロフィラリアのつくるPGD_2やPGE_2はDCからのIL-12産生を抑制する。また植物の酸化脂質である

表1　Th2アジュバントの例

分類	例	由来	特徴
糖鎖	Ara h 1 Lewis x	ピーナッツ 住血吸虫卵	C-type lectin receptorを介したDCの活性化
プロテアーゼ	Der p 1	ダニ	PAR活性化
	Papain	未熟パパイヤ パイナップル	上皮細胞活性化 BasophilからIL-4，TSLP産生
脂質	PGD_2，PGE_2 Phytoprostane	蠕虫 カバ花粉	DCからのIL-12産生抑制
	MF59	スクワレン等	炎症性単球遊走
その他	Alum 尿酸	アルミニウム塩 代謝物	Inflammasome活性化など
	キチン	無脊椎動物	LTB_4を介した好酸球誘導
	コレラトキシン 易熱性毒素	コレラ菌 大腸菌	DCの遊走 OX40L，Jagged2発現誘導
	TSLP	サイトカイン	OX40L発現誘導

phytoprostaneはPGE_2に似た構造を持ち，DCの活性化と遊走を促してTh2細胞を誘導する。脂質はフロイントアジュバントのようにエマルジョンの形でアジュバント作用をもつことが従来から知られていたが，スクワレンと界面活性剤を含むエマルジョンからなる，より炎症惹起性の低いMF59™やAS03™が最近になってインフルエンザワクチンのアジュバントとして多くの国で承認されている[7)]。MF59の免疫応答誘導機序としては，投与部位の筋細胞に取込まれてサイトカインやケモカインの産生を誘導し，CD11b陽性の炎症細胞浸潤と抗原取込みを促進することが示されている。またinflammasomeの成分であるNALP3，ASC，Caspase-1のうち，ASCのみに依存するという報告もある[14)]。しかし，その詳細なメカニズムは不明である。

他にも，ディーゼル排気粒子のような無機物やコレラトキシン，スーパー抗原などの病原体由来タンパク質にもアジュバント活性を持つものがある。さらに，生体内で産生されるサイトカインであるTSLP（後述）もそのTh2細胞誘導能が注目されている。おもなTh2アジュバントを表1に示す。

2.6　TSLP（Thymic stromal lymphopoietin）

TSLPは，慢性アトピー性皮膚炎の患者の表皮ケラチノサイトに強い発現がみられることからアレルギーとの関連が見出された[15)]。TSLPは主に肺や皮膚，消化管の上皮細胞に発現しているIL-7に類似したサイトカインであり，TNFα，IL-1βとTh2サイトカインの刺激や，TLR2，8，9のリガンドによる刺激で上皮細胞やケラチノサイトから産生される。パパインで刺激された好塩基球もまたTSLPを産生できる[7)]。その受容体はTSLPRとIL-7Rαのヘテロ二量体を形成して初期のT細胞，B細胞前駆体や，マスト細胞，樹状細胞などに発現しており，胸腺細胞や骨髄リンパ球前駆細胞の増殖，分化を促す。TSLPで刺激されたヒトDCは活性化され，MHCクラスⅡ，CD40，CD80，CD86，DC-lampなどの発現上昇を示すが，重要な点として，IL-12や

TNFα，IL-1β，IL-6を産生しない。TSLPで刺激を受けたこのようなDCはIL-4，IL-5，IL-13や大量のTNFαを産生するがIL-10をほとんど産生しない特徴的な炎症性Th2細胞を誘導する。このTh2細胞誘導にはOX40L-OX40の結合が重要な役割を果たしているようである。このDCに作用してTh2細胞を誘導する能力から，TSLPは内因性Th2アジュバントとも考えられる。パパインによるTh2細胞誘導はTSLPに対する抗体でブロックできることから，その他のアジュバントもその作用メカニズムにTSLPが関与している可能性も考えられる。

2.7 Th2アジュバントの臨床応用

はじめにで述べたように，ヒトのワクチンには従来アラムがアジュバントとして用いられてきた。現在アラムが用いられているワクチンには，3種混合（DPT）ワクチンやB型肝炎ワクチンなどがある。しかし，アラムを加えたワクチンの効果は十分とはいえず，ワクチン接種しても感染防御に有効な抗体価の上昇を認めない場合もある。そのため，より効果的なアジュバントの開発が必要である。比較的新しいタイプのアジュバントとして水中油型（oil-in-water）エマルジョンであるMF59やAS03が開発されている。これらはインフルエンザワクチンのアジュバントとしてヨーロッパなどで承認されている。日本でも2009年に発生した新型インフルエンザA/H1N1に対するワクチンとして特例承認を受けたワクチンに含まれている。

2.8 おわりに

現在までに報告されているTh2型免疫応答を引き起こすアジュバントは多種多様であり，そのメカニズムの解析もそれぞれになされつつあるが，Th1の場合のIL-12のような決定的な因子の同定には至っていない。アジュバントが最初に接触する細胞は多くの場合皮膚や粘膜の上皮細胞であり，ここで上皮からTSLPをはじめとする種々の因子の産生を促すと考えられる。近年の文化的発展の程度に比例するようにアレルギー患者が増加していることから，衛生状態の改善や大気汚染などによって増加した我々の身の回りにあるなんらかの環境因子がTh2アジュバント的な役割を担っている可能性もある。上皮細胞はこうした環境による影響を最も直接的に受ける細胞であり，その役割を研究することでTh2アジュバントの作用メカニズムの一端が明らかになり，新たなアジュバント開発につながることが期待される。

文　献

1） Nossal. *Fundamental Immunology*. 4th edn, pp1387-1425（Lippincott-Raven, 1999）.
2） De Gregorio, E., D'Oro, U. & Wack, A. Immunology of TLR-independent vaccine adjuvants. *Curr Opin Immunol* **21**, 339-345, doi:10.1016/j.coi.2009.05.003（2009）.

3) Berin, M. C. & Shreffler, W. G. T (H) 2 adjuvants: implications for food allergy. *J Allergy Clin Immunol* **121**, 1311-1320; quiz 1321-1312, doi:10.1016/j.jaci.2008.04.023 (2008).

4) Yoshimoto, T. *et al.*, Basophils contribute to T (H) 2-IgE responses in vivo via IL-4 production and presentation of peptide-MHC class II complexes to CD4＋ T cells. *Nat Immunol* **10**, 706-712, doi:10.1038/ni.1737 (2009).

5) Sokol, C. L. *et al.*, Basophils function as antigen-presenting cells for an allergen-induced T helper type 2 response. *Nat Immunol* **10**, 713-720, doi:10.1038/ni.1738 (2009).

6) Marrack, P., McKee, A. S. & Munks, M. W. Towards an understanding of the adjuvant action of aluminium. *Nat Rev Immunol* **9**, 287-293, doi:10.1038/nri2510 (2009).

7) Lambrecht, B. N., Kool, M., Willart, M. A. & Hammad, H. Mechanism of action of clinically approved adjuvants. *Curr Opin Immunol* **21**, 23-29, doi:10.1016/j. coi. 2009.01.004 (2009).

8) Flach, T. L. *et al.*, Alum interaction with dendritic cell membrane lipids is essential for its adjuvanticity. *Nat Med* **17**, 479-487, doi:10.1038/nm.2306 (2011).

9) Kool, M. *et al.*, Alum adjuvant boosts adaptive immunity by inducing uric acid and activating inflammatory dendritic cells. *J Exp Med* **205**, 869-882, doi:10.1084/jem.20071087 (2008).

10) Male, D. 免疫学イラストレイテッド. 第7版 edn, pp277-297 (南江堂, 2008).

11) Reese, T. A. *et al.*, Chitin induces accumulation in tissue of innate immune cells associated with allergy. *Nature* **447**, 92-96, doi:10.1038/nature05746 (2007).

12) Da Silva, C. A., Pochard, P., Lee, C. G. & Elias, J. A. Chitin particles are multifaceted immune adjuvants. *Am J Respir Crit Care Med* **182**, 1482-1491, doi:10.1164/rccm.200912-1877OC (2010).

13) Kool, M. *et al.*, An unexpected role for uric Acid as an inducer of T helper 2 cell immunity to inhaled antigens and inflammatory mediator of allergic asthma. *Immunity* **34**, 527-540, doi:10.1016/j.immuni.2011.03.015 (2011).

14) Ellebedy, A. H. *et al.*, Inflammasome-independent role of the apoptosis-associated speck-like protein containing CARD (ASC) in the adjuvant effect of MF59. *Proc Natl Acad Sci U S A* **108**, 2927-2932, doi:10.1073/pnas.1012455108 (2011).

15) Liu, Y. J. TSLP in epithelial cell and dendritic cell cross talk. *Adv Immunol* **101**, 1-25, doi:10.1016/S0065-2776 (08) 01001-8 (2009).

3 免疫反応抑制因子とそのワクチン開発応用への可能性

竹内 理*

3.1 はじめに

ワクチンは弱い病原体自身，もしくは病原体の構成成分を指し，ワクチンを投与し，免疫反応を惹起することで，以降の感染症に対する抵抗性を誘導する事が出来る[1]。ワクチンは大きく生ワクチンと不活化ワクチン，サブユニットに大別することが出来る。生ワクチンは弱毒化した病原体を投与するもので，実際の病原体感染後に近い防御効果が有ると考えられている。生ワクチンとして投与するものには，ポリオ，麻疹，風疹，水痘など遺伝子の変わりにくいウイルスによる感染症に対するワクチンに多く用いられている。これに対し，不活化ワクチンは，病原体を化学処理等で殺したものであり，サブユニットワクチンは病原体中の特定の蛋白質を分離してワクチンとして接種するものである。これらには，インフルエンザ，B型肝炎，パピローマウイルスに対するワクチンなどが含まれている。不活化ワクチンやサブユニットワクチンでは病原体の増殖能が失われているため，病原体に対する免疫応答を強めるために複数回の接種が必要になることが多い。また，免疫応答の強さや質を調節するアジュバントと呼ばれる物質を病原体の抗原に添加する。

多くのワクチンの予防効果は中和抗体の産生によると考えられている。B細胞からの病原体抗原特異的高親和性抗体の産生にはCD4陽性T細胞が必要である。抗原刺激に対しCD4陽性T細胞は，その病原体によりいくつかの異なるヘルパーT細胞に分化する。これにはTヘルパー1（Th1），Th2，Th17，Th9，濾胞ヘルパーT（Tfh）細胞などが有る。Tfh細胞は胚中心の形成や高親和性B細胞の分化に中心的な役割を果たしている。また，活性化したT細胞の一部はエフェクターもしくはセントラル記憶T細胞として長期に生存する[2]。記憶T細胞，B細胞が再感染，もしくはワクチン接種後の病原体感染に対し，迅速に応答し，感染症の発症を防ぐと考えられる。このようにワクチンの本質は，T細胞やB細胞からなる獲得免疫機構であるが，この獲得免疫による抗原特異的な応答を効果的に誘導するためには自然免疫の活性化が重要である。自然免疫とはマクロファージや樹状細胞と言った様々な細胞により担われ，病原体の感染を直接認識し，初期感染防御応答を惹起するシステムを指す[3, 4]。自然免疫担当細胞は，病原体に特徴的な分子パターンを，遺伝子の再構成を必要としない特異的パターン認識受容体を用いて認識する。自然免疫システムは様々なサイトカインやインターフェロン，ケモカインの産生，共刺激分子の発現，抗原提示などを介して，獲得免疫系の活性化にも必須である[4]。従って，自然免疫を活性化させる薬剤はアジュバントとしてワクチンの効果を増強させることが知られている。これまでに広く使用されているアジュバントとしては水酸化アルミニウム（Alum）が存在し，実際に自然免疫系を活性化する性質も有るが，現在自然免疫活性化薬剤のアジュバントとしての応用が精力的に

＊ Osamu Takeuchi　大阪大学　免疫学フロンティア研究センター／微生物病研究所　自然免疫学　准教授

進められており，後述のように既にワクチンに組み込まれているものも存在する。

3.2　自然免疫の受容体システムとそのシグナル伝達：TLRを中心として

自然免疫に関わるパターン認識受容体として，Toll-like receptor（TLR），Retinoic acid-inducible gene-I（RIG-I)-like receptor（RLR），NOD-like receptor（NLR），C-type lectin receptor（CLR）の大きく4種のシステムが存在する事が明らかになっている[3, 4]。このうちTLRとCLRは細胞の膜に存在し，RLRとNLRは細胞質に局在している。中でもTLRは自然免疫細胞などの細胞膜表面やエンドゾームに局在するI型の膜蛋白質で細胞外やエンドゾーム内腔側にLeucine-rich repeat領域を持ち細胞質側にTIR領域を持つ。TLRは様々な病原体成分の認識に重要である。TLR1，2，6は細菌に特異的なリポ蛋白質，TLR4はグラム陰性菌に特異的なリポ多糖（LPS），TLR5は細菌鞭毛蛋白質，TLR3，TLR7，TLR9はそれぞれウイルス由来二本鎖RNA，一本鎖RNA，CpGモチーフを持つDNAを認識する。これら，TLRを刺激する病原体成分自身は炎症などの副作用が強く臨床応用にはハードルが高いが，その毒性を減弱するような誘導体が多く開発され，現在ワクチンアジュバントとして応用が試みられている。中でも，TLR4を刺激するLPSの活性中心であるLipid A領域の誘導体monophosphoryl lipid A（MPL）は既にグラクソスミスクライン社のAS04ワクチンアジュバントとして，ヒトパピローマウイルスワクチンに組み込まれている。LPSはエンドトキシンショックの原因となり毒性が強いが，MPLはTLR4を介して細胞を活性化させるにもかかわらず，毒性が弱いことが知られている。

TLRが病原体侵入を検知するとTIR領域を介して細胞内シグナル伝達経路が活性化される(図1)。まず，TLRのTIR領域に，MyD88やTRIFというTIR領域を持つ細胞質内アダプター分子が結合する。続いてIL-1 receptor-associated kinase（IRAK），TNFR-associated factor 6（TRAF6）分子が活性化する。TRAF6はE3ユビキチンリガーゼとして働き，UBC13やUEV1Aと共にTRAF6自身やIkB kinase（IKK）複合体のコンポーネントの一つNEMOのユビキチン化が起こる。ユビキチン化に続いて，IKKやMAP kinase kinase 6（MKK6）がTAK1によりリン酸化され，NFkBやMAPキナーゼが活性化する。MAPキナーゼにより活性化されるAP-1やNF-kBは，核に移行し炎症に関連する遺伝子プロモーターに結合，それらの遺伝子の転写を開始させる。

3.3　TLRシグナル抑制因子とその機能（図1）

TLRの過剰な活性化は，敗血症性ショックや自己免疫疾患の原因となりうる。現在までに，自然免疫応答を抑える様々な分子が存在する事が明らかとなっている[5, 6]。これら分子の詳細に関しては他稿に譲るが，その抑制メカニズムとして，シグナル分子との競合，分解，ユビキチン化制御，転写制御，mRNA分解などが挙げられる。シグナル分子と競合する抑制因子としてはTLR2，4のisoformであるsoluble TLR2，soluble TLR4，MyD88のisoformであるMyD88s，IRAKファミリーの中でもIRAK-Mなどが挙げられる。また，Suppressor of cytokine

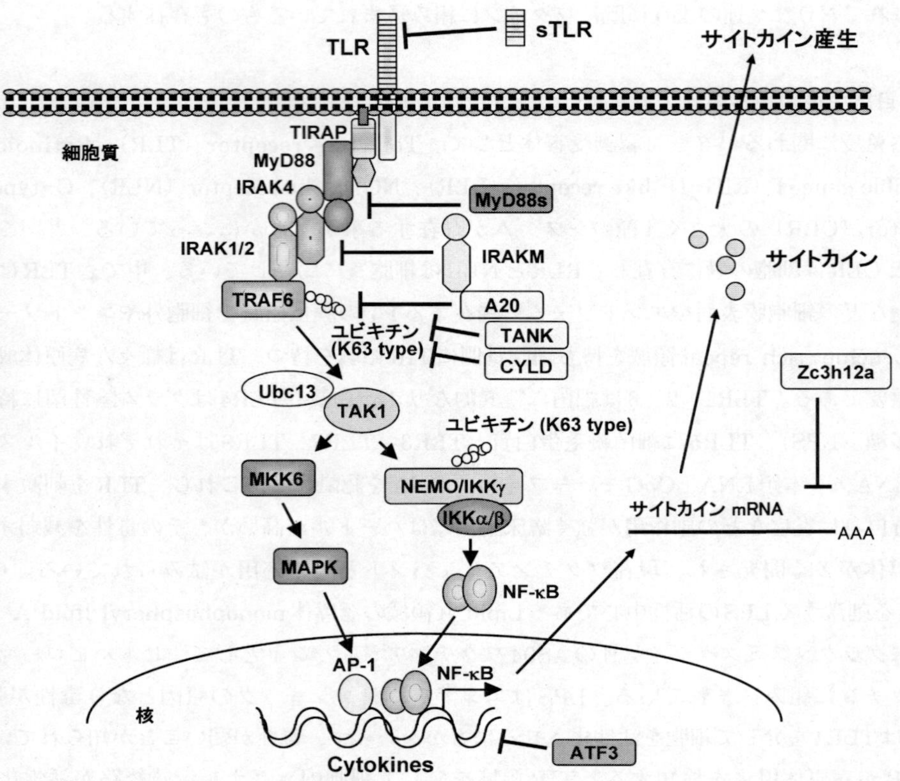

図1　TLRシグナル抑制因子とその機能

signaling (SOCS)-1もIRAK-1と結合してTLRシグナル伝達を阻害する。

ユビキチン化，特にリジン63型や直鎖型のものはTLRシグナル伝達に重要であることが知られている。A20は脱ユビキチン化酵素でありTRAF6のリジン63型ユビキチンを外す活性を持つ。A20欠損マウスは自然発症の炎症を起こし，また，LPSに対する反応が亢進していることが報告されている[7]。また，異なる脱ユビキチン化酵素であるCylindromatosis protein (CYLD) もTRAFやNEMOからのシグナルを負に制御することが知られている。最近，TRAF family member-associated NFκB activator (TANK) も，TRAF6のユビキチン化を阻害することによりTLR応答を調節することが明らかになった[8]。その結果，TANK欠損マウスは全身性エリテマトーデス様の自己免疫疾患を発症した。転写調節によるTLR応答抑制の一例はActivating transcription factor-3 (ATF3) である[9]。ATF3はATF/CREBファミリー転写調節因子で，TLR刺激によるサイトカイン遺伝子発現を抑制している。TLR刺激に対する応答は様々な抑制因子により調節されており，この抑制因子の活性を抑えてやることでより強力な自然免疫応答を誘導し，ワクチンアジュバントへの応用が期待される。その試みは現在始まっており，一例であるが，A20をノックダウンした樹状細胞は，抗原提示における共刺激分子の発現や，サイトカインの産生が亢進しており，この樹状細胞により抗原提示を受けたT細胞の免疫応答の増強が認められた事が報告されている[10]。

3.4　mRNA安定性調節とワクチンへの応用可能性

TLR刺激により転写されたサイトカインなどのmRNAはその後翻訳されて成熟した蛋白質となるが，サイトカインを始めとしたmRNAの安定性を制御する事が蛋白発現量の調節に重要である事も最近明らかになってきた[11,12]。サイトカインmRNA調節に関わるRNA結合蛋白としてTristetraprolin（TTP）が知られており，TNFのmRNAの分解に関わる。我々が最近発見した新規RNA分解酵素Zc3h12aはIL-6やIL-12などのmRNAをその3' 非翻訳領域を介して認識，分解することにより炎症を抑制する[13]。Zc3h12a欠損マウスは自己免疫性炎症性疾患を自然発症した。上述のようにまた，Zc3h12aはRNA分解酵素であり，また自然免疫のみならず獲得免疫機構の調節にも関わることが考えられ，Zc3h12aインヒビターの免疫賦活剤としての利用も可能かも知れない。

3.5　おわりに

本稿で述べたように生体内で自然免疫シグナルは様々な抑制分子により調節されている。これは，自然免疫の過剰な活性化をコントロールすることが，敗血症性ショックや自己免疫疾患の発症を抑制し，生体の恒常性を維持するために重要であることを示していると思われる。しかしながら，免疫を操作し効果的なワクチンを開発するためにはこの自然免疫の抑制因子を取り除き，自然免疫を賦活化させる方法も今後検討されていくであろう。他のワクチンアジュバントとのコンビネーションでより効果的なアジュバントを開発することが出来るかも知れない。これまで，TLRリガンド間では組み合わせの検討が行われ，マウスにおいてTLR4リガンドであるMPLとTLR7リガンドであるR-837を抗原と共に使用することにより相乗的に抗原特異的中和抗体の産生が促進されたことが報告されている[14]。また，TLR4＋TLR7リガンドのコンビネーションにより，抗体応答が非常に長期にわたり持続することが明らかになり，TLRリガンドの組み合わせによりメモリーB細胞への分化が誘導されていると考えられた。

これまで，HIVなど非常に早く変異を起こす病原体やHCVなど持続，潜伏感染を起こすような病原体に対しては現在十分効果的なワクチンを得ることが出来ていない。したがって，感染症や癌に対する効果的なワクチンを開発する事は，新興再興感染症の予防や癌免疫療法の進展のためにも重要である。今後の自然免疫研究の進展により，優れたワクチンアジュバント開発につながることが期待される。

文　献

1) Pulendran, B. & Ahmed, R. Immunological mechanisms of vaccination. *Nat Immunol* **131**, 509-517 (2011).

2) Sallusto, F., Lanzavecchia, A., Araki, K. & Ahmed, R. From vaccines to memory and back. *Immunity* **33**, 451-463 (2010).

3) Takeuchi, O. & Akira, S. Pattern recognition receptors and inflammation. *Cell* **140**, 805-820 (2010).

4) Akira, S., Uematsu, S. & Takeuchi, O. Pathogen recognition and innate immunity. *Cell* **124**, 783-801 (2006).

5) O'Neill, L. A. When signaling pathways collide: positive and negative regulation of toll-like receptor signal transduction. *Immunity* **29**, 12-20 (2008).

6) Liew, F. Y., Xu, D., Brint, E. K. & O'Neill, L. A. Negative regulation of toll-like receptor-mediated immune responses. *Nat Rev Immunol* **5**, 446-458 (2005).

7) Vereecke, L., Beyaert, R. & van Loo, G. The ubiquitin-editing enzyme A20 (TNFAIP3) is a central regulator of immunopathology. *Trends Immunol* **30**, 383-391 (2009).

8) Kawagoe, T. *et al.*, TANK is a negative regulator of Toll-like receptor signaling and is critical for the prevention of autoimmune nephritis. *Nat Immunol* **10**, 965-972 (2009).

9) Gilchrist, M. *et al.*, Systems biology approaches identify ATF3 as a negative regulator of Toll-like receptor 4. *Nature* **441**, 173-178 (2006).

10) Breckpot, K. *et al.*, Attenuated expression of A20 markedly increases the efficacy of double-stranded RNA-activated dendritic cells as an anti-cancer vaccine. *J Immunol* **182**, 860-870 (2009).

11) Anderson, P. Post-transcriptional control of cytokine production. *Nat Immunol* **9**, 353-359 (2008).

12) Anderson, P. Post-transcriptional regulons coordinate the initiation and resolution of inflammation. *Nat Rev Immunol* **10**, 24-35 (2010).

13) Matsushita, K. *et al.*, Zc3h12a is an RNase essential for controlling immune responses by regulating mRNA decay. *Nature* **458**, 1185-1190 (2009).

14) Kasturi, S. P. *et al.*, Programming the magnitude and persistence of antibody responses with innate immunity. *Nature* **470**, 543-547 (2011).

4　記憶CD8 T細胞の機能と分化メカニズム—新規アジュバント開発を目指して

荒木幸一*

4.1　はじめに

適応免疫系の最も重要な特徴の一つは，病原体の再感染時に迅速かつ効果的に免疫応答を呼び起こし病原体を排除することである。この現象は，免疫記憶として知られており，ワクチンを用いた感染予防はこの免疫記憶を誘導することによりなりたっている[1)]。現在使われている有効なワクチンの多くは，適応免疫の中でも液性免疫を活性化することにより感染予防効果を発揮している。すなわち，主役は抗体の源であるB細胞や形質細胞およびこれらの活性化・分化を支えるCD4 T細胞である。しかしながら，このような液性免疫を主に活性化するワクチンによるヒト免疫不全ウイルス・C型肝炎ウイルス・結核菌などの新興・再興感染症のコントロールには限界があり，液性免疫と同時に細胞性免疫もワクチンにより誘導することが重要であると考えられている。CD8 T細胞は，細胞性免疫の一角を担う構成要素であり，ウイルスや細胞内寄生細菌などを排除・コントロールする能力を有している[2〜4)]。したがって，どのように記憶CD8 T細胞がナイーブCD8 T細胞から形成されるか，記憶CD8 T細胞の特徴は何か，ということを解明し，得られた情報を新規ワクチン・アジュバント開発に応用することが必要である。ここ数年，記憶CD8 T細胞の研究に対しては目覚ましい進展が見られた。本節では，記憶CD8 T細胞について最近の知見も交えて紹介したい。

4.2　記憶CD8 T細胞の特徴

記憶CD8 T細胞は，病原体に感染した細胞や癌細胞の制御に重要な役割を果たしている。量や質，体内での分布およびその多様性などの点で，記憶CD8 T細胞はナイーブT細胞と明確に区別することができる[2, 5)]。このようなナイーブCD8 T細胞には存在しない特徴により，長期にわたる記憶CD8 T細胞を介した防御免疫が付与されると考えられている。そこで，まず本セクションでは記憶CD8 T細胞の特徴について解説したい。

記憶CD8 T細胞は，ナイーブT細胞が抗原刺激を受け，増殖・分化することによって形成される。抗原特異的記憶CD8 T細胞の特徴の一つは，同じ抗原を認識するナイーブT細胞に比べて，その数が非常に多いということである（表1）。この特徴は，T細胞受容体トランスジェニックマウスや抗原特異的T細胞を検出できるMHC tetramerを用いて証明された[6〜8)]。これらの報告によれば，マウス一個体中において，単一エピトープ特異的ナイーブCD8 T細胞の数は，僅か100〜1000細胞であると見積もられている。ウイルス感染などの抗原刺激により，これらの抗原特異的ナイーブCD8 T細胞は増殖・分化し，最終的に得られる記憶T細胞の数は最大で

*　Koichi Araki　Emory Vaccine Center, Emory University School of Medicine
Assistant Professor

表1　記憶CD8 T細胞の特徴

		ナイーブCD8	記憶CD8		
量（Quantity）		ごく僅か 単一エピトープ特異的T細胞はマウス1個体中で100～1000個程度	最大でナイーブT細胞の1000倍（1次記憶T細胞） 再感染やブーストワクチン接種によりさらに増加		
多様性（Heterogeneity）		ほとんどない	あり（CCR7/CD62Lの発現によりT_{EM}とT_{CM}に分類可能）		
			Effector memory (T_{EM}：$CCR7^-$, $CD62L^-$)		Central memory (T_{CM}：$CCR7^+$, $CD62L^+$)
			定着型 (tissue resident memory)	循環型	
ナイーブおよび個々の記憶CD8 T細胞サブセットの特徴を比較	分布	主に2次リンパ組織	定着した末梢組織内，体内を循環しない	主に末梢組織（腸管，生殖管，気道，血中など）	主に2次リンパ組織
	活性化に必要な抗原刺激	強い刺激が必要	弱い刺激で活性化	弱い刺激で活性化	弱い刺激で活性化
	活性化後の増殖	よく増殖	限定的	限定的	よく増殖
	感染防御	活性化・増殖することによりエフェクター細胞に分化し病原体を排除 病原体排除に1～2週間の期間が必要	直ちに病原体感染細胞を攻撃・排除	直ちに病原体感染細胞を攻撃・排除	T_{EM}細胞に比べておそい 抗原刺激に直ちに反応できる。しかし活性化後，増殖し病原体感染部位に到達するのに数日必要
	Homeostatic proliferation	起こらない ただし，リンパ球が減少した動物の中では起こる	限定的	限定的	起こる Homeostatic proliferationでの自己再生により長寿を獲得
	寿命	短い	長い	長い	非常に長い

1000倍近く増えることが知られている（表1）。

これらナイーブCD8 T細胞と記憶CD8 T細胞の量的違いに加えて，機能的違いも防御免疫に深く関与している。記憶CD8 T細胞の機能的特徴の一つは，ナイーブT細胞と違い，抗原刺激なしにその数を一定に維持できるということである。ナイーブT細胞が生体内である程度の期間生存するためには，自己抗原を保持したMHCがT細胞受容体にシグナルを伝えることが必要であり，この接触がなくなるとナイーブT細胞は非常に短命になる[9)]。一方で，記憶CD8 T細胞の生存にはこのTCRとMHCの接触が必要なく[10)]，IL-7/15依存性のT細胞の分裂により一定の数に維持されている[11～14)]。この分裂は，病原体感染後におこるT細胞のクローン性増殖時の分裂に比べて非常にゆっくり進行し，T細胞数の恒常性維持のための増殖であると考えられておりhomeostatic proliferationと呼ばれている。ナイーブT細胞のhomeostatic proliferationは限られた条件下（放射線照射によりリンパ球の減少したマウスなど）でのみおこり，免疫の正常なマウスにおけるhomeostatic proliferationは記憶T細胞特有の性質であると考えられている（表1）。

この他にも記憶CD8 T細胞は様々な機能的特徴を備えている。ナイーブT細胞と比較して，記憶CD8 T細胞は比較的弱い抗原刺激での分裂・増殖が可能である[15)]。またIFN-gやパーフォリンなどのエフェクター分子の産生も直ちにおこることが知られている。この抗原刺激に対する即時応答により，記憶CD8 T細胞は効率的に病原体感染細胞を排除できると考えられている。興味深いことに記憶CD8 T細胞から抗原刺激によって増殖・分化した2次エフェクターT細胞は，ナイーブT細胞から作られた1次エフェクターT細胞に比べて長期生存が可能である[16, 17)]。したがって，多くの2次エフェクターT細胞が2次記憶T細胞へと分化する。なぜ1次エフェクターT細胞と2次エフェクターT細胞の間にこのような違いが生じるか，その機構は依然として不明である。近年，T細胞に発現される遺伝子の網羅的解析が進んでおり[18, 19)]，遺伝子発現がmRNAレベルでどのように変化をしているか調べることが重要であると思われる。

このような抗原刺激に対する特徴に加えて，体内における分布にも記憶CD8 T細胞の特徴が顕著に観察される。ナイーブT細胞は基本的に2次リンパ組織と血中で主に検出され，脳・肺・肝臓・皮膚などの非リンパ組織ではごくわずかに存在するのみである。一方で，記憶CD8 T細胞はリンパ組織と非リンパ組織の両方に広く分布している。この特徴は，記憶T細胞集団のなかに，リンパ組織に遊走できるサブセットと非リンパ組織に遊走できるサブセットの全く性質の異なる記憶CD8 T細胞が存在することを示している。実際に，1990年代後半，ヒト末梢血中で2つの記憶CD8 T細胞サブセット（central memory T細胞；T_{CM}細胞，effector memory T細胞；T_{EM}細胞）が発見された[20)]。これらの2つのサブセットは，リンパ組織へのホーミングレセプターであるCD62LとCCR7によって区別可能である[20)]。T_{EM}細胞はCD62L・CCR7を発現せず，非リンパ系の末梢組織で数多く検出され，感染局所における迅速な病原体の排除に寄与していると考えられている[20～22)]（表1）。T_{CM}細胞も非リンパ系の末梢組織に移行可能であるが，CD62L・CCR7を発現するためリンパ節などの2次リンパ組織でより有為に存在する[22)]（表1）。またT_{CM}細胞はT_{EM}細胞に比べて，抗原刺激後より多く増殖し，エフェクターT細胞へ再分化し末梢に遊走する[22)]（表1）。したがって，T_{EM}細胞とT_{CM}細胞のそれぞれが感染防御において異なった役割を果たしており，ワクチンにより両方の記憶T細胞を誘導することが，より有効な防御免疫を与えるために重要であると考えられている。

記憶CD8 T細胞のT_{EM}細胞とT_{CM}細胞への分類が重要な発見であったことは間違いないが，最近の知見から記憶CD8 T細胞はこれまで想像されていた以上に様々な細胞集団が混在しており，T_{EM}/T_{CM}の単純な分類では限界があるのではないかと考えられている[23)]。例えば，抗原刺激後のIL-2の産生はT_{CM}細胞の特徴の一つとして知られているが，全てのT_{CM}細胞がIL-2を放出するわけではなく，質的に異なるT_{CM}細胞（IL-2^{+}，IL-2^{-}）が存在する[22]。さらに，体内を循環することなく末梢組織（腸管や脳内など）で定着し続ける記憶CD8 T細胞の存在も明らかになってきた[24, 25]（表1）。これらの細胞は，T_{EM}細胞のような表現型を示しているが各組織に定着するための特有のケモカインレセプターやインテグリンを発現しており，tissue resident memory CD8 T細胞と呼ばれている[24, 25]（表1）。このように，記憶CD8 T細胞は多様性に富んでおり，この多様性により様々な病原体の再感染を効果的に防御している。

4.3 記憶CD8 T細胞への分化

一過性の急性感染時，type I IFNやIL-12に代表されるような炎症性シグナルと抗原刺激により，病原体特異的ナイーブCD8 T細胞の大規模なクローン性増殖がおこる（図1A）。この増殖は1～2週間続き，活性化されたナイーブT細胞はエフェクターT細胞へと分化する。病原体排除後，これらエフェクターT細胞は数週間にわたる収縮期に入り，その90～95％が死滅するものの，生残した抗原特異的T細胞が記憶T細胞を形成する（図1A）。どのように記憶CD8 T細胞の分化が制御されているかを解明することは，新規ワクチン・アジュバント開発にとって重要であり，現在ホットトピックの一つとなっている。最近，記憶T細胞分化におけるいくつかの興味深い事実が明らかとなった。そのうちの一つは，エフェクターT細胞集団は，異なった運命を持つ2つの細胞群（記憶前駆エフェクター細胞とterminalエフェクター細胞）に分かれるということである（図1B）。この2種類のエフェクター細胞は，CD127（IL-7 receptor alpha）とKLRG1の細胞表面マーカーによって区別できる[26～29]。Terminalエフェクター細胞は$CD127^{lo}$/$KLRG1^{hi}$の表現型を持ち，多くがエフェクターT細胞から記憶T細胞への転換期（収縮期）に死滅してしまう（図1A，B）。一部のterminalエフェクター細胞は生き残り記憶T細胞となるが，これらはhomeostatic proliferationをすることがほとんどできず，その数は徐々に減少することが知られている[27, 29]。さらに，terminalエフェクター細胞由来の記憶T細胞の大部分は，T_{EM}細胞の様相を呈し，T_{CM}細胞がこの集団からでてくることはまれである。したがって，抗原刺激に対する増殖能力は比較的低く，再感染時には末梢組織で直接病原体排除すると考えられる。

一方，記憶前駆エフェクター細胞（$CD127^{hi}$/$KLRG1^{lo}$エフェクター細胞）は記憶T細胞の特徴を獲得しながら収縮期を生き残り，維持期において記憶T細胞集団の大部分を占める。前駆細胞から形成された記憶CD8 T細胞は，terminalエフェクター細胞から生まれた記憶T細胞とは異なり，さらに成熟・分化可能である[26～29]。維持期の初期にはT_{EM}細胞とT_{CM}細胞が混在し，T_{EM}細胞の方が比較的多く存在するが，時間が経つにつれて（数ヶ月以上）T_{CM}細胞の割合が多くなる（図1B）。如何にT_{CM}細胞の数が増えるかについてはまだ不明な点が多く議論の余地はあるが，我々のグループではT_{EM}細胞がCCR7/CD62Lを再発現し分化することにより，homeostatic proliferationの能力を獲得し，質の高いT_{CM}細胞に成長することを提唱している[22, 30]（図1B）。こうして記憶前駆エフェクター細胞から作られたT_{CM}細胞は，超寿命でほとんど数が減少することはない[22]。加えて，抗原による再刺激後の増殖能力も高く，数日で大規模

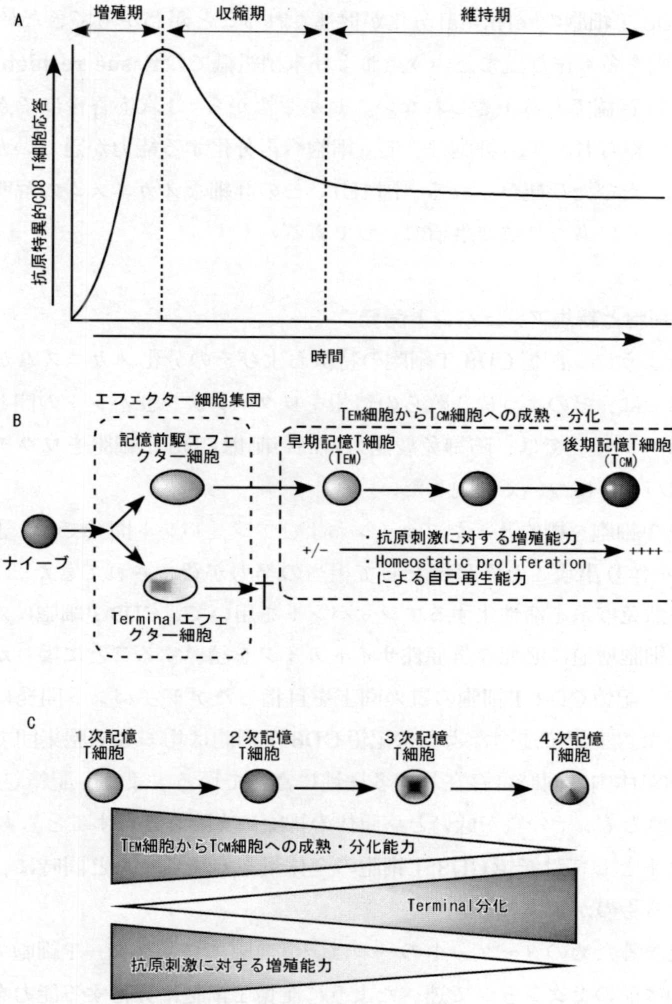

図1　抗原特異的CD8 T細胞応答とその記憶T細胞への分化

な2次エフェクター細胞集団を形成し，防御免疫に重要な役割を果たしている[22)]。

上記に述べたように初期感染もしくは初期ワクチン接種（1次応答）では，記憶CD8 T細胞はナイーブT細胞からエフェクターT細胞を経由して作られる。他方，2次応答（および3・4次応答）では，1次記憶T細胞（2・3次記憶T細胞）が活性化してエフェクターT細胞になり再び記憶T細胞（大部分がT_{EM}細胞）へと分化する。このような2・3・4次応答における記憶CD8 T細胞分化には，1次応答と比較してどのような特徴があるのだろうか？　現在開発中のCD8 T細胞を活性化するワクチンでは，ほとんどの場合プライム／ブースト法と呼ばれる数回にわたるワクチン接種を基本としている。したがって，2・3・4次記憶T細胞応答・分化の特徴を知ることは非常に重要である。最近の研究で，2・3・4次と繰り返し記憶CD8 T細胞が活性化されることにより，CD8 T細胞のterminal分化が促進されることがわかってきた[17, 31]（図1C）。このことは，T_{EM}細胞を多く作り出すという点および末梢組織でのtissue resident記憶T細胞を産生するという点では有益であるかもしれない。しかしながら，1次応答後にできるT_{EM}細胞に比べて2次応答以降に作られたT_{EM}細胞は，T_{CM}細胞へ再分化する能力が乏しいため，T_{CM}細胞の数が減少することがたびたび観察される（図1C）。この詳細なメカニズムの解明は，プライム／ブースト法を改良するにあたり重要事項の一つである。

4.4　記憶CD8 T細胞と新規アジュバント開発

上記で示されたように，記憶CD8 T細胞の特徴およびその分化メカニズムが徐々に明らかになってきた。それでは，どのようにこれらの情報をワクチンアジュバントの開発に応用できるであろうか？　本セクションでは，防御免疫能力の高い記憶CD8 T細胞をワクチンで誘導するための理想的アジュバントについて解説したい。

これまで，CD8 T細胞を標的としたワクチンおよびアジュバント開発では，より多くの抗原特異的CD8 T細胞を作り出すことを目標として相当の努力が費やされてきた。これに関しては，樹状細胞などの自然免疫系を活性化するアジュバントを用いて，CD8 T細胞に対する抗原提示能力を高め，またT細胞増殖に必要な炎症性サイトカインを誘導することによりかなりの成功を収めてきた。一方で，記憶CD8 T細胞の質の向上を目指したアジュバント開発にはあまり注意が払われてこなかった。上記で述べたように記憶CD8 T細胞は均一な細胞集団ではなく，様々な特徴を持った細胞が体内に同時に存在し，多様性に富んでいる。また，記憶CD8 T細胞がいくら大量に存在しようとも，その質が低いと病原体の排除に支障をきたすこともある。したがって，理想的アジュバントとしては記憶CD8 T細胞の全体量を増加させると同時に，記憶T細胞そのものの質を改善するものが望まれる。

この目標を達成するためのターゲットの一つは記憶前駆エフェクターT細胞である。記憶前駆エフェクター細胞は前のセクションで述べたように記憶T細胞に分化する能力を持ったエフェクターT細胞であり，この前駆細胞由来の記憶T細胞は非常に防御免疫力が高い。ワクチン接種後，アジュバントにより記憶前駆エフェクター細胞の数を増加させることが出来れば，最終的に大量かつ高品質の記憶CD8 T細胞群を形成することが可能である。

もう一つのターゲットは，T細胞の収縮期から維持期にかけての記憶CD8 T細胞の分化・成熟過程である。エフェクターT細胞から分化直後の早期記憶CD8 T細胞は，未成熟であり抗原刺激に対する増殖能力が低い（図1B）。この増殖能力は，維持期での記憶T細胞の成熟過程を経て回復するが，数週間～数ヶ月の時間を要する。2・3次の追加ワクチンで最大限の効果を得るためには，記憶T細胞の増殖能力の回復を待つ必要があり，全てのワクチン接種を完了するのに非常に長期間を要する。したがって，アジュバントがこの分化・成熟過程を促進し，より早期に増殖能力の高い記憶T細胞の誘導が可能であれば，短期間のうちにワクチン接種を終了できると考えられる。また前述したように，この追加ワクチン接種に関しては，繰り返し再刺激されるほど記憶CD8 T細胞はterminal分化する傾向があり，時としてその増殖能力およびサイトカイン産生能力を失うことがある。したがって，2度・3度・4度にわたる追加ワクチン接種後でもterminal分化を防ぎ，機能的T_{EM}およびT_{CM}細胞を誘導するアジュバントが求められる。

自然免疫系を標的として，このような理想的アジュバントを新規開発するには，CD8 T細胞と自然免疫系の関係をさらに詳細に研究する必要がある。すなわち，記憶前駆エフェクター細胞の誘導および記憶CD8 T細胞の分化における自然免疫系の役割の解明が開発のための第一歩となるであろう。また，CD4 T細胞も記憶CD8 T細胞の分化・成熟には欠かせないのでアジュバントの標的になりうる。さらに，CD8 T細胞自身もアジュバントの標的になることが明らかとなってきた。最近の研究でmTOR（mammalian target of rapamycin）が記憶CD8 T細胞の分化に重要な役割を果たす分子として同定された[32〜34]。mTORの阻害剤であるrapamycinを投与されたマウスやサルでは，ワクチンやウイルス感染によって誘導されたCD8 T細胞応答が劇的に変化した。RapamycinはT細胞の増殖期には記憶前駆エフェクター細胞の産生を促進し，収縮期には記憶T細胞の成熟を加速させた[32]。したがってrapamycin投与によって最終的に形成された記憶CD8 T細胞は，質および量ともに著しく改善された[32]。また，このrapamycinの効果はCD8 T細胞に直接作用することによりおこることも証明された[32]。このことは，rapamycinのようにCD8 T細胞内の分子を標的とする薬剤もアジュバントになりうることを示しており，新しいアプローチとして興味深い。しかしながら，rapamycin自身は免疫抑制剤として現在使われているために，これをそのままアジュバントとして臨床応用するには安全性に問題があると思われる。mTORを標的としたより安全なアジュバントとしての薬剤の探索が必要であろう。

文　　献

1） R. Ahmed, D. Gray, *Science* **272**, 54（Apr 5, 1996）
2） S. M. Kaech, E. J. Wherry, *Immunity* **27**, 393（Sep, 2007）
3） C. A. Klebanoff, L. Gattinoni, N. P. Restifo, *Immunol. Rev.* **211**, 214（Jun, 2006）
4） M. A. Williams, M. J. Bevan, *Annu. Rev. Immunol.* **25**, 171（2007）
5） D. Masopust, *J. Intern. Med.* **265**, 125（Jan, 2009）
6） J. N. Blattman *et al., J. Exp. Med.* **195**, 657（Mar 4, 2002）
7） J. J. Moon *et al., Immunity* **27**, 203（2007）
8） J. J. Obar, K. M. Khanna, L. Lefrancois, *Immunity* **28**, 859（Jun, 2008）
9） C. D. Surh, J. Sprent, *Immunity* **29**, 848（2008）
10） K. Murali-Krishna *et al., Science* **286**, 1377（Nov 12, 1999）
11） T. C. Becker *et al., J. Exp. Med.* **195**, 1541（Jun 17, 2002）
12） E. Buentke *et al., Blood* **108**, 1949（2006）
13） R. Carrio, C. E. Rolle, T. R. Malek, *Eur. J. Immunol.* **37**, 3078（2007）

14） L. C. Osborne *et al., J. Exp. Med.* **204**, 619（2007）
15） V. Kalia, S. Sarkar, R. Ahmed, *Adv. Exp. Med. Biol.* **684**, 79（2010）
16） J. M. Grayson, L. E. Harrington, J. G. Lanier, E. J. Wherry, R. Ahmed, *J. Immunol.* **169**, 3760（Oct 1, 2002）
17） D. Masopust, S. J. Ha, V. Vezys, R. Ahmed, *J. Immunol.* **177**, 831（Jul 15, 2006）
18） S. M. Kaech, S. Hemby, E. Kersh, R. Ahmed, *Cell* **111**, 837（Dec 13, 2002）
19） E. J. Wherry *et al., Immunity* **27**, 670（Oct, 2007）
20） F. Sallusto, D. Lenig, R. Forster, M. Lipp, A. Lanzavecchia, *Nature* **401**, 708（Oct 14, 1999）
21） D. Masopust, V. Vezys, A. L. Marzo, L. Lefrançois, *Science* **291**, 2413（2001）
22） E. J. Wherry *et al., Nat. Immunol.* **4**, 225（Mar, 2003）
23） S. C. Jameson, D. Masopust, *Immunity* **31**, 859（Dec 18, 2009）
24） L. M. Wakim, A. Woodward-Davis, M. J. Bevan, *Proc. Natl. Acad. Sci. U S A* **107**, 17872（Oct 19, 2010）
25） D. Masopust *et al., J. Exp. Med.* **207**, 553（Mar 15, 2010）
26） K. M. Huster *et al., Proc. Natl. Acad. Sci. U S A* **101**, 5610（2004）
27） N. S. Joshi *et al., Immunity* **27**, 281（2007）
28） S. M. Kaech *et al., Nat. Immunol.* **4**, 1191（Dec, 2003）
29） S. Sarkar *et al., J. Exp. Med.* **205**, 625（Mar 17, 2008）
30） S. Sarkar *et al., J. Immunol.* **179**, 6704（Nov 15, 2007）
31） T. C. Wirth *et al., Immunity* **33**, 128（Jul 23, 2010）
32） K. Araki *et al., Nature* **460**, 108（Jul 2, 2009）
33） E. L. Pearce *et al., Nature* **460**, 103（Jul 2, 2009）
34） R. R. Rao, Q. Li, K. Odunsi, P. A. Shrikant, *Immunity* **32**, 67（Jan 29, 2010）

第3章　アジュバント各論

1　アラムアジュバントをふくむ粒子状物質の新規免疫学的メカニズム

黒田悦史*

1.1　はじめに

効果的な獲得免疫の誘導には自然免疫の活性化が重要であることが明らかにされており，ワクチンに用いられているアジュバントが効率よく獲得免疫を誘導するのは，アジュバントが自然免疫の活性化能力を有しているためであると考えられている。TLRをはじめとするパターン認識受容体（Pattern Recognition Receptors; PRRs）は自然免疫を効果的に活性化するターゲット分子として注目されている。これらの受容体が病原体由来の抗原（Pathogen-Associated Molecular Patterns; PAMPs）により活性化されると，炎症性サイトカインやインターフェロンの産生を介して様々な免疫担当細胞を活性化し，最終的には獲得免疫反応を誘導する。このような特性からPRRsを標的としたアジュバントの開発が盛んに研究されている。一方，スクアレンやアルミニウムアジュバント（アラム）のように作用機序が明らかにされていないアジュバントも存在する。特にアラムは広く安全なアジュバントとして古くから臨床応用されている。アラムのアジュバント活性のメカニズムとして，アルミニウムに吸着した抗原が徐々に体内に放出されていくこと（徐放作用）にあると長らく解釈されていた。しかしながらアジュバントの多くが前述したように自然免疫を活性化する能力を有すること，さらにアラム以外にもシリカ，アスベスト，尿酸結晶などの様々な粒子状物質も同様のアジュバント効果を有していることが報告されており，このことから粒子状物質に共通する自然免疫活性化機構が存在することが示唆される。本節ではアラムをはじめとする様々な粒子状物質によるアジュバント活性のメカニズムに関して，これまでの報告とともに筆者らの研究成果を含めて概説したい。

1.2　粒子のサイズとアジュバント活性

粒子状物質の大きさはアジュバント活性に深く関与することが報告されている。Sharpらはアジュバント活性をもつ乳酸・グリコール酸重合体（poly（lactide-co-glycolide）; PLG）が樹状細胞を活性化するサイズについて検討しており，430nm～1μm径のサイズが効率よく細胞内に取り込まれ，サイトカイン産生を誘導することを報告している[1)]。さらに彼らは貪食阻害剤であるサイトカラシンDで樹状細胞を処理することによりPLGによる樹状細胞の活性化が消失することも示している。また，Cobanらはアジュバント活性を持つβ-ヘマチン（マラリア原虫由来のヘモゾインを科学的に合成したもの）の結晶のサイズとアジュバント活性の強さとの関係につ

＊　Etsushi Kuroda　産業医科大学　医学部　免疫学寄生虫学　講師

いて調べており，50～200nmのサイズで強いアジュバント活性を，2μmから20μmのサイズで中程度のアジュバント活性を示すことを報告している[2)]。同様にアジュバント活性を持つ結晶シリカについても，Hornungらは1～2μmのサイズが効率よく貪食され細胞を刺激することを示している[3)]。これらの結果から，貪食に適したサイズである数百nmから2μm程度の大きさが自然免疫反応を最も強く刺激するサイズであると考えられる。

1.3 アジュバント活性を持つ粒子状物質

現在まで，多くの粒子状物質がアジュバント活性を有することが報告されている。古くから臨床応用されているアラムは代表的な粒子状アジュバントである。アラムアジュバントは液性免疫を誘導することが知られているが，特に抗原特異的なIgEやIgG1抗体を誘導する特徴を持っている。また，けい肺症を引き起こす結晶シリカにも同様の効果があり，抗原特異的なIgEやIgG1を誘導することが報告されている[4)]。このような特徴はアラムやシリカに限定された現象ではなく，尿酸塩結晶（Mono-Sodium Urate crystal; MSU）[5, 6)]，前述したPLGやポリスチレン粒子[1)]，マラリア原虫が産生するヘモゾイン[2, 7)]などもアジュバントとして使用することで液性免疫を活性化し，IgG1抗体を誘導することが報告されている。興味深いことに，これらの粒子状物質の共通した特徴として樹状細胞やマクロファージに貪食されると，細胞内のPRRの一つであるインフラマソームと呼ばれるタンパク複合体を活性化することが報告された。インフラマソームの作用機序やアジュバント活性への関与については後述するが，インフラマソームの活性化を指標にすることはアジュバント活性を持つ粒子状物質のスクリーニングの手段として有用である可能性がある。事実，キトサンやサポニンアジュバントであるQuil-A[8)]，さらにC-タイプレクチン受容体のDectin-1のリガンドであるβ-グルカン[9)]などもマクロファージや樹状細胞に作用しインフラマソームを活性化する能力を有しており，*in vivo*においてはアジュバントとして機能する。しかしながら，筆者らはインフラマソームを活性化しない粒子状化学物質である酸化ニッケルも*in vivo*において強力に液性免疫を誘導する能力を有していることを認めており[10)]，必ずしもインフラマソームの活性化能とアジュバント効果は相関するとは限らない。

1.4 粒子状物質による自然免疫活性化のメカニズム

前述したようにアジュバント活性を有する多くの粒子状物質は，マクロファージや樹状細胞により取り込まれると細胞内に存在するインフラマソームと呼ばれるタンパク複合体を活性化する。インフラマソームは細胞内のPRRとして働くと考えられており，現在はNALP1，NALP3，IPAF，AIM2インフラマソームの4つが解析されている[11)]。その中でも粒子状物質により活性化されるのはNALP3インフラマソームであると考えられている。NALP3インフラマソームはNALP3/ASC/caspase-1から形成されており，インフラマソームが活性化されることによりcaspase-1が活性型になる。活性型caspase-1は成熟型のIL-1βやIL-18を誘導することが知られており，特にIL-1βの誘導はインフラマソーム活性化の指標になっている。前述したように，アジュバント活性を持つ多くの粒子状物質はインフラマソームを活性化し，IL-1βやIL-18などの炎症性サイトカインを誘導することが報告されており，そのため粒子状物質によるアジュバント効果もインフラマソーム依存的であることが示唆された。実際にインフラマソームの構成成分であるNALP3，ASC，caspase-1の欠損マウスではアラムにより誘導される抗原特異的なIgEやIgGが低下することが報告された[8, 12]。しかしながらそののち，インフラマソームは抗原特異的なIgGの産生には関与しないという報告や[1, 13]，インフラマソームの欠損はIgE産生のみに影響を与えることが報告されている[14]。現段階では特に抗原特異的なIgGの産生にはインフラマソームは関与しないと考えられている。

インフラマソームが関与しないとするならば，粒子状物質はどのような機序でアジュバント効果を誘導しているのだろうか？　筆者らはマクロファージを使ってアラムやシリカにより誘導される代表的なサイトカインやケモカインの産生について解析したが，IL-6，IL-12およびTNF-αを含め，粒子状物質で誘導されるサイトカイン，ケモカインは認められなかった。Franchiらはアラムを用いて[13]，SharpらはPLGやポリスチレン粒子を用いて同様の結果を報告している[1]。しかしながら筆者らは脂質メディエーターであるプロスタグランジンがアラムやシリカにより誘導されることを見いだした[10]。

プロスタグランジンはアラキドン酸カスケードによって生成されるアラキドン酸代謝物の一つであり，その中でも特にプロスタグランジンE_2（PGE_2）は最も良く解析されているプロスタグランジンの一つである。様々な薬理作用を有しており，炎症性サイトカインと共に炎症部位において産生される。免疫系に対しては活性化と抑制の両方の作用を持つ多彩な液性因子である。マクロファージや樹状細胞をシリカやアラムで刺激するとIL-1βやIL-18と同様にPGE_2が産生されることを認めた。一般にPGE_2はIL-1などの炎症性サイトカインで誘導されることが報告されているが，IL-1受容体欠損マウス由来のマクロファージでも野生型と同等に産生され，さらにインフラマソームを欠損したマウス（NALP3，ASCまたはcaspase-1欠損）由来のマクロファージにおいてもPGE_2産生は認められることから，アラムやシリカにより誘導されるPGE_2産生はインフラマソーム非依存性であることが明らかとなった。

*in vivo*でのアジュバント効果におけるPGE_2の役割を明らかにする目的で，筆者らはmPGES-1欠損マウスを用いて*in vivo*の解析を行った。mPGES-1はPGE_2生成経路の最終酵素であり，欠損マウス由来のマクロファージではアラムやシリカによるPGE_2産生が認められない。このマウスにアラムもしくはシリカとともに卵白アルブミン（OVA）で免疫すると，抗原特異的なIgE産生の低下が認められた，しかしながら抗原特異的なIgG1およびIgG2cは野生型と同等に認められることから，アラムやシリカにより誘導されるPGE_2はIgE産生に特異的に働いていると考えられた[10]（図1）。

以上のように粒子状物質はインフラマソーム由来因子以外の液性因子の産生も誘導し，粒子状物質によるアジュバント活性に深く関与することが示唆された。実際に筆者らはアラムやシリカ以外の粒子状物質もインフラマソームの活性化のみならず，PGE_2産生能も有していることを認

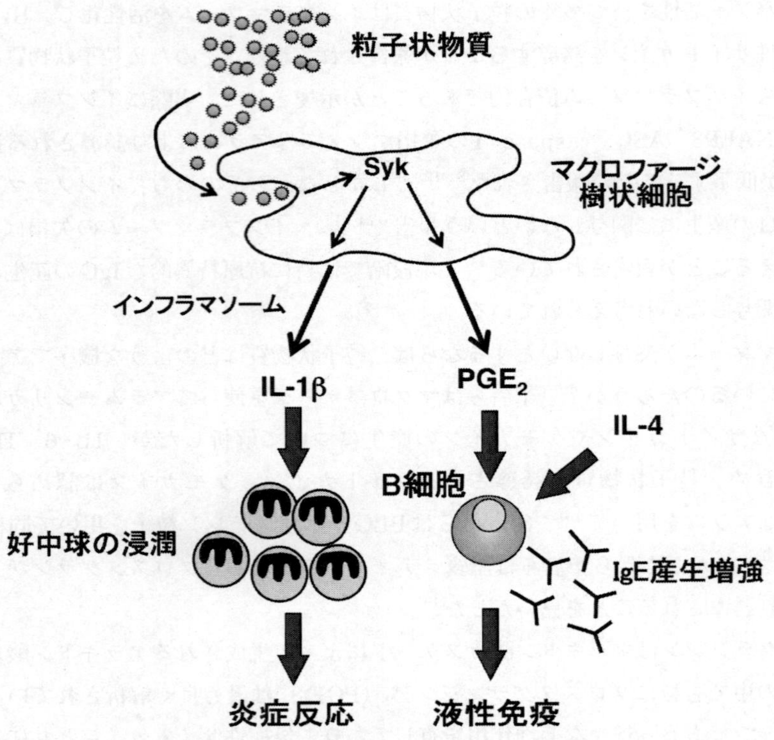

図1　粒子状物質によるアジュバント活性モデル

めている。一方，炎症性が低いことが報告されている粒子状物質としてルチル型の二酸化チタンが報告されている[15]。この粒子は他の粒子状物質に比してアジュバント活性が低く，*in vitro*における自然免疫活性化能（インフラマソーム活性化およびPGE_2産生誘導）も有していない。このことから，インフラマソームの活性化およびPGE_2産生誘導能の評価は粒子状物質がアジュバント活性を有するか否かの評価方法として有用であると考えられる（表1）。

1.5　粒子状物質により引き起こされるシグナル伝達

アラムやシリカによるインフラマソーム活性化のメカニズムは完全には明らかにされていない。多くの研究成果からこれらの粒子状物質はマクロファージや樹状細胞によって貪食され，貪食が引き金になって産生される活性酸素，ファゴリソソームの不安定性により生じるストレスと消化酵素であるカテプシンBの漏出，さらに細胞外へのK^+の流出が引き金となりインフラマソームが活性化すると考えられている[16]。一方，インフラマソーム非依存性であるPGE_2産生に関しても，貪食とファゴリソソームの不安定性，部分的にカテプシンBの漏出が関与していることは各種阻害剤を用いた実験で明らかとなったが，詳細な分子メカニズムに関しては不明である。そこで，アラムやシリカによるPGE_2産生の分子メカニズムを明らかにするために，様々なシ

表1　粒子状物質の免疫学的特性

粒子状物質	アジュバント活性	インフラマソーム活性	プロスタグランジン誘導
二酸化チタン（ルチル型）	低い	NO	NO
水酸化アルミニウムゲル（アラム）	Th2型応答，液性免疫，IgE	YES	YES
結晶シリカ	Th2型応答，液性免疫，IgE	YES	YES
アスベスト	慢性炎症	YES	?
尿酸塩結晶（MSU）	Th2型応答，液性免疫，IgE	YES	YES
乳酸・グリコール酸重合体（PLG）	液性免疫，IgG1，IgG2b	YES	?
ポリスチレン粒子	?	YES	?
ヘモゾイン	Th2型応答？	YES	?
酸化ニッケル	Th2型応答，液性免疫，IgE	NO	YES

グナル伝達阻害剤を用いて解析を行った。筆者らは様々なシグナル伝達体の中から特にSykに注目した。Sykは非受容体型チロシンキナーゼであり，免疫受容体チロシン活性化モチーフ（Immunoreceptor Tyrosine Activation Motif; ITAM）に会合する分子である。Sykはこれまで，真菌によって誘導されるインフラマソームの活性化に重要であることが報告されており，さらに粒子状物質であるヘモゾインやMSUによって誘導されるインフラマソームの活性化にもSykが関与していることが報告されている。ヘモゾインやMSUでの報告と同様に，Sykの阻害はシリカやアラムで誘導されるインフラマソームの活性化とIL-1βの産生を抑制した。さらに興味深いことにSykの阻害はアラムやシリカによるPGE_2産生も強く抑制した。また，このSykの活性化はファゴリソソームの不安定性により生じているようであり，人為的にリソソームを不安定にすることで誘導されるPGE_2産生もSykの阻害により抑制された（図2）。

Sykを軸にしたシグナル伝達経路は粒子状物質による自然免疫の活性化に重要であるかもしれない。Sykの重要性を示すいくつかの興味深い報告がある。インフラマソームの活性化経路の一つとして粒子状物質の貪食により生じる活性酸素が挙げられるが，Takanoらは，酸化ストレスがSykの活性化の引き金になることを報告している[20]。また，ファゴリソソームからのカテプシンBの漏出はインフラマソームの活性化とPGE_2産生の両方に関与すると考えられるが，SykはカテプシンBの活性化に関与することがヘモゾインを用いた実験で報告されている[18]。また，粒子状物質とは異なるが，真菌由来のβ-グルカンはDectin-1を介してSykを活性化することが知られているが，Sykの阻害はインフラマソームの活性化のみならずPGE_2産生も抑制することを筆者らは認めている。さらにATPは自然免疫を刺激しインフラマソームの活性化を介してIL-1βおよびIL-18を誘導するが，HazamaらはATPが破骨細胞に作用してSykを活性化することを報告している[21]。これらのことからSykをコントロールすることにより自然免疫の活性化を制御して，アジュバント活性をコントロールすることができるかもしれない。しかしながらSyk活性化の分子メカニズムについては不明な点が多く残されており，アジュバント活性の人為的コ

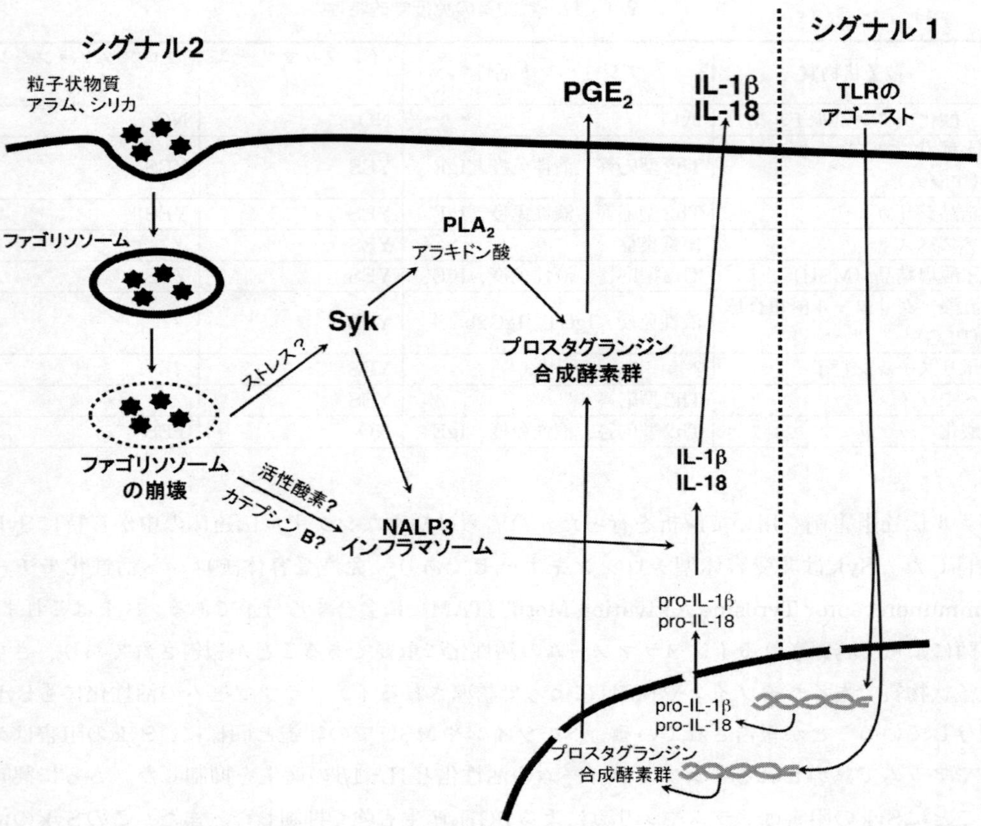

図2　インフラマソーム活性化とPGE_2誘導のメカニズム

ントロールという点において粒子状物質によるSykの活性化機構の解明は重要課題の一つであると言える。

1.6　その他のメカニズム

菌体由来成分がTLRをはじめとするPPRsに認識されるメカニズムは明らかにされているが，粒子状物質がいかにして自然免疫に認識されるのかについては明らかにされていない。NgらはMSUが樹状細胞に取り込まれるメカニズムについて解析している[22]。彼らはMSUが特定の受容体により認識されるのではなく，細胞上に存在する脂質ラフトを介して取り込まれることを示した。非常に興味深いことにMSUの取り込みにはSykが重要な役割を演じていることを明らかにしており，Sykが多面的に粒子状物質によるアジュバント活性に関与していることを示している。このような現象がアジュバント活性を有する全ての粒子状物質に当てはまるかどうかは明らかではないが，自然免疫による粒子状物質の認識機構の解明は今後のアジュバント開発において最も重要な課題であると考えられる。

1.7　おわりに

アラムアジュバントはアメリカでは1920年代から使用されており，さらに最近はTLRのアゴニスト（monophosphoryl lipid A; MPLやCpGオリゴヌクレオチド）とアラムを組み合わせたアジュバントが強力に細胞性免疫と液性免疫を活性化することが示され，HBVやインフルエンザワクチンのアジュバントとして応用されている[23]。しかしながらTLRのアゴニストと異なりアラムをはじめとする粒子状物質によるアジュバント活性のメカニズムは長い間明らかにされていなかった。最近になり，ある種の粒子状物質が自然免疫を活性化し，インフラマソームの活性化や脂質メディエーターを誘導することが明らかとなったが，アジュバント活性の全貌はまだ明らかにされていない。アラムをはじめとする粒子状アジュバントの詳細なメカニズムを明らかにすることは，従来のアジュバントの改良，アジュバント修飾剤の開発，さらには新規アジュバントの探索において重要な課題であると思われる。

文　　献

1）F. A. Sharp *et al., Proc. Natl. Acad. Sci. USA*, **106**, 870（2009）
2）C. Coban *et al., Allergol. Int.*, **59**, 115（2010）
3）V. Hornung *et al., Nat. Immunol.*, **9**, 847（2008）
4）D. Mancino *et al., Int. Archs Allergy appl. Immun.*, **71**, 279（1983）
5）筒井ひろ子ほか, 痛風と核酸代謝, **33**, 1（2009）
6）G. Ng *et al., Arch. Immunol. Ther. Exp.*, **58**, 273（2010）
7）C. Coban *et al., Cell Host Microbe*, **7**, 50（2010）
8）H. Li *et al., J. Immunol.*, **181**, 17（2008）
9）H. Kumar *et al., J. Immunol.*, **183**, 8061（2009）
10）E. Kuroda *et al., Immunity*, **34**, 514（2011）
11）F. L. van de Veerdonk *et al., Trends Immunol.*, **32**, 110（2011）
12）S. C. Eisenbarth *et al., Nature*, **453**, 1122（2008）
13）L. Franchi *et al., Eur. J. Immunol.*, **38**, 2085（2008）
14）M. Kool *et al., J. Immunol.*, **181**, 3755（2008）
15）S. L. Cassel *et al., Proc. Natl. Acad. Sci. USA*, **105**, 9035（2008）
16）V. Aimanianda *et al., Trends Pharmacol. Sci.*, **30**, 287（2009）
17）O. Gross *et al., Nature*, **459**, 433（2009）
18）M. Tiemi Shio *et al., PLos Pathog.*, **5**, e1000559（2009）
19）Y. Shi *et al., Immunol. Rev.*, **233**, 203（2010）
20）T. Takano *et al., Antioxid. Redox Signal.*, **4**, 533（2002）
21）R. Hazama *et al., Genes Cells*, **14**, 871（2009）
22）G. Ng *et al., Immunity*, **29**, 807（2008）
23）E. D. Gregorio *et al., Eur. J. Immunol.*, **38**, 2068（2008）

2 微生物由来のアジュバント

2.1 インフルエンザウイルスの内因性アジュバント

小山正平*1，青枝大貴*2

2.1.1 はじめに

近年，宿主の自然免疫システムの詳細が明らかになるとともに，有効な獲得免疫の誘導には自然免疫の活性化が不可欠であることが示された[1, 2)]。ウイルス感染を予防するワクチンにおいても，標的となる個々のウイルスがどの様に自然免疫受容体によって認識されるかを理解することが有効なワクチンの開発に重要である。またこれまでワクチンの効果を増強する目的で使用されてきたアジュバントのいくつかは，ウイルス感染時にも認められる自然免疫の活性化を誘導することが明らかとなった。この様な背景に伴い，aluminum hydroxideやoil-in-water emulsionの様にワクチンに付加されて用いられるアジュバントだけではなく，全粒子不活化ワクチンやDNAワクチンの様にワクチンの構成成分そのものが自然免疫を活性化する云わば内因性アジュバントと一体として機能しているものも含めてワクチン及びアジュバント開発が進められる必要が出てきた[3)]。ここではインフルエンザワクチンの開発・改善を図る上で重要となるインフルエンザウイルスの宿主自然免疫システムによる認識機序を概説するとともに，インフルエンザウイルスそのものに含まれる内因性アジュバントをどのように活用すべきかについて考える。

2.1.2 インフルエンザウイルス感染時に誘導される宿主自然免疫応答

インフルエンザウイルスは，オルソミクソウイルス科（Orthomyxoviridae）に属し，ウイルスの骨格ともいえるエンベロープを持ち，一本鎖RNA（ssRNA）をゲノムとして保有する。ワクチンによる予防の対象とされるA・B型のインフルエンザウイルスのうち，特に抗原性を大きく変化しうるA型インフルエンザウイルスが重要である。このA型インフルエンザウイルスのマウス感染モデル，主にノックアウトマウスを用いた研究により，以下に示す3種類の主要な経路を介して宿主自然免疫応答が誘導されることが明らかになった[4, 5)]（図1）。

① Toll－like receptor（TLR）を介する経路

TLRは細胞膜上やエンドソーム膜上に発現しており，ヒトでは10種類，マウスで12種類存在することが知られている。インフルエンザウイルスが吸入され，エンベロープ蛋白のヘマグルチニン（HA）によって宿主の気道粘膜に付着すると，エンドサイトーシスによってウイルスはエンドソーム内へ取り込まれる。エンドソームがライソソームと融合すること（エンドライソソーム）によってウイルスから放出されたゲノムssRNAは，エンドライソソーム膜上に存在する

＊1　Shohei Koyama　東北大学　医学系研究科　呼吸器病態学分野；Dana-Farber癌研究所　Medical Oncology分野　Research Fellow

＊2　Taiki Aoshi　㈱医薬基盤研究所　アジュバント開発プロジェクト　主任研究員；大阪大学　微生物病研究所　免疫学フロンティア研究センター　ワクチン学助教

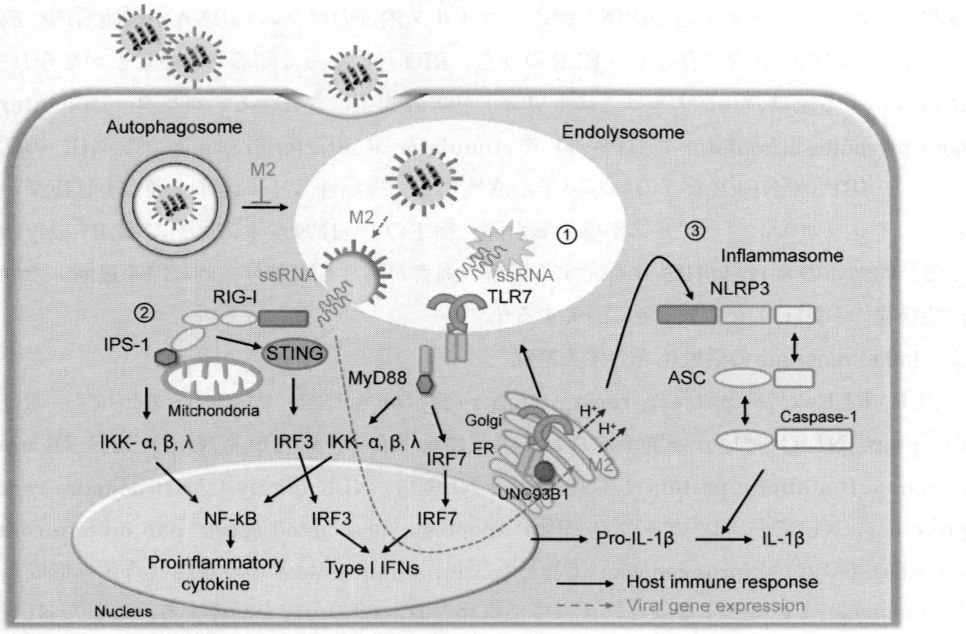

図1　宿主自然免疫システムによるインフルエンザウイルスの認識機構

TLR7によって認識されることが知られている。TLR7はもともと小胞体（ER; Endoplasmic reticulum）に存在しているが，感染による刺激によって，UNC93 homolog B1（UNC93B1）によってゴルジ装置を介してエンドライソソーム膜上に運ばれる。最近の研究により，インフルエンザウイルスはオートファジーを介してオートファゴソームにも取り込まれることが示されたが，オートファゴソームがエンドソームと融合し，同じくゲノムssRNAがTLR7によって認識されるという過程はM2蛋白の作用によって阻害されることが報告されている[6)]。ウイルスのssRNAがTLR7によって認識されるとアダプター因子のMyeloid differentiation factor（MyD88）を介してシグナルが伝達され，Interferon regulatory factor（IRF）7やNFkBなどの転写因子が活性化し，炎症性サイトカイン及びI型インターフェロン（interferon; IFN）が分泌される。免疫担当細胞の中でも特に形質細胞様樹状細胞（plasmacytoid dedritic cell; pDC）はTLR7を高発現しており，ssRNAを認識すると大量のI型IFNを産生する。I型IFNは以前よりインフルエンザウイルスの増殖を抑制する作用があることが知られていたが[7)]，それだけではなく全粒子ワクチン投与の際には抗体産生誘導にも重要である[8)]。

②　RIG－like receptor（RLR）を介する経路

RLRは細胞質内に存在し，retinoic acid inducible gene I（RIG-I），melanoma differentiation-associated gene 5（MDA5），LGP2の3種類が含まれる。インフルエンザウイルスがエンドソームに取り込まれると，その一部はエンドソーム内のph低下によりHAの立体構造を変化させエンドソーム膜に融合する。その後M2の作用によって，ウイルス内部のphも変化し，エンベロープ蛋白の構築が緩み，ウイルス内部のゲノムssRNAが細胞質内へ放出される。その際に細胞質内に存在するRLRのうち，RIG-Iによって認識されることが知られている。RIG-Iによる認識のシグナルは，ミトコンドリア外膜上に存在するアダプター因子interferon-beta promoter stimulator 1（IPS-1）やstimulator of interferon genes（STING）の活性化を介して，IRF3やNFkBなどの転写因子が活性化し，炎症性サイトカイン及びI型IFNが分泌される。インフルエンザウイルスが感染した際，宿主のI型IFN産生には先のTLR7/MyD88を介する経路とこのRIG-I/IPS-1を介する経路の両者が関与しており，両経路を遮断したマウスでは感染後のI型IFN産生が完全に消失する[9]。

③ Inflammasomeの活性化を介する経路

TLR, RLR以外のpattern recognition receptor（PRR）のグループとして，NOD like receptor（NLR）という一群が知られるようになった。その中でもNACHT，LRR and PYD domains-containing protein 1（NLRP1），NLRP3，NLR family CARD domain-containing protein 4（NLRC4）は，アダプター因子Apoptosis-associated speck-like protein containing a CARD（ASC）とpro-caspase-1とともにinflammasomeという蛋白複合体を形成し，活性化型caspase-1を産生することによって活性化型IL-1βの分泌を誘導する。これらNLRのうち最も研究が進んでいるのがNLRP3で，ウイルス・細菌・毒素などのほか，尿酸結晶・アスベストなど様々な細胞傷害ストレスに応答することが示され，inflammasomeの活性化を伴う経路はdanger signalとも呼ばれるようになった[10]。インフルエンザウイルスの認識にもNLRP3が関与しているとする報告[11, 12]がある一方で，NLRP3以外のレセプターの関与を示唆する報告もあり[13]，議論が分かれている。しかしながら，ASCを介するシグナル，つまりinflammasomeの活性化を伴うシグナル伝達経路が作用していることは確かなようである。また最近の報告では，インフルエンザウイルスが宿主細胞に感染後増殖していく過程で，Golgi装置内で合成されたウイルス由来のM2蛋白がproton channelとして機能し，細胞質内へのproton流入を起こす。これがinflammasome活性化のトリガーになっていることが示された[14]。

2.1.3 インフルエンザウイルス及びワクチンに含まれる内因性アジュバント

上記のとおり，宿主は主に3種類の自然免疫シグナルを介してインフルエンザウイルスに対する自然免疫応答を行うことが近年明らかになった。その結果，この経路のうちどれが最も獲得免疫の確立に重要であるかという研究が，我々を含むいくつかの研究室によってなされている。いずれも各自然免疫経路を欠損したマウス（TLR7，IPS-1，ASCノックアウトマウスなど）を用いて，抗体産生，CD4及びCD8T細胞の活性化を評価したもので，我々はTh1型の抗体産生及びCD4T細胞の活性化にはTLR7を介する経路が最も重要であることを示した[9]。またいずれの獲得免疫の誘導にもinflammasomeの活性化が必須であることを示した報告[13]がある一方で，NLRP3を介したinflammasomeの活性化を欠くASCノックアウトマウスでもインフルエンザウイルスに対する獲得免疫は野生型マウスと同等であったとする報告もある[8, 11, 12]。この様に生のインフルエンザウイルス感染の際，獲得免疫誘導に最も寄与している経路に関しては依然として結論が分かれているが（ウイルス株や投与量などの影響も考えられる）[15, 16]，インフルエンザウイルスをそのまま不活化した全粒子ワクチンについては，3つの経路の中でTLR7を介する経路のみが活性化し，抗体産生及びCD4T細胞の活性化（不活化ワクチンはCD8Tを活性化することは出来ない）を誘導することが明らかになった[8]。

以上の報告から，インフルエンザウイルスに含まれるゲノムssRNAが感染およびワクチン投与の際に自然免疫応答（TLRおよびRLR経路）の重要なトリガーとなっていることは明らかであり，重要な内因性アジュバントと考えることができる。さらに先に示したとおり，インフルエンザウイルスのM2蛋白がinflammasomeの活性化のトリガーとして関与していることが示され，ウイルスssRNAによるTLR7を介したシグナルの活性化が先行して存在する場合，IL-1βの産生が誘導されることが分かった[14]。ウイルスとNLRとの直接的な結合を示した報告は依然として無いものの，感染時にいかにしてinflammasomeの活性化が誘導されるか，そのメカニズムの一部が明らかにされたとともに，不活化ワクチンの場合，inflammasomeの活性が誘導されないものの[8, 13]，感染もしくは米国では承認されている弱毒化生ワクチン（live attenuated influenza vaccine; LAIV）投与においては，M2蛋白がインフルエンザの抗原となりうるだけでなく，内因性アジュバントとしても機能する可能性を示している（表1）。

2.1.4　ワクチン開発における内因性アジュバントの意義

ここまで自然免疫を活性化可能なインフルエンザウイルスの内因性アジュバントとしてゲノムssRNAおよびエンベロープ蛋白M2に関してその作用機序および獲得免疫誘導能に関して示し

表1　インフルエンザウイルス及びワクチンの内因性アジュバント

ウイルスまたは ワクチンの形態	内因性 アジュバント	活性化する 自然免疫経路	作用
ウイルス 生ワクチン(LAIV)	ssRNA	TLR7/MyD88	炎症性サイトカイン・I型IFNの産生 ⇒Th1型抗体産生，CD4T細胞活性化 (CD8T細胞活性化)*
	ssRNA	RIG-I/IPS-1	炎症性サイトカイン・I型IFNの産生 ⇒(CD8T細胞活性化)*
	M2	TLR刺激が先行する場合 inflammasomeを活性化	IL-1βの産生 (⇒抗体産生, CD4・CD8T細胞活性化)**
不活化ワクチン 全粒子	ssRNA	TLR7/MyD88	特にpDCによるI型IFN産生 ⇒Th1型抗体産生，CD4T細胞活性化
不活化ワクチン スプリット	なし	なし	炎症性サイトカイン・I型IFNの産生なし ⇒Naïveの宿主には獲得免疫は誘導されない

*我々の研究結果では，ウイルス感染後のTh1型抗体産生及びCD4T細胞活性化はTLR7シングルノックアウトマウスで障害されるものの，CD8T細胞の活性化はTLR7, IPS-1, ASCいずれのシングルノックアウトマウスでも野生型マウスと同等に誘導された。CD8T細胞活性化の誘導に関しては自然免疫の3つの経路が相補的に作用していると考えられるが現時点は明らかではない[8, 9]。

**獲得免疫がinflammasomeに依存しているとの報告がある[13]一方で，関係ないとする報告もある[8, 11, 12]。

た。ワクチンの視点から考えると，米国を除き世界で最も一般的に使用されているのが不活化スプリットワクチンである。日本でも季節性インフルエンザの予防に用いられているが，先に示したようにこのワクチン自体には自然免疫を活性化できるアジュバントは存在しない（表1）。ワクチンの精製の過程で，表面抗原を濃縮する一方内部のssRNAを喪失するためである[17]。この結果，ゲノムssRNAが残存する全粒子不活化ワクチンと比較して，副作用が起こりにくい安全なワクチンとなる一方，有効な獲得免疫の誘導する能力は低下する。現行のワクチンの形態（スプリットワクチン）は1990年代の数々の臨床試験による安全性と有効性の評価の結果推奨されるに至ったが，近年自然免疫学によるワクチンの作用機序の解明，依然として若年者または高齢者での現行ワクチンの効果の不安定性，H5N1などの新しいインフルエンザウイルスの出現の可能性などからアジュバントの必要性が議論されている。バイオテクノロジーの進歩に伴い様々な種類のアジュバントが開発されているが[18, 19]，その中からどれを選択すれば一番効果的な獲得免疫を誘導できるかという疑問に関しても，内因性アジュバントはそのヒントを与えてくれる。

我々は，マウスにウイルス及び全粒子ワクチンを経鼻投与した場合，いずれの場合も内因性アジュバントであるssRNAによるTLR7/MyD88のシグナルが抗体産生・CD4T細胞の活性化に重要であることを示した[8, 9]。特に全粒子ワクチンの場合はpDCのTLR7を介したI型IFNの産生はnaïveのマウスが獲得免疫を得るのに必須であることも明らかにした[8]。この結果に基づくと，実際にヒトにインフルエンザウイルスが気道感染することを予防するためには，気道粘膜にウイルスが付着するのを防ぐためにエンベロープ蛋白（ヘマグルチニンやノイラミニダーゼ）に対する分泌型IgAのスタンバイが重要であり，そのためには①ウイルスの侵入門戸である気道粘膜に直接免疫すること，②ワクチンで免疫する際に抗原とともにTLR7刺激やI型IFNが同時に存在することが免疫学的には望ましいと考えられる。①に関しては，これまでに経鼻投与の有用性を示した報告があり[20]，侵入門戸を免疫するという意義だけではなく，広くcross-reactionが可能なIgAを誘導できるという利点がある。②に関しても，最近の研究ではTLR7とTLR4の同時刺激がインフルエンザウイルスに対するメモリーB細胞の長期維持に重要であることも示された[21]。TLR7-I型IFNの経路を基本として，それをさらに増強する自然免疫シグナルの併用が今後のアジュバント利用のカギとなるかもしれない。

M2に関しては，自然免疫経路のなかでもinflammasomeの活性化の誘導に重要な役割を果たしているが，その際にはTLR刺激が先行して起こることが必要である[15]。つまりウイルス感染時と同等の自然免疫応答を誘導するにはゲノムRNAとエンベロープ蛋白M2が同時に存在しなければならないことになるが，一方で両者を含むワクチンを投与した場合，より感染に近い症状（副作用）をきたす可能性も高まると考えられる。この様に，インフルエンザウイルスに対して宿主がどの自然免疫経路を介して応答しているかが明らかになりつつある今日，ワクチン及びアジュバント開発にとって，どの自然免疫応答を組み合わせたとき，もしくは単一の経路を活性化したとき最も副作用が少なくて最も強力に獲得免疫を誘導できるのかを知ることが非常に重要である。

2.1.5 おわりに

本稿では，インフルエンザウイルスが宿主に感染した際に誘導される自然免疫応答について解説するとともに，特に自然免疫を活性化できる内因性アジュバントとしてssRNA及びM2を紹介した。実際のワクチンアジュバントの開発では，内因性アジュバントに限らず，あらゆるテクノロジーを駆使して様々な作用点を介するアジュバントが作成されているが，いずれの場合も自然免疫経路の活性化があってはじめて有効な獲得免疫を誘導することが出来る。自然免疫を誘導する最もコンパクトな構成成分として内因性アジュバントの存在を認識することは，宿主がインフルエンザウイルスの感染を免疫学的にどの様に克服しているのか，ワクチンを投与したあとどの様にインフルエンザに対する免疫記憶を保つのかを理解するうえでも非常に重要である。今後のアジュバント開発において，内因性アジュバントの有効活用のみならずそれを模倣したアジュバントの作成も戦略の一つになると考えられる。

文　献

1） Pulendran B *et al.*, *Cell*. **124**: 849-63（2006）
2） Iwasaki A *et al.*, *Science*. 291-5（2010）
3） Koyama S *et al.*, *Expert Rev Vaccines*. **8**: 1099-107（2009）
4） Takeuchi O *et al.*, *Cell*. **140**: 805-20（2010）
5） Kawai T *et al.*, *Nat Immunol*. **11**: 373-84（2010）
6） Gannagé M *et al.*, *Cell Host Microbe*. **6**: 367-80（2009）
7） García-Sastre A *et al.*, *Science*. **312**: 879-82.（2006）
8） Koyama S *et al.*, *Sci Transl Med*. **2**: 25ra24（2010）
9） Koyama S *et al.*, *J Immunol*. **179**: 4711-20（2007）
10） Schroder K *et al.*, *Cell*. **140**: 821-32（2010）
11） Thomas PG *et al.*, *Immunity*. **30**: 566-75（2009）
12） Allen IC *et al.*, *Immunity*. **30**: 556-65（2009）
13） Ichinohe T *et al.*, *J Exp Med*. **206**: 79-87（2009）
14） Ichinohe T *et al.*, *Nat Immunol*. **11**: 404-10（2010）
15） Pang IK *et al.*, *Trends Immunol*. **32**: 34-41（2011）
16） Aoshi T ***et al.***, Curr Opin Virol（In Press）
17） Geeraedts F *et al.*, *PLoS Pathog*. **4**: e1000138（2008）
18） O'Hagan DT *et al.*, *Drug Discov Today*. **14**: 541-51（2009）
19） 小山正平ほか, 次世代ワクチンの産業応用技術, p112, シーエムシー出版（2010）
20） Tamura S. *Vaccine*. **28**: 6393-7（2010）
21） Kasturi SP *et al.*, *Nature*. **470**: 543-7（2011）

【細菌】

2.2 アジュバントとしての細菌表層成分分子：リポ多糖／リピドA，ペプチドグリカン，リポペプチド

藤本ゆかり＊1，深瀬浩一＊2

2.2.1 はじめに

細菌の細胞表層成分の複合糖質・複合脂質には自然免疫系を活性化する化合物が存在しており，免疫アジュバントとして働くことが知られている。代表的な化合物として，細菌細胞壁成分であるペプチドグリカン，グラム陰性菌外膜のリポ多糖，細菌細胞膜に存在するリポタンパク質等がある。それぞれの構造を図1に示した。本稿においては，これらの分子構造と自然免疫受容体による認識を中心に述べる。

2.2.2 リポ多糖とリピドA

大腸菌やサルモネラ菌などのグラム陰性菌外膜に存在するリポ多糖(lipopolysaccharide; LPS)は，外膜の主要成分であり，多糖部がKdoと呼ばれる酸性糖を介してリピドAとよばれる糖脂質部に連なった構造をとっている（図1）。リポ多糖のアジュバント活性は，末端の糖脂質部位であるリピドAが自然免疫受容体であるToll様受容体4（TLR4）によって認識されて誘導される。

リポ多糖は当初，コレラ菌の2つの物性の異なる毒素（外毒素と内毒素）の一方として認識され，菌体に強く結合した耐熱性の毒素として内毒素（エンドトキシン endotoxin）と命名された(1882年)。その翌年Coleyらによりグラム陰性菌の菌体に腫瘍を壊死させる効果が見出され，免疫アジュバント活性が見出されている。ほぼ半世紀後の1945年，Westphalらにより表層成分

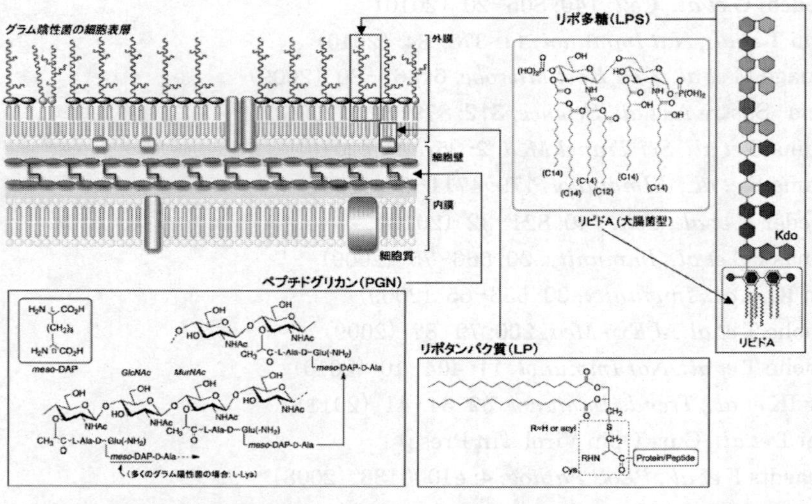

図1　細菌の細胞表層とリポ多糖，ペプチドグリカン，リポタンパク質の構造

＊1　Yukari Fujimoto　大阪大学　大学院理学研究科　准教授
＊2　Koichi Fukase　大阪大学　大学院理学研究科　教授

のリポ多糖がエンドトキシンの本体であることが示された後，1957年に特にいわゆる“エンドトキシン活性”（TLR4の活性化による自然免疫刺激活性）の本体が糖脂質部分のリピドAに存在することが示された。その活性として，抗腫瘍活性を含む免疫増強活性と同時に，強い炎症性，発熱原性，および重篤な感染症の場合における敗血症の原因として知られるようになった。リピドAの構造とその活性が化学合成的手法により芝，楠本らによって確定された後（図2，化合物**1**（大腸菌型リピドA; compound 506）および**2**（大腸菌LPS生合成中間体リピドIV_A; compound 406））[1, 2)]，多くの構造－活性相関に関する研究が行われると同時に，免疫活性化機構の解明にも用いられた[3, 4)]。天然の細菌由来の構造（図2，**1**～**5**，**8**）とともに，多くの類縁体が合成されているが，特にアジュバントとして用いられている構造（図2，**6**，**7**，**9**，**10**）を示した。大腸菌型の二リン酸／ヘキサアシル型の**1**は，TLR4/MD-2に認識される際に，リピ

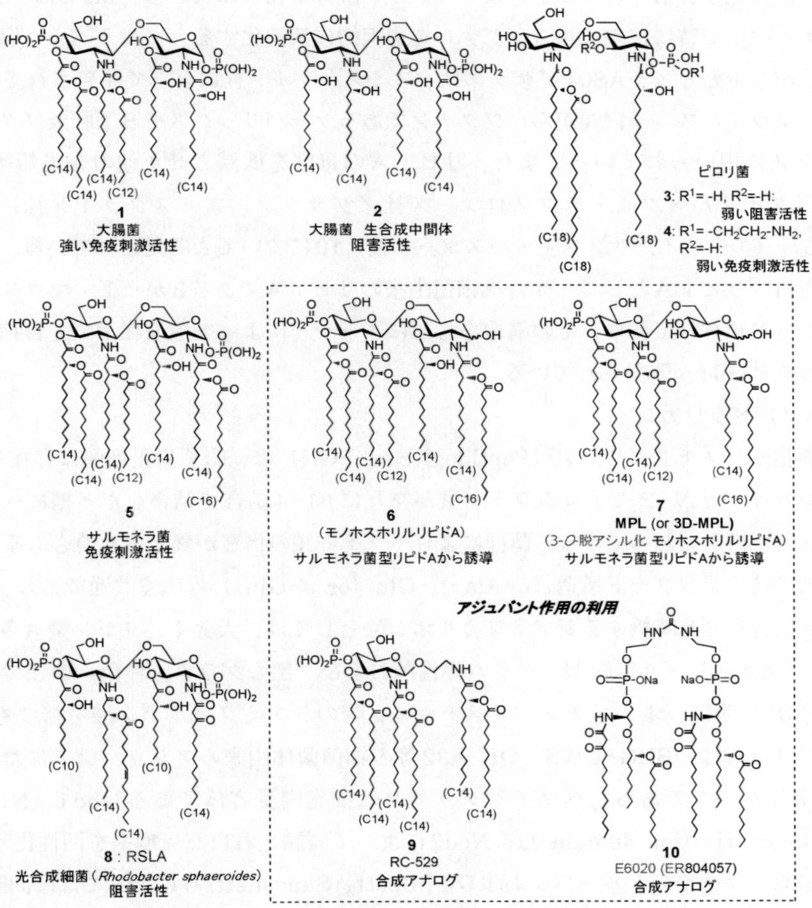

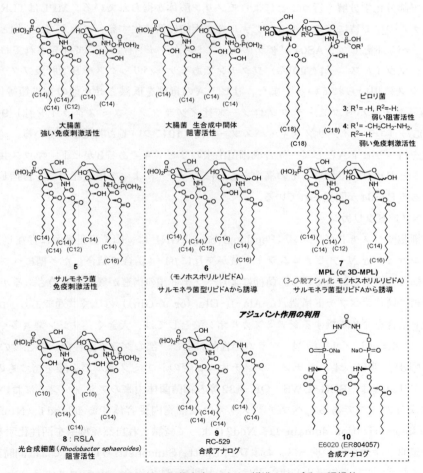

図2　種々の天然の細菌由来リピドA構造およびその類縁体
化合物**6**，**7**，**9**および**10**は免疫アジュバントとして利用。

ドA部位がMD-2に結合し外側に出たアシル基の一つがもう一方のTLR4／MD-2と相互作用し，受容体複合体の二量体化が起こることにより，活性化され信号伝達がおこる[5]。これに対し，二リン酸／テトラアシル型の構造を持つ**2**は，ヒトの系では，TLR4/MD-2と結合するが信号伝達に必須な二量体化を誘導せず，強い阻害作用を示す[5, 6]。このように，TLR4リガンドの構造の差異により，アゴニスト作用とアンタゴニスト作用の発現が制御され（種特異的な作用も多い），また活性強度やシグナル伝達経路の制御も可能で，炎症性を緩和したアジュバントも報告されている。二リン酸／ヘプタアシル型であるサルモネラ菌R595株由来リピドA**5**は，**1**より多少活性は弱いものの類似の免疫刺激活性を示すが，その部分分解産物である1位リン酸が脱離した**6**[7]は炎症性・毒性が低いことが見出された。さらに，より毒性を軽減するために還元末端側の糖の3位のアシル基が脱離したMPL（or 3D-MPL；3-O-脱アシル化モノホスホリルリピドA；**7**）が免疫アジュバントとして開発された[8, 9]。**7**，**8**の合成法としては，培養菌体の抽出成分について部分化学分解を行うことによりモノリン酸体が得られている。MPLはTLR4/MD-2下流シグナルの中で特に抗ウイルスシグナルを選択的に活性化する。アルミニウム塩と組み合わせたアジュバントとして，AS04がグラクソ・スミスクライン社によって開発されており[10]，ヒトパピローマウイルス（子宮頸がん）ワクチンであるサーバリックスやB型肝炎ワクチンのフェンドリックスに用いられている。また，リピドAの毒性を低減させた他の合成類縁体として，RC-529（ダイナバックス・テクノロジーズ社／グラクソ・スミスクライン社）**9**，E6020（ER804057）（エーザイ／サノフィ・パスツール社）**10**についても開発されている。一方，対照的な活性を持つリピドAとして，光合成細菌由来のリピドAである**8**がヒト，マウス共に阻害活性を示すことが知られており，その構造をもとにエーザイによって敗血症治療を目指したリピド類縁体であるE5564が開発されている。

2.2.3　ペプチドグリカン

細菌の細胞壁ペプチドグリカン（Peptidoglycan; PGN）は，広く真正細菌に存在し，*N*-アセチルグルコサミンと*N*-アセチルムラミン酸が交互にβ1-4結合で結合した多糖にペプチド鎖が架橋した網目状構造をとっている。菌種によりペプチド鎖の構造が異なるものもあるが[11]，糖鎖構造と糖鎖に続くジペプチド構造（L-Ala-D-Glu（or D-Gln））は広く共通であり，D-Gluのγ位にアミド結合を介し隣接するジアミノカルボン酸としては，大きく，リジン型（多くのグラム陽性菌），ジアミノピメリン酸型（グラム陽性菌および一部のグラム陽性菌）の二つの構造が見られる（図3）。他に，オルニチン，ランチオニン等のジアミノカルボン酸を持つものもある。ペプチドグリカンは，BCG-CWS，OK-432等の細菌菌体由来のアジュバントにおいては，主要な活性成分の一つである。ペプチドグリカンは細胞内受容体であるNod1（Nucleotide-binding oligomerization domain 1），Nod2によって認識され自然免疫系を活性化することが，Nunez，猪原，深瀬らのグループ，およびPhilpott，Sansonettiらによってほぼ同時期（2003年）に示され[12〜15]，その最小リガンドは，ヒト型Nod1の場合，γ-D-グルタミル-*meso*-ジアミノピメリン酸（iE-DAP）であり，Nod2については，ムラミルジペプチド（MDP）であるこ

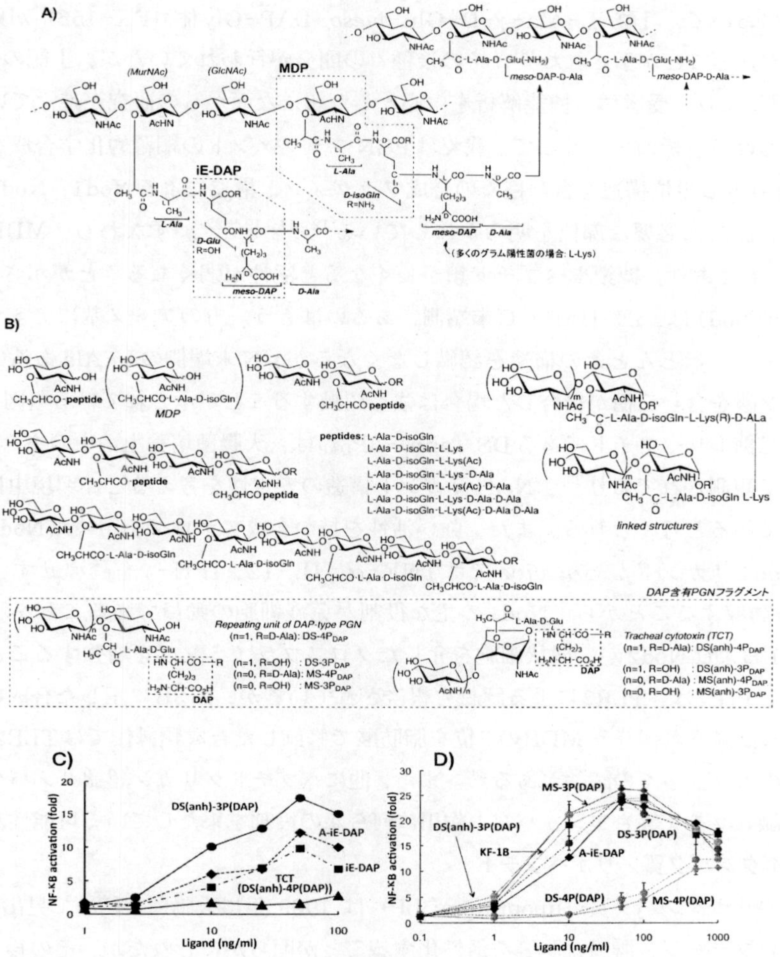

図3

A)ペプチドグリカン（大腸菌型）の模式図。図中点線で囲んだ部分は，iE-DAP（Nod1リガンド）およびMDP（Nod2リガンド）部位（実際はフラグメントとして切断された形で受容体に認識される）。B）化学的に合成されたペプチドグリカン（PGN）フラグメント構造の例[19～22]。C）DAP含有ペプチドグリカン・フラグメントによるヒト型Nod1の活性化（ヒトNod1を過剰発現させたHEK293Tを用い，NF-κBの活性化をルシフェラーゼ・リポーターアッセイにより測定）[21]。

とが示されている（図3）。

MDPは，1970年代半ばに，日本およびフランスでそれぞれペプチドグリカンのアジュバント活性を示す最小単位として合成され[16, 17]，その後，種々の類縁体も含め，抗癌作用他，様々な活性について検討がされてきた化合物であるが，MDP-Lysのアシル化体について白血球減少症治療剤として開発・承認されている。一方，DAPを含むペプチド化合物については，1979年にアシル化されたペプチド体にアジュバント活性が示された後，1981年に藤沢薬品（現・アステラス製薬）において，乳酸-L-Ala-γ-D-Glu-*meso*-DAP-Gly体（FK-156）が見出され，免疫刺激活性があることが示された[18]。その後種々の開発が行われていたが，上記のNod1およびNod2の発見により，受容体の機能解析を中心とした新たな面からの研究が進んでいる。その分子レベルにおける解析の一つとして，我々はPGNフラグメントの網羅的化学合成を行っており（図3B），繰り返し単位構造を含む種々の合成フラグメント構造によるNod1，Nod2活性化能の測定により，認識に必要な部位を明らかにしている[12, 14, 19～22]。すなわち，MDPは最も強いNod2リガンドであり，糖鎖やペプチド鎖が長くなると活性が弱くなることが示されている[19]。一方，ヒト型Nod1は，iE-DAPのC末端側，あるいはもう一方のアミノ基にアミノ酸／ペプチドが結合すると，ほとんどその構造を認識しなくなるが，N末端側のL-Alaあるいはムラミン酸／ムラミン酸を含む二糖が結合した場合は強く認識することが示されている（図3C，3D）[21]。この中で，二糖トリペプチドであるDS（anh）-$3P_{DAP}$は，大腸菌培養上清中の主なヒトNod1リガンドとして観測されており[23]，Nod1リガンド構造の安定性を考えると，環境中にもかなりの量が存在していると考えられる。また，強い活性を持つ合成アナログを用いたNod1の機能解析により，Nod1リガンドが，*in vivo*ではTNF-α，IL-12，IFN-γを誘導せず，ケモカイン（CCL2）を誘導することから，Nod1の主な役割が免疫細胞の動員であることを示した[24, 25]。また，Nod1およびNod2が，樹状細胞を介したクロスプライミングを増強することを明らかにしている[26]。PGNは，TLR2による認識も報告されているが，図3Bに示した合成糖ペプチド構造はTLR2に認識されず[19]，MDPの6位を脂肪酸で修飾した合成類縁体ではTLR2/TLR4を活性化するものの[27]，多くの議論がある[28]。また，他にペプチドグリカン認識タンパク質（PGRP）や種々の認識レクチン等もアジュバント作用に何らかの役割を果たしている可能性がある。

2.2.4　リポタンパク質／リポペプチド

細菌由来のリポタンパク質（lipoprotein; LP）は 1969 年に大腸菌で初めて見出され，Bリンパ球，マクロファージ，脾臓細胞等を活性化することが明らかにされたが，その後，類似の構造がマイコプラズマ，スピロヘーター，リケッチア等でも見出されている。これらのリポタンパク質／リポペプチドは，細胞膜に存在し，動物のリポタンパク質とは異なる特有の構造を持つ（図4）。細菌細胞表層成分をアジュバントとして用いる場合において，ペプチドグリカンと共に，主な免疫刺激性成分として考えられている。リポタンパク質／リポペプチドは，TLR2とTLR1（トリアシル型の場合）あるいはTLR6（ジアシル型の場合）とのヘテロダイマーにより主として認識されるとともにTLR2ホモダイマーでも認識される例が知られている。細菌およびマイコプラズマから見出された天然由来の構造としては，グラム陰性菌である大腸菌から見出されたトリアシル型のリポタンパク質部分構造であるPam3CSSNA，Pam3CK4，マイコプラズマ由来のジアシル型のFSL-1，MALP-2，また，最近になってグラム陽性菌のリポタンパク質として，黄色ブドウ球菌由来の構造が，ジアシル型[29] およびトリアシル型[30] 両方について見出されている（図4)。また，細菌由来リポペプチドの化学合成は最初に1982年Jungらによって行われ[31]，ペプチド鎖の親水性と活性の相関等が解析されると共に[32]，アジュバントとしての活性が検討さ

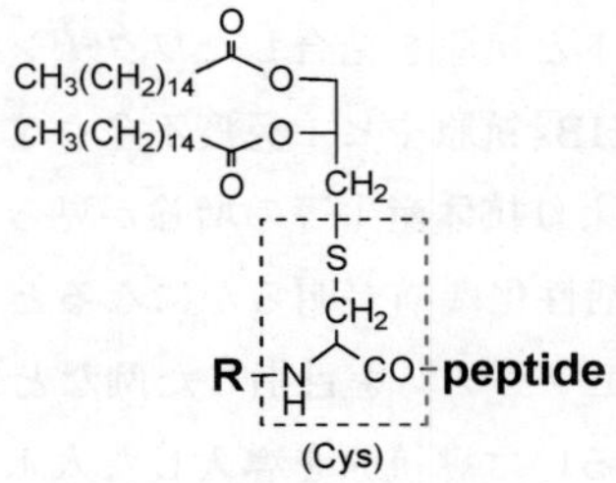

	R	peptide (N末端側はCys)
Pam3CSSNA:	$CH_3(CH_2)_{14}-C(=O)-$	SSNA
Pam3CK4:	$CH_3(CH_2)_{14}-C(=O)-$	KKKK
FSL-1:	H	GDPKHPKSF
MALP-2:	H	GNNDESNISFKEK
Pam2CSK4:	H	SKKKK
Pam3CSK4:	$CH_3(CH_2)_{14}-C(=O)-$	SKKKK

図4　代表的なTLR2リガンドであるリポペプチドの構造

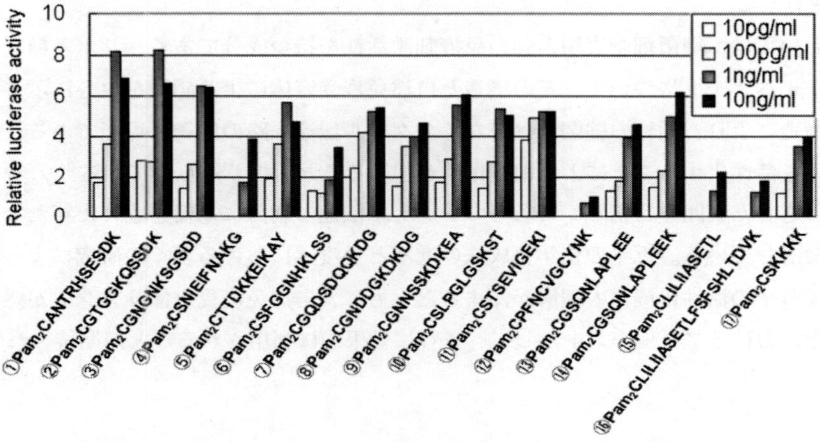

図5　Staphilococus aureusの代表的リポタンパク質部分構造の合成リポペプチドによるTLR2活性化

TLR2を過剰発現したBa/F3 proB細胞を用いルシフェラーゼ・レポーターアッセイによりNF-κBを検出。Pam2構造は図4において，R＝Hの構造を示す[34]。

れている。またこの際に，合成アナログとして，大腸菌由来リポペプチド構造に基づき，活性の強いPam2CSK4あるいはPam3CSK4が合成され，種々の機能解析に用いられている（図4）。

一方，最近まで明確な構造が示されてこなかったグラム陽性菌については，黄色ブドウ球菌由来のジアシル型リポタンパク質について，リポタンパク質データベースDOLOP（http://www.mrc-lmb.cam.ac.uk/genomes/dolop/）[33]を用いた解析とそこから推測されるタンパク質についての十数種のリポペプチド構造を化学合成し，それらの配列に依存したTLR2刺激活性およびNK細胞活性化における差異を解析している（図5）[34, 35]。TLR2リガンドであるリポペプチドは，強い自然免疫活性化能を持つことから，下記に述べるような抗原との結合による人工ワクチン合成も含め，アジュバントへの利用が種々検討されている。

2.2.5 化学合成によるアジュバントと抗原による人工ワクチン

化学合成法の確立とともに，化学的な結合を用いアジュバントと抗原を結合したワクチンの開発が行われている。その初期の例として，B型肝炎ウイルスのHBs抗原やヒト免疫不全ウイルスリポペプチドの抗原ペプチドにリポペプチドを導入することにより抗体産生等の増強が見られることが示されているが[36, 37]，その後，自然免疫－獲得免疫の活性化機構が明らかになるとともに，細菌（PGNアジュバントとコレラ糖鎖の複合体による人工ワクチンを目指した例など）[38]，あるいはマラリア等，種々の感染症のための人工ワクチン，あるいは癌抗原を導入した人工ワクチンの研究が行われており，特に糖鎖抗原の合成法開発および人工ワクチンへの展開を目指した研究が盛んに行われている[39, 40]。

2.2.6 おわりに

本稿においては，細菌細胞表層の強い免疫刺激活性を持つ成分である，リポ多糖，ペプチドグリカン，リポペプチドについて，その構造と自然免疫受容体による認識を中心に示した。合成リガンドの構造により，活性の強弱だけでなくシグナル伝達経路の制御も可能である。複数の自然免疫受容体を活性化することにより相乗作用が起こることもよく知られている[24]。我々はワクチンの用途に応じた展開を目指し，これらのシグナル伝達の制御に基盤を置いた新たなアジュバント開発を検討している。近年の化学合成法の進歩と免疫学における多くの研究によって，細菌由来免疫増強分子の活性化機構の理解が深まるとともに，自然免疫受容体リガンドが感染症あるいは癌の治療におけるアジュバントとして，さらに効果的に利用されることが期待されている。

文　献

1）M. Imoto *et al., Bull. Chem. Soc. Jpn.*, **60**, 2205（1987）
2）M. Imoto *et al., Bull. Chem. Soc. Jpn.*, **60**, 2197（1987）
3）Y. Fujimoto *et al., J. Endotoxin. Res.*, **11**, 341（2005）
4）S. Kusumoto *et al.*, “Chemical synthesis of bacterial lipid A”, p415, Elsevier（2009）
5）B. S. Park *et al., Nature*, **458**, 1191（2009）
6）M. Kobayashi *et al., J. Immunol.*, **176**, 6211（2006）
7）E. E. Ribi, “Immunology and immunopharmacology of bacterial endotoxins”, p407, Plenum Publ. Corp.（1986）
8）E. E. Ribi, 英国特許GB 2122204（1985）
9）G. L. Gustafson *et al., Res. Immunol.*, **143**, 483（1992）
10）N. Garcon *et al.*, ”Development and evaluation of AS04, a novel and improved immunological adjuvant system containing MPL and aluminium salt”, p161, Elsevier Academic Press（2006）
11）K. H. Schleifer *et al., Bacteriol. Rev.*, **36**, 407（1972）

12）M. Chamaillard *et al., Nat. Immunol.*, **4**, 702（2003）
13）S. E. Girardin *et al., Science*, **300**, 1584（2003）
14）N. Inohara *et al., J. Biol. Chem.*, **278**, 5509（2003）
15）S. E. Girardin *et al., J. Biol. Chem.*, **278**, 8869（2003）
16）T. Shiba *et al., Kagaku To Seibutsu*, **13**, 769（1975）
17）C. Merser *et al., Biochem. Biophys. Res. Commun.*, **66**, 1316（1975）
18）Y. Kitaura *et al., Chem. Pharm. Bull.（Tokyo)*, **30**, 3065（1982）
19）S. Inamura *et al., Org. Biomol. Chem.*, **4**, 232（2006）
20）Y. Fujimoto *et al., J. Endotoxin. Res.*, **13**, 189（2007）
21）A. Kawasaki *et al., Chem. Eur. J.*, **14**, 10318（2008）
22）Y. Fujimoto *et al., Tetrahedron Lett.*, **50**, 3631（2009）
23）A. R. Pradipta *et al., J. Biol. Chem.*, **285**, 23607（2010）
24）J. Masumoto *et al., J. Exp. Med.*, **203**, 203（2006）
25）M. Hasegawa *et al., J. Biol. Chem.*, **282**, 11757（2007）
26）J. Asano *et al., J. Immunol.*, **184**, 736（2010）
27）J. Uehori *et al., J. Immunol.*, **174**, 7096（2005）
28）U. Zahringer *et al., Immunobiology*, **213**, 205（2008）
29）K. Tawaratsumida *et al., J. Biol. Chem.*, **284**, 9147（2009）
30）K. Kurokawa *et al., J. Biol. Chem.*, **284**, 8406（2009）
31）W. G. Bessler *et al., Hoppe Seylers Z. Physiol. Chem.*, **363**, 767（1982）
32）J. Metzger, *J. Med. Chem.*, 1991, 34, 1969－1974.
33）M. M. Babu *et al., Bioinformatics*, **18**, 641（2002）
34）Y. Fujimoto *et al., ChemBioChem*, **10**, 2311（2009）
35）M. Azuma *et al., PLoS One*, **5**（2010）
36）K. Deres *et al., Nature*, **342**, 561（1989）
37）T. P. Hopp, *Mol. Immunol.*, **21**, 13（1984）
38）A. F. Bongat *et al., Glycoconj J.*, **27**, 69（2010）
39）T. Buskas *et al., Chem. Commun.*, 5335（2009）
40）A. Liakatos *et al., Curr. Opin. Mol. Ther.*, **9**, 35（2007）

2.3 細菌由来タンパク質成分を利用したアジュバント開発の新展開

新川 武*1，宮田 健*2

2.3.1 はじめに

アジュバントは，①「樹状細胞を含む免疫担当細胞へワクチン抗原を効率よく運搬するデリバリー機能をもつ物質（Delivery system)」と②「免疫担当細胞を細胞生理学的に活性化させる免疫賦活物質（Immune potentiator)」とに大別することが可能である[1]（図1)。ただし，これら両方の機能を併せ持つものが存在することも事実である。

現在，上市されている多くのワクチンは，病原体本体の病原性を弱めた弱毒生ワクチン（麻疹，風疹，水痘など）やホルマリン処理等によって不活化したワクチン（日本脳炎，狂犬病など），また，毒素を無毒化したトキソイドワクチン（ジフテリア，破傷風など）であり，ウイルスや細菌，またそれらが産生する毒素に対して有効な感染防御・中和機能を有している。しかし，マラリアやリーシュマニア症などの原虫感染症，また，住血吸虫症などの蠕虫感染症も主要なワクチン開発の対象であるが，これらは培養の困難さや病原体の大きさなどの理由から従来の製造法では開発が困難である[2~4]。そこで，病原体の一部を組換えタンパク質として製造するコンポーネントワクチン（或いは，サブユニットワクチン）の開発が進んでいる。しかし，組換えタンパク質は，一般的に免疫原性が極めて低く，アジュバントを併用しなければ十分な免疫応答を惹起できない場合が多い。特に，これらのワクチン抗原を経口や経鼻などの粘膜面から単独で投与した場合，免疫系から“無視”されることが多い。すなわち，抗原特異的免疫応答を強く誘導し，持続した免疫記憶を成立させるためには，T細胞やB細胞エピトープを含むワクチン抗原とその免疫原性を高めるアジュバント（上述の①或いは②，或いはそれら両方）が全て揃い，生体がこれらを適切に認識する機構が必須となる[5, 6]。ワクチン開発の中で免疫賦活物質やデリバリーシス

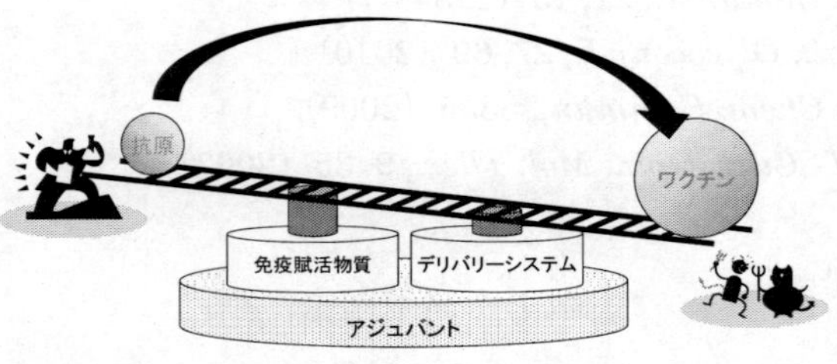

図1 組換えタンパク質抗原からワクチンへの成長を促す
アジュバント—免疫賦活物質とデリバリーシステム

＊1 Takeshi Arakawa 琉球大学 熱帯生物圏研究センター 熱帯感染生物学部門 分子感染防御学分野 准教授

＊2 Takeshi Miyata 琉球大学 熱帯生物圏研究センター 熱帯感染生物学部門 分子感染防御学分野 博士研究員

テムが極めて重要であることは，発展途上国住民の健康増進に貢献する最も重要な“バイオテクノロジー・トップ10”の2位が「感染症に対するワクチン開発のための組換え技術」であり，それに続く3位に「ワクチンデリバリーシステムの開発」がランキングされていることからも理解できる[7]（ちなみに，1位は「安価で簡便な感染症診断キット技術の開発」である）。

現代の新しいワクチン開発の傾向として，有効性や安全性だけでなく，その組成に関し，明確性や均一性がより一層要求されるようになってきた。しかし，この傾向自体が本来の病原体の形態とは全く異なるものを模索しているともいえる。よって，ワクチンの免疫原性を向上させるため，その免疫学的機能を本来の病原体がもつ機能にできる限り近づけようとしているのがアジュバントであるといってもよい（図2）。これまで多くのアジュバント開発は，非タンパク質性のものを中心に進められてきた。歴史的に使用実績のあるアジュバントの具体例としてアラムアジュバントがあるが，これは今後開発が期待されている全てのワクチンに対し，常に適切かつ有効な選択肢であるとは限らない。また，毒性の低いMPL（脂質）やCpG ODN（核酸），さらに，最近，欧米で認可されたMF59などの新しい安全性の高いオイル系アジュバントも今後幅広い応用が期待されている[8, 9]。しかし，タンパク質自体にも免疫賦活機能やデリバリー機能を有するものが多数存在していることも重要な事実である。例えば，実験室レベルで使用可能なタンパク質性の粘膜アジュバントとしてよく知られているものに大腸菌やコレラ菌由来の腸管毒素（LTやCT）があり，また，百日咳菌毒素（PT）も類似の作用を示すことが知られている[10, 11]。

このように，免疫賦活物質やデリバリーシステムの開発は，今後のワクチン開発の動向的観点から国際社会でも注目されている重要な研究領域である。以下に，細菌由来タンパク質成分を利用したアジュバント開発，特にデリバリーシステム（分子）に関する研究をいくつか紹介する。

2.3.2　コレラ毒素（CT）とそのB鎖タンパク質（CTB）を活用したマラリアワクチン

マラリアは熱帯地域における重要な寄生虫感染症である。マラリアに対する防御策として，殺虫剤の使用や防蚊ネットの普及も重要であるが，ワクチンの開発も極めて重要なマラリア制圧の

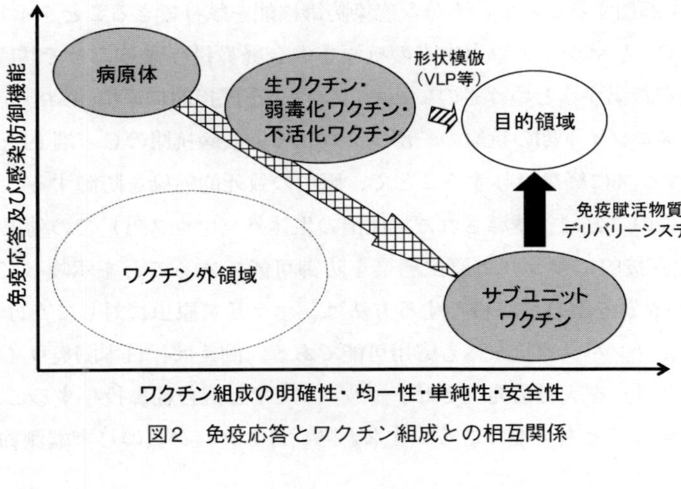

図2　免疫応答とワクチン組成との相互関係

手段のひとつである。これらすべてを統合し，マラリアの排除，そして最終的な根絶を目指すのが現在のマラリアに対する考え方である。現在，数多くのマラリアワクチンの研究が進められているが，未だ有効なワクチンが実用化されていないのが現状である。筆者らはこれまで国内外の研究者らと共同で媒介蚊のステージで原虫を殺傷する伝搬阻止ワクチン（Transmission-blocking vaccine: TBV）の研究を進めてきた[12～16]。マラリア原虫のオーキネート表層抗原を標的としたTBVは，薬剤耐性原虫や他のマラリアワクチンに耐性となった一部の原虫が，ヒトから媒介蚊へ伝搬することを防ぐために重要な役割を果たすことができると期待されている。

筆者らは，経鼻や経口投与可能な粘膜ワクチンの基礎研究を進めてきた経緯から，マラリアに対する侵襲性の低い粘膜ワクチンの可能性を検討することにした。まず始めに，ネズミマラリア原虫*Plasmodium yoelii*由来のオーキネート表層抗原Pys25を用いてその粘膜ワクチンとしての可能性を検証した[16]。組換え出芽酵母（*Saccharomyces cerevisiae*）発現Pys25をマウスに経鼻投与した結果，Pys25の単独投与では免疫応答の誘導は認められなかったが，Pys25とCTとの混合投与（Pys25/CT）では，Th2型の強い免疫応答が誘導された。次に，Pys25/CTで免疫されたマウスを*P. yoelii* 17XL致死株に感染させた後，媒介蚊（*Anopheles stephensi*）に免疫マウスから直接吸血させたところ，吸血した全ての蚊の中腸内でのオーシスト形成が完全に阻害されていた（蚊一匹あたりのオーシスト数の減少率として評価）。また，受動免疫したマウスでもオーシスト形成の完全な阻害が確認された。さらに，ヒトマラリア原虫二種（熱帯熱および三日熱）を対象にTBVとしての可能性を検証した[14, 15]。組換え*S. cerevisiae*発現熱帯熱および三日熱マラリア原虫伝搬阻止ワクチン候補抗原（Pfs25およびPvs25オーキネート表層抗原）をマウスにCTと混合経鼻投与した結果，何れの場合も著しい抗原特異的抗体応答の上昇が認められた。誘導された抗血清は，各々のマラリア原虫を特異的に認識可能であり，また，タイ国のマラリア感染患者の血液と混合し，媒介蚊（*Anopheles dirus*）にメンブレンフィード法で人工的に吸血させたところ，蚊の中腸内でのオーシスト形成を完全に阻害することが確認された（ここでも蚊一匹あたりのオーシスト数の減少率として評価）。これらの結果は本来免疫原性の低い組換えタンパク質抗原にCTを添加することで，十分な感染防御機能を賦与できることを示している。

以上の結果は，CTとマラリア原虫由来の抗原を混合経鼻投与することで誘導される抗体が，蚊の中腸内で原虫を殺傷するというものであり，マウスを直接的に原虫感染から防御するものではない。しかし，メロゾイト期の抗原の一部（メロゾイト表層抗原のC末端19 kDa: MSP1-19）をCTと混合し，マウスに経鼻投与することで，原虫の致死的感染を防御することが可能であることも分かった。このことは，誘導された抗血清の生体外（マウス外）での効果だけでなく，免疫動物の生体内で直接的にマラリア原虫感染を防御可能であることを示唆している。さらに，CTと組換えタンパク質を混合経鼻投与する方法は，マラリア原虫に対してだけでなく，種々の病原体由来の組換えタンパク質抗原へも応用可能である。例えば，日本脳炎ウイルスの外殻タンパク質（Eタンパク質）を大腸菌発現させ，マウスにCTと混合経鼻投与することで，効果の高い防御免疫を賦与することも可能である。すなわち，Eタンパク質のC末端側約20 kDaのドメインIIIをCTと混合経鼻投与することで，致死性の日本脳炎ウイルス感染を完全に防御できることも分かった。

このように，CTとタンパク質性のワクチン抗原の混合経鼻投与法は，インフルエンザなどの呼吸器粘膜を進入門戸とする感染症だけでなく，マラリアや日本脳炎を始めとする粘膜とは無関係な感染症に対しても有効に機能する可能性が示唆された。さらに，これまでCTの経鼻投与は，Th2型に偏った免疫応答を誘導すると理解されていたが，近年，Th17も誘導するということが分ってきた[17)]。この事実は今後CTを利用した免疫法を見直す上で重要な知見になると思われる。

しかし，CTは実験的には極めて有効なアジュバントであるが，一方ではその毒性のためヒトへの臨床応用は難しいとされる。CTはADP-リボシルトランスフェラーゼ活性をもつAサブユニット（CTA）とCTAを標的細胞に運搬するBサブユニット（CTB）から構成されており，CTBが腸管上皮細胞等に存在するGM1ガングリオシド（GM1）に結合することで，A/B_5ヘテロ6量体が細胞内に取り込まれ，その後，複合体から遊離したCTA（厳密にはCTA_1）が細胞質内へ移行し，酵素活性を起因とする毒性を発揮する（図3a，b)。すなわち，CTA或いはCTBは各々単独では毒性を示さず，A，B両サブユニットが適切な形の複合体として存在することがCTの毒性には必須である。例えば，大腸菌でCTAを単独で発現させてもCT的毒性を全く示さない。また，組換えCTAとCTBを単に混合しても毒性を発揮しないどころか，両サブユニットを化学的に結合させても天然のCTには程遠い毒性しか発揮できない。しかし，この現象はCTの個々の構成サブユニットを切り離し，別々に利用することで「毒性と免疫賦活機能を分離できる」可能性を示唆している。CTBは抗原と単に混合するよりも，抗原と融合させることでその免疫原性を格段に増強させることができる（図3b)[18, 19)]。例えば，酵母*Pichia pastoris*で発現させた三日熱マラリア原虫のPvs25抗原をCTBと融合させることで，原虫を特異的に認識し，殺傷できる抗体産生を誘導可能である[13)]。すなわち，Pvs25抗原単独投与群，CTB/Pvs25混合投与群，CTB-Pvs25融合体投与群の3群間で比較すると，融合体だけが抗原特異的抗体を誘導可能である。特に，他に一切アジュバントを使用せず，タンパク質成分のみで経鼻或いは皮下投与した場合でも，融合体投与群で有意な抗体応答の上昇が認められる。さらに，経鼻投与では微量のCTの添加によって，より高い抗体応答が誘導可能であることも事実である。一方，混合投与群は経鼻，皮下の何れでも抗原単独投与群と比較し，全く優位性を示さない。このように，抗原とCTBが物理的に融合していることが極めて重要であることは明白である（図3b)。CTB-Pvs25融合体は，メンブレンフィード法での有効性も示されている。すなわち，経鼻投与ではCTを用いずに約9割の伝搬阻止効果を示し，皮下投与ではアルミニウム塩やフロイントアジュバント等を一切用いず，ほぼ完全な伝搬阻止効果を発揮した。すなわち，Pvs25等を具体例とする組換えタンパク質抗原は，CTBとの物理的な融合化により，アジュバント非存在下でもそれ相当の効果を発揮することが分かってきた。さらに，これまで経鼻投与によるCTBの免疫増強効果についてはいくつも報告があるが，皮下投与による効果についてはほとんど議論されてこなかった。

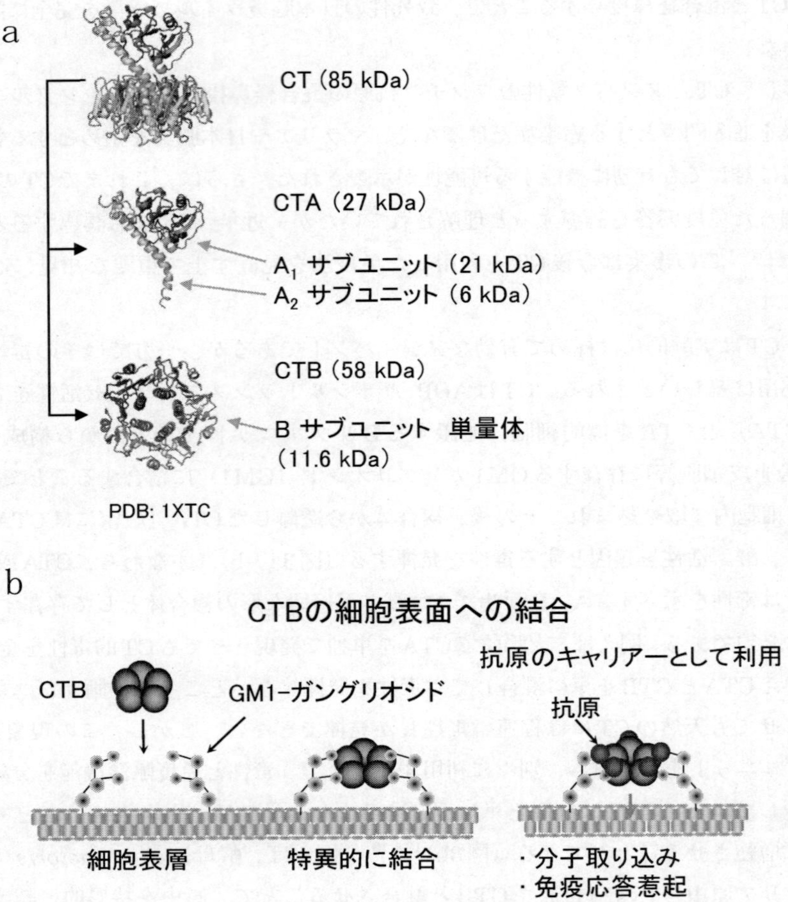

図3　コレラトキシンの構造とそのB鎖タンパク質の抗原デリバリー機能

しかし，筆者らの最近の実験結果[13]からCTBには皮下ワクチンの有効な免疫賦活物質（この場合，厳密にはデリバリー分子）としての新しい利用法があると考えている。

将来的にCTBをワクチンプラットフォームとして利用するためには，その大量発現系の確立も重要な課題である。CTBは，これまで本来の宿主である*Vibrio cholerae*[20, 21]以外にも多くの宿主［原核生物（大腸菌[22, 23]や*Bacillus brevis*[24]），真核生物（酵母*P. pastoris*[25]，植物[26, 27]等)］で産生されてきた。これらの発現系は，発現レベルや精製効率，最終精製産物の機能性といった観点から長所，短所が存在する。たとえば，*B. brevis*は高レベルでCTBを分泌発現するが，機能性を有した5量体ではなく，その多くが単量体として発現する。これはグラム陽性菌であるBacillus属では，グラム陰性菌のペリプラズムや真核生物の小胞体（ER）といった細胞内タンパク質蓄積空間が存在しないため，濃度依存的な5量体の形成効率が低くなるためであると推察される。一方，ERが存在する*P. pastoris*では，CTBのほとんどが5量体として分泌発現されるが，発現レベル自体は*B. brevis*には及ばない。また，植物発現系ではジャガイモやイネでCTBを5量体分子として発現させることが可能であるが，抽出方法が煩雑な場合もある。さらに，ワクチン抗原とCTBの融合タンパク質をイネで発現させた場合，5量体分子の発現効率が著しく低下する[28]。これは，*P. pastoris*で発現させたCTB融合体でも同様の現象を確認することができる。その解決方法のひとつとして提案されたのがヘテロ5量体技術である[25, 29]。この技術は，融合型CTBと非融合型CTBの両者を同一細胞内で共発現させることで，5量体内の全てのCTBがワクチン抗原を運搬する必要がないよう“間引き”し，CTB融合分子同士の分子間相互干渉を減少させることを狙ったものである。その結果，発現効率は従来のホモ型5量体融合タンパク質と比べ格段向上した。もうひとつの解決策は，CTBと融合させる抗原を十分な空間的距離を保持させて融合させる技術である。CTBにはふたつの糖鎖認識配列（sequon）が存在する。つまり，CTBを真核生物で発現させると，翻訳後修飾により糖鎖が付加された状態で発現する。筆者らは，*P. pastoris*発現CTBではふたつのsequonのうちN末端近傍のアスパラギン酸残基だけが糖鎖修飾を受けることを利用し，この糖鎖を抗原融合のための足場（scaffold）として利用することを試みた。その結果，分子間相互干渉を減少させることができ，比較的高分子量の抗原を融合させることも可能になってきた。

さらに，CTBワクチンプラットフォームの高度化を目標に，CTB分子自体の安定性と運搬機能を向上させるため，本来易熱性のCTBを5量体分子耐熱性分子へと改変する研究も進められている。*P. pastoris*発現CTBをモデルタンパク質として，5-10分程度の煮沸にも耐え，かつ機能性を保持したCTBの開発も可能となってきた。しかし，耐熱性CTBは発現レベルが野生型のそれと比較し顕著に低下するなど，今後の課題として改良が必要なことも事実である。今後，ヘテロ5量体技術等の融合化効率を向上させる技術と耐熱性CTB作出技術等の安定性を向上させる技術との組み合わせは，CTBワクチンプラットフォームの汎用性向上に少なからず貢献するものと期待している。

上述のように，CTやCTBがマラリア原虫を始めとする多くの病原体由来の組換えタンパク質抗原に対して免疫賦活物質或いはデリバリー分子として機能することは数多く報告されてきた。しかし，CTBはGM1に対する親和性をもつ細菌由来のレクチンであるため，GM1が存在する組織や細胞に対し，比較的幅広い接着性を示す。また，GM1は本来，神経細胞膜表面に多く存在する糖脂質であるため，特に経鼻免疫の際，嗅覚神経を介して脳へ到達することが懸念されている[30]。したがって，CTB（およびCT）と経鼻投与法の組み合わせは，特にヒトへの臨床応用の観点からは極めて難しい。しかし，1990年代後半になってCTが経皮免疫のアジュバントとしての可能性があるという報告[31]や，CTやCTBが樹状細胞（DC）を用いた*ex vivo*免疫法のアジュバントとして機能すること[19]，現行の経口不活化コレラワクチンに組換えCTBが使用されていること（WC/rBS[32]），さらに，筆者らの先の研究からCTBが皮下投与ワクチンのデリバリー分子として有効であるという実験結果などから，CTやCTBを基にしたワクチンプラットフォームは，使い方次第では依然有望であると考えている。また，CTBは粘膜から投与された融合タンパク質に対し，特異的な免疫寛容を誘導する物質としてもよく知られている。たとえば，インスリンやインスリン由来のペプチドをCTBと融合し，経口や経鼻投与することで粘膜免疫寛容を誘導し，結果的に自己免疫疾患を抑制するという報告[33, 34]や住血吸虫由来の抗原（GST）とCTBとの融合化が炎症性T細胞の機能を抑制し，病変の改善に機能することなどが報告されている[35]。このように，CTBは粘膜や全身系の抗体応答を強く惹起する一方で炎症性T細胞の抑制機能を有することから，CTBには免疫寛容誘導型のワクチンプラットフォームとして利用できる可能性も残されている。

2.3.3 コレラ毒素A鎖タンパク質（CTA）を活用した免疫賦活物質

CTの酵素活性に起因する毒性と免疫賦活機能は，概ね正の相関関係にあり，毒性の欠損は免疫賦活機能の欠損に繋がる傾向にある。しかし，CTAの酵素活性部位に変異を加えたCTやLTの誘導体ではADP-リボシルトランスフェラーゼ活性が欠如，もしくは著しく低下しているにもかかわらず，免疫賦活機能をある程度保持しているという報告がある[36]。CTAを完全に除去したCTが即ちCTBだが，前述のようにCTBはタンパク質抗原と単に混合投与するだけでは，全くアジュバント的効果を発揮しない。過去にワクチン抗原をCTBと混合経鼻投与することでCTと同程度のアジュバント効果が得られたとする報告が多数あるが，それは微量のCTの混入が原因であることが分かっている。よって，これまで報告されてきたCTBのアジュバント機能は，ほぼ完全にそのデリバリー機能から成り立っていると理解してよいと思われる（図1，3）。しかし，CTBとは対照的に，CTAをアジュバント開発に利用しようという研究は圧倒的に少ない。そのひとつの理由として，一般的に「酵素活性＝毒性」と誤解されていることが原因と思われる。しかし，複合体として天然に存在する毒素は，その一部だけを取り出しても毒素機能を発揮できない例はCTに限ったことではない。よって，CTAをCT毒素の根幹的存在として位置づけることで，その使用を制限する考え方がある一方で，CTBは無毒なサブユニットであるがゆえに安全であるとする論理には矛盾がある。

前述のとおり，CTAはADP-リボシルトランスフェラーゼであり，哺乳動物細胞の細胞質内に存在するヘテロ3量体Gタンパク質のαサブユニット（$G_{S\alpha}$）内の特定のアルギニン側鎖を標的とし，NAD^+からADP-リボースを転移（ADP-リボース化）することで，活性型（GTP結合型）の状態にする。本来，$G_{S\alpha}$は内在性のグアノシン三リン酸フォスファターゼ（GTPase）活性によって，元の不活性型（GDP結合型）に戻る機能を有するが，ADP-リボース化されることでGTPase活性が失活するため，活性型の状態が続き，下流のシグナルが常時“ON”となる。このシグナル伝達が腸管上皮細胞内で起きると，コレラ特有の下痢症状を引き起こすことが分かっている。しかし，3量体Gタンパク質の下流のシグナルは，哺乳動物細胞の種類によって異なる。なかでもDCでは，CTの刺激によって抗原提示機能の向上（MHC class IIの発現上昇など），補助刺激分子（CD80やCD86）の発現上昇，炎症性サイトカインやケモカインレセプター産生などが引き起こされることが報告されている[37]。よって，DNAワクチンの効果を増強させるために，CTA遺伝子をコードするプラスミドDNAと抗原をコードするDNAとを共投与することで，ある一定のアジュバント効果を期待する研究も進められてきた。つまり，CTAを腸管上皮細胞以外の細胞内に到達させることで，毒性ではなく免疫賦活機能を発揮させる戦略である。しかし，この方法ではピンポイントに特異的な細胞を標的化することは難しく，CT的毒性と免疫賦活機能を完全に分離することが難しい。よって，CTAを抗原提示細胞へ効率よく，しかも選択的に運搬することで，毒性と免疫賦活機能を分離することは今後の課題である。現在，筆者らもこの研究課題に取り組んでおり，まだ予備実験の段階ではあるが，抗原提示細胞に対する特異的結合能をもつリガンドにより，新しいCTA分子のデザインにも成功しつつある。他のグループではこれに先行し，CTA1と黄色ブドウ球菌*Staphylococcus aureus*由来のProtein A（SpA）のイムノグロブリン（Ig）結合ドメインであるDドメインをタンデムに並べたDDを融合した分子（CTA1-DD）を開発しており，経鼻投与における効果を確認している[38]。

2. 3. 4　細菌由来のタンパク質を利用した新しいデリバリーシステム　：三部構成免疫賦活システム（TIPS）の開発

ワクチン開発には，DCやB細胞等の抗原提示細胞を標的化することで，抗原特異的な高い免疫応答を惹起することが重要であり[6]，筆者らは抗原提示細胞に対する標的リガンド分子を利用することで抗原を特異的に免疫担当細胞へ運搬させる研究を進めてきた。具体的には，抗原とリガンドの両者を効率よく結びつけるための多量体形成コアモチーフを利用し，三部から構成される新規の組換えタンパク質複合体を考案した。これを三部構成免疫賦活システム（Tricomponent Immunopotentiating System: TIPS）と呼んでいる（図4）。TIPSのプロトタイプを作製するにあたって，まず始めに標的リガンドとしてB細胞を標的化すると期待されるSpAのBドメインホモログであるZドメインを選択した。このZドメインはIgのFc領域に結合できるため，B細胞レセプターに結合することで，抗原提示細胞として機能するB細胞を標的化できると考えた[39]。コアモチーフに多量体形成タンパク質として知られる超好熱性細菌*Staphylothermus marinus*由来のtetrabrachionのコイルドコイルドメイン（TB）を採用した。このTBは4量体のコイルドコイル構造をとることが分かっている[40]。さらに，筆者らは5量体のコイルドコイル構造をとることで知られる哺乳動物由来のタンパク質（cartilage oligomeric matrix protein: COMP[40]）をTIPSのコアモチーフとして利用することも同時に検討した。これらのコイルドコイルモチーフを介した多量体の形成は，分子全体の安定性およびAvidity（個々の標的リガンドのレセプターへの親和性の総和）の向上をもたらすと同時に，細胞表層レセプターの会合によって引き起こされる下流のシグナル伝達とその後の分子の効率的な取り込み，および，MHC class IIによる外来抗原エピトープ提示能の向上が期待でき，最終的に強い免疫応答を惹起できると考えている（図4）。また，コアモチーフは構造的にコンパクトであり，安定性が高く，水溶性に富むことから，分子全体の発現，安定性，そして水溶性向上に貢献する分子として機能する。さらに，コアモチーフは抗原を融合させる際の足場としても機能する。具体的には，コアモチーフを形成する各単量体分子内に任意の還元型チオール基を配置することで，これらの官能基を介した部位特異的なワクチン抗原との結合を可能にした。よって，リジン残基やN

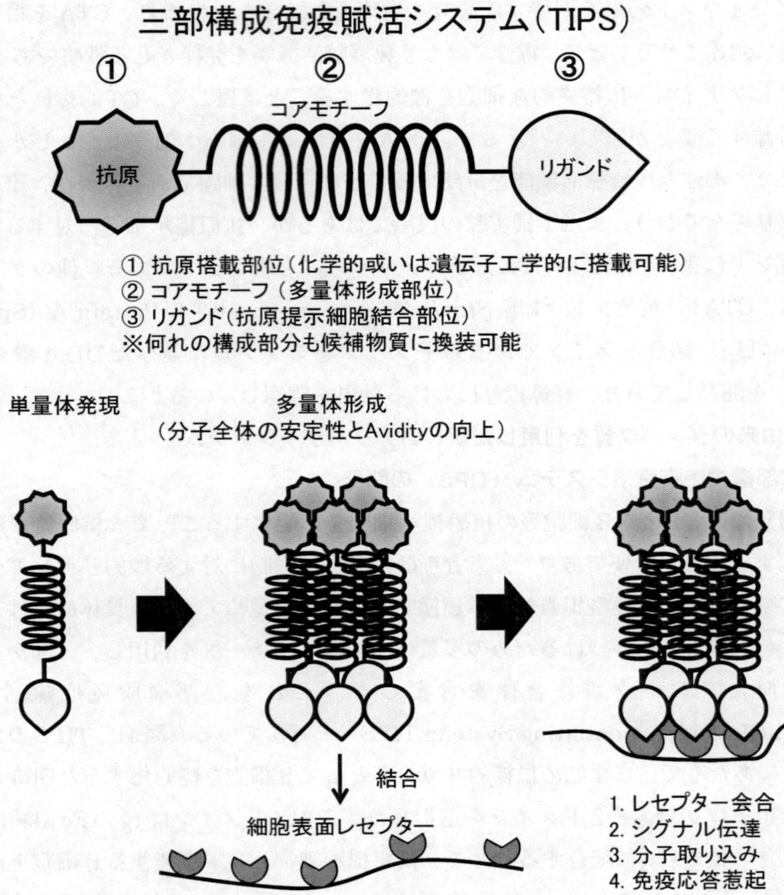

図4　三部構成免疫賦活システム（TIPS）

末端の一級アミンを介した比較的ランダムな結合方法を避け，より均一性の高い複合体を形成させることが可能になるだけでなく，抗原がリガンドと直接結合し，レセプターとの結合部位を覆い隠す危険性も回避できる。筆者らがプロトタイプとして構築した三部構成複合体は，コアモチーフ（TBやCOMP）とリガンド（Z）を遺伝子工学的に融合させ（デリバリー分子として機能），それに前述したPvs25やMSP1-19タンパク質ワクチン抗原を化学的に結合させたものである。また，コアモチーフとリガンドの間には柔軟性に富むアミノ酸配列と精製タグから構成されるリンカー配列を挿入し，リガンドがレセプターに結合する際，十分な分子間距離と空間的自由度が保たれるよう設計した。このコアモチーフ：リガンド融合分子は，大腸菌から多量体として分泌発現され，アフィニティークロマトグラフィーによって培養上清から簡便に精製可能であった。ワクチン抗原との融合には化学修飾試薬を用い，Pvs25やMSP1-19のアミノ基とコアモチーフ内に配置した還元型チオール基を介した部位特異的融合方法を確立した。この三部構成複合体の免疫原性を調べるため，抗原単独投与群，デリバリー分子と抗原の混合投与群，三部構成複合体投与群の3群間で比較した。その結果，皮下投与の場合，その他のアジュバントの非存在下でも三部構成複合体投与群では有意に高い抗体応答を誘導した。それは抗原とアラムアジュバント併用投与群より有意に高く，また，フロイントアジュバント併用投与群に匹敵する効果が認められた。また，経鼻投与でも微量のCTの添加によって，三部構成複合体投与群で皮下投与と同等の抗体応答を示した。

次に，前述したCTB融合体での実験の場合同様，この三部構成複合体のマラリア原虫に対するワクチン効果を解析した。その結果，三部構成複合体の皮下投与では，ほぼ完全な伝搬阻止やネズミマラリア原虫の致死的な感染からの防御効果を示した。また，CTをアジュバントに用いた経鼻投与でも，ほぼ完全な防御効果が認められた。これらは，①コアモチーフの多量体形成に基づく抗原のクロスリンク効果，②デリバリー分子の細胞生理活性化機能，③リガンドによる抗原の抗原提示細胞へのデリバリー効果，の少なくとも三つの相乗効果によるものと考えている。

TIPSは搭載するワクチン抗原を換装可能な汎用性の高いシステムである。すなわち，マラリア原虫由来の抗原だけでなく，例えば，日本脳炎ウイルスEタンパク質ドメインIIIを化学融合法を用いて搭載したTIPSは，アラムアジュバント等を用いずともウイルスの致死的な感染からマウスを完全に防御できることも示された。この防御効果は現行の不活化ワクチンの効果に迫るほどであった。また，TIPSはマラリアや日本脳炎などのヒトの感染症に対するマウスモデルの実験結果からだけでなく，ブタ等の最終対象動物を用いた家畜疾病に対する有効なワクチン効果の結果からも，その汎用性の高さが期待できると考えている。さらに，コアモチーフやリガンドも標的目標や目的に応じて換装可能である。例えば，細菌由来タンパク質成分であるTBは，哺乳動物では外来抗原として認識され，コアモチーフに対する免疫も誘導するが，内在性のタンパク質成分であるCOMPではほとんど抗体応答を誘導しないことが確認されている。これは単に価数の違うコアモチーフとして使い分けるだけでなく，外来性，内在性をうまく使い分けることで将来的に最適な防御免疫を賦与可能なコアモチーフを選択することも可能になると考えている。また，リガンドの変更はいうまでもなく標的細胞を自由に変更できる点からTIPSの汎用性に重要である。これまで，Zドメイン以外の複数種類のリガンドとコアモチーフとの組み合わせにも成功しており，種々の標的目標をピンポイントに狙い撃ちできるシステムの確立に成功しつつある。さらに，これまで述べてきた実験結果は，コアモチーフとリガンドを遺伝子工学的に融合させ，そこにワクチン抗原を化学的融合法によって搭載するという手法に基づくものであるが，三部全てを遺伝子工学的に融合させることも可能であり，将来的な実用化を考慮すると利便性に富む遺伝子融合法を積極的に取り入れることが望ましいと考えている。現在，筆者らはこの手法にも着手し，良好な結果を得つつある。

TIPSは三部から構成されるシステムであるが，その何れの構成部分もその免疫原性向上のために重要な機能を担っていることが証明されている。すなわち，ワクチン抗原の存在が不可欠であることはもちろんであるが，リガンドやコアモチーフもTIPSの機能に重要である。ワクチン抗原：コアモチーフ複合体（リガンド欠損型二部構成複合体）やワクチン抗原：リガンド複合体（コアモチーフ欠損型二部構成複合体）は，何れも三部構成複合体と比較し，顕著に免疫原性が低下する。つまり，三部が共在し，しかも物理的に結合していることがTIPSの機能に必須である。さらに，リガンドの配置法も重要である。すなわち，コアモチーフの先端に配置された複数のリガンドは，同じ価数を有する並列型（タンデムリピート型）のリガンド集合体よりもレセプターに対する結合力が著しく高い傾向にあることも確認している。

2.3.5 おわりに

最後に繰り返しになるが，免疫原性の低いタンパク質を感染防御ワクチンとして成熟させるためにはアジュバントが必須であり，近年，そのアジュバント機能（免疫賦活機能とデリバリー機能）を担うタンパク質性の分子を組換え技術で構築することが可能になってきた。また，ワクチン抗原も含め，すべてが完全なタンパク質性の物質から成るシステムは，汎用性および生産性の高い技術として新たなサブユニットワクチンプラットフォームになり得る可能性を秘めている。しかし，タンパク質性の物質を駆使することでも対応できない事態が生じた場合どうすればよいかという質問に対し，これまでのワクチン開発の経験や免疫学の発展から得られたいくつかの重要なヒントがその答えになる可能性がある。まず，自然免疫系を活性化させる物質を取り入れることである。これは，Pathogen-associated molecular patterns（PAMPs）による自然免疫系の活性化が獲得免疫の増強に重要であるという近年の発見に基づく[41]。PAMPsはCT同様，DCやB細胞等の抗原提示細胞を細胞生理学的に活性化できる機能があり，それ自体がアジュバントである。この点については他の章で詳しく述べられている。次に，抗原やPAMPsを抗原提示細胞（DCやB細胞）やリンパ節等の免疫組織へ効率よく運搬することである。この点についてもCTBやTIPSを具体例に前述したとおりである。最後に，比較的古くから知られているが，あまり注目されていないことが抗原の反復整列化による高分子量化である。これはウイルス様中空粒子（VLPs）が極めて高い免疫原性をもつことからも推察されるが，実際に組換え技術で構築され，実用化されているワクチンが，HBsAg VLPを用いたB型肝炎ワクチンであることやヒトパピローマウイルスのL1タンパク質で形成されたVLPであること[42]，さらに，現在最も開発が進んでいるマラリアワクチンもHBsAg VLPを改良したスポロゾイトに対するワクチン（RTS, S[43]）であることからも理解できる。ばらばらになった抗原よりも反復整列化された抗原の方が，格段，免疫系に認識されやすい。これは，特にB細胞の特徴でもある。すなわち，我々の免疫系は反復し，さらにそれが整列している抗原をPAMPs同様，“Danger signal”として認識する機構を備えている。このように，効果的なワクチンを造るためには何が必要かを考えていると，結局，病原体そのものに行きつくことに気づかされる。しかし，マラリアやその他の寄生虫感染症，また，自己免疫疾患やアレルギー症，ましてや薬物依存症や高血圧症に対するワクチンなど，ワクチンの応用範囲が極めて拡大してきた現代，ワクチン開発は複雑さを極めてきたといってもよい。しかし，繰り返しになるが，我々の免疫系が病原体の本来もつ構造や物質を認識しやすくつくられている以上，それを模倣したものにこれからのワクチン開発のヒントを求めざるを得なくなることは間違いなさそうである。

文　献

1) Arakawa, T. Adjuvants: no longer a 'dirty little secret', but essential key players in vaccines of the future. *Expert Rev. Vaccines* **10**, 1-5 (2011)

2) McManus, D. P. & Loukas, A. Current status of vaccines for schistosomiasis. *Clin. Microbiol. Rev.* **21**, 225-242 (2008)

3) Genton, B. Malaria vaccines: a toy for travelers or a tool for eradication? *Expert Rev. Vaccines* **7**, 597-611 (2008)

4) Greenwood, B. M. *et al.* Malaria: progress, perils, and prospects for eradication. *J. Clin. Invest.* **118**, 1266-1276 (2008)

5) Demirjian, A. & Levy, O. Novel vaccines: bridging research, development and production. *Expert Rev. Vaccines* **7**, 1321-1324 (2008)

6) O'Hagan, D. T. & Valiante, N.M. Recent advances in the discovery and delivery of vaccine adjuvants. *Nat Rev Drug Discov* **2**, 727-735 (2003)

7) Daar, A.S. *et al.* Top ten biotechnologies for improving health in developing countries. *Nat. Genet.* **32**, 229-232 (2002)

8) Peek, L. J., Middaugh, C.R. & Berkland, C. Nanotechnology in vaccine delivery. *Adv Drug Deliv Rev* **60**, 915-928 (2008)

9) Krieg, A. M. CpG motifs in bacterial DNA and their immune effects. *Annu. Rev. Immunol.* **20**, 709-760 (2002)

10) Sanchez, J. & Holmgren, J. Cholera toxin structure, gene regulation and pathophysiological and immunological aspects. *Cell. Mol. Life Sci.* **65**, 1347-1360 (2008)

11) Spangler, B. D. Structure and function of cholera toxin and the related *Escherichia coli* heat-labile enterotoxin. *Microbiol. Rev.* **56**, 622-647 (1992)

12) Miyata, T. *et al.* Adenovirus-vectored *Plasmodium vivax* ookinete surface protein, Pvs25, as a potential transmission-blocking vaccine. *Vaccine* **29**, 2720-2726 (2011)

13) Miyata, T. *et al. Plasmodium vivax* ookinete surface protein Pvs25 linked to cholera toxin B subunit induces potent transmission-blocking immunity by intranasal as well as subcutaneous immunization. *Infect. Immun.* **78**, 3773-3782 (2010)

14) Arakawa, T. *et al.* Nasal immunization with a malaria transmission-blocking vaccine candidate, Pfs25, induces complete protective immunity in mice against field isolates of *Plasmodium falciparum. Infect. Immun.* **73**, 7375-7380 (2005)

15) Arakawa, T. *et al.* Serum antibodies induced by intranasal immunization of mice with *Plasmodium vivax* Pvs25 co-administered with cholera toxin completely block parasite transmission to mosquitoes. *Vaccine* **21**, 3143-3148 (2003)

16) Arakawa, T. *et al*. Malaria ookinete surface protein-based vaccination via the intranasal route completely blocks parasite transmission in both passive and active vaccination regimens in a rodent model of malaria infection. *Infect. Immun*. **77**, 5496-5500 (2009)
17) Lee, J. B., Jang, J. E., Song, M.K. & Chang, J. Intranasal delivery of cholera toxin induces th17-dominated T-cell response to bystander antigens. *PLoS ONE* **4**, e5190 (2009)
18) Sanchez, J., Svennerholm, A.M. & Holmgren, J. Genetic fusion of a non-toxic heat-stable enterotoxin-related decapeptide antigen to cholera toxin B-subunit. *FEBS Lett*. **241**, 110-114 (1988)
19) Holmgren, J. *et al*. Mucosal adjuvants and anti-infection and anti-immunopathology vaccines based on cholera toxin, cholera toxin B subunit and CpG DNA. *Immunol. Lett*. **97**, 181-188 (2005)
20) Sanchez, J. & Holmgren, J. Recombinant system for overexpression of cholera toxin B subunit in *Vibrio cholerae* as a basis for vaccine development. *Proc. Natl. Acad. Sci. U. S. A*. **86**, 481-485 (1989)
21) Lebens, M., Johansson, S., Osek, J., Lindblad, M. & Holmgren, J. Large-scale production of *Vibrio cholerae* toxin B subunit for use in oral vaccines. *Biotechnology. (N. Y)* **11**, 1574-1578 (1993)
22) Gennaro, M. L., Greenaway, P.J. & Broadbent, D.A. The expression of biologically active cholera toxin in *Escherichia coli*. *Nucleic Acids Res* **10**, 4883-4890 (1982)
23) So, M., Dallas, W.S. & Falkow, S. Characterization of an *Escherichia coli* plasmid encoding for synthesis of heat-labile toxin: molecular cloning of the toxin determinant. *Infect. Immun*. **21**, 405-411 (1978)
24) Ichikawa, Y., Yamagata, H., Tochikubo, K. & Udaka, S. Very efficient extracellular production of cholera toxin B subunit using *Bacillus brevis*. *FEMS Microbiol. Lett*. **111**, 219-224 (1993)
25) Harakuni, T., Sugawa, H., Komesu, A., Tadano, M. & Arakawa, T. Heteropentameric cholera toxin B subunit chimeric molecules genetically fused to a vaccine antigen induce systemic and mucosal immune responses: a potential new strategy to target recombinant vaccine antigens to mucosal immune systems. *Infect. Immun*. **73**, 5654-5665 (2005)
26) Arakawa, T., Chong, D.K. & Langridge, W.H. Efficacy of a food plant-based oral cholera toxin B subunit vaccine. *Nat. Biotechnol*. **16**, 292-297 (1998)
27) Nochi, T. *et al*. Rice-based mucosal vaccine as a global strategy for cold-chain- and needle-free vaccination. *Proc. Natl. Acad. Sci. U. S. A*. **104**, 10986-10991 (2007)
28) Matsumoto, Y. *et al*. Oral immunogenicity and protective efficacy in mice of transgenic rice plants producing a vaccine candidate antigen (As16) of *Ascaris suum* fused with cholera toxin B subunit. *Transgenic Res*. **18**, 185-192 (2009)
29) Arakawa, T. *et al*. 米国特許US 7,544,361 B2 [Heterotype Pentamer Recombinant Vaccine].

30）van Ginkel, F. W., Jackson, R. J., Yuki, Y. & McGhee, J. R. Cutting edge: the mucosal adjuvant cholera toxin redirects vaccine proteins into olfactory tissues. *J. Immunol.* **165**, 4778-4782（2000）
31）Glenn, G. M., Rao, M., Matyas, G. R. & Alving, C. R. Skin immunization made possible by cholera toxin. *Nature* **391**, 851（1998）
32）Clemens, J. D. *et al.* Field trial of oral cholera vaccines in Bangladesh. Lancet **2**, 124-127（1986）
33）Kobayashi, M. *et al.* Altered B:9-23 insulin, when administered intranasally with cholera toxin adjuvant, suppresses the expression of insulin autoantibodies and prevents diabetes. *J. Immunol.* **179**, 2082-2088（2007）
34）Arakawa, T. *et al.* A plant-based cholera toxin B subunit-insulin fusion protein protects against the development of autoimmune diabetes. *Nat. Biotechnol.* **16**, 934-938（1998）
35）Sun, J. B. *et al.* Intranasal administration of a Schistosoma mansoni glutathione S-transferase-cholera toxoid conjugate vaccine evokes antiparasitic and antipathological immunity in mice. *J. Immunol.* **163**, 1045-1052（1999）
36）Pizza, M. *et al.* Mucosal vaccines: non toxic derivatives of LT and CT as mucosal adjuvants. *Vaccine* **19**, 2534-2541（2001）
37）Gagliardi, M.C. & De Magistris, M.T. Maturation of human dendritic cells induced by the adjuvant cholera toxin: role of cAMP on chemokine receptor expression. *Vaccine* **21**, 856-861（2003）
38）Agren, L.C., Ekman, L., Lowenadler, B. & Lycke, N.Y. Genetically engineered nontoxic vaccine adjuvant that combines B cell targeting with immunomodulation by cholera toxin A1 subunit. *J. Immunol.* **158**, 3936-3946（1997）
39）Kakiuchi, T., Chesnut, R.W. & Grey, H.M. B cells as antigen-presenting cells: the requirement for B cell activation. *J. Immunol.* **131**, 109-114（1983）
40）Lupas, A. Coiled coils: new structures and new functions. *Trends Biochem. Sci.* **21**, 375-382（1996）
41）Kumar, H., Kawai, T. & Akira, S. Pathogen recognition by the innate immune system. *Int. Rev. Immunol.* **30**, 16-34（2011）
42）Roldao, A., Mellado, M.C., Castilho, L.R., Carrondo, M.J. & Alves, P.M. Virus-like particles in vaccine development. *Expert Rev. Vaccines* **9**, 1149-1176（2010）
43）Rutgers, T. *et al.* Hepatitis B Surface Antigen as Carrier Matrix for the Repetitive Epitope of the Circumsporozoite Protein of Plasmodium Falciparum. *Nat Biotech* **6**, 1065-1070（1988）

2.4 BCG-CWS（SMP-105）：現状と今後の展開

柳　義和*

2.4.1 はじめに

BCG-CWSは，結核予防ワクチンや表在性膀胱がん治療剤として使われている *Mycobacterium bovis* Bacillus Calmette-Guérin（BCG）の細胞壁骨格成分（cell wall skeleton）である。

BCGや結核菌などのミコバクテリアが強い免疫強化作用を持つことは古くから知られており，その死菌をミネラルオイルに懸濁した完全フロイントアジュバントは強力な免疫アジュバントとして実験動物で抗体作製や自己免疫疾患モデルの作製に広く使われて来た。しかし，強い副作用のためにヒトでは使えないとされている。

一方，BCGの免疫強化作用が細胞壁部分にあることが示され[1]，細胞壁骨格成分であるBCG-CWSを少量のミネラルオイルに懸濁して水中油型エマルション（oil-attached BCG-CWS）にすると，実験動物（マウス，モルモット，ウサギ）で強い抗腫瘍効果を示すことが報告されている[2~4]。BCG-CWSのがん免疫療法剤としての臨床研究は1970年代に大阪大学を中心に開始され，現在までに3,000名以上の患者さんに使われ，その臨床的なプロフィールが明らかになっている[5~18]。

BCG-CWSはこれまで非特異的免疫剤に分類され，その作用機序が明確でないとされて来たが，最近，免疫応答における自然免疫の重要性が明らかにされ，BCG-CWSの作用も自然免疫の活性化を介して抗原の存在下で強力な抗原特異的免疫反応を誘導するという明確な作用機序によっていることが明らかになった。BCG-CWSは，最新の免疫科学の成果に裏付けされた確かな作用を持ち，また，ヒトでの豊富な使用実績があり，その有効性と安全性が分かっているという点では，現在，実用化に最も近い強力なアジュバント作用を持つがん免疫療法剤と言うことができる。

しかし，BCG-CWSは，水にも有機溶媒にも不溶の複雑な構造を有する高分子物質で，物性的に極めて取り扱い難い性質を有している。そのため，一定品質の原薬や安定な製剤を提供することが困難であり，今まで医薬品としての開発は十分には行われて来なかった。

この問題を解決するために，より高純度，一定品質のミコール酸-アラビノガラクタン-ペプチドグリカンの基本構造を持つBCG-CWSの製造方法が検討され，医薬品化を視野に入れたBCG-CWSであるSMP-105の提供が可能になった[19]。以下，SMP-105（BCG-CWS）の基本的な性質とその今後の開発の方向性について述べる。

2.4.2 SMP-105（BCG-CWS）の製造

SMP-105の製造は，基本的には東らの方法[2]を改良，最適化することによって行われた[19]。概略を述べると，BCG Tokyo 172株の死菌を注射用水に懸濁して高圧破砕し，不溶性画分を得る。この分画より核酸分解酵素処理によって核酸を除去し，不溶性画分を界面活性剤で洗浄した

* Yoshikazu Yanagi　㈱MBR　代表取締役

後，さらに蛋白分解酵素処理と界面活性剤洗浄とを行い蛋白質を除く。不溶性画分はさらに有機溶媒洗浄によって脂質を除去し，SMP-105を得る。湿重量600gのBCG死菌から約10g（乾燥重量）のSMP-105が得られる。SMP-105に含まれるミコール酸-アラビノガラクタン-ペプチドグリカン以外の糖およびアミノ酸の量は3％（w/w）以下，DNAおよびtrehalose dimycolate（TDM）の量は0.05％（w/w）以下，エンドトキシンの量は0.0015 endtoxin units/mg以下であった。

2.4.3　SMP-105（BCG-CWS）の製剤

（1）　*in vitro*試験用製剤（水性懸濁製剤）

SMP-105はミコール酸という長鎖脂肪酸を約40％含み，水には極めて溶け難い性質を有している。そのため，*in vitro*試験は，SMP-105を0.01％ polysorbate 80に懸濁し，超音波やホモジナイザーで物理的に分散させたものを用いて行われた。

（2）　*in vivo*試験用製剤（水中油型エマルション製剤）

動物実験やヒトでの臨床研究には，BCG-CWSを少量のミネラルオイルに懸濁して作製した水中油型エマルション（oil-attached BCG-CWS）が用いられて来た。*in vitro*試験用の水性懸濁製剤は*in vivo*では効果を示さないと言われている。そのため，SMP-105の*in vivo*試験も水中油型エマルション製剤で実施された。油成分としてはミネラルオイルの代わりに体内で代謝可能なsqualaneが用いられ，注射用蒸留水を加えるだけで容易に水中油型エマルションを調製できる凍結乾燥製剤（以下，「SMP-105注」と称する）が作製された。その成分比は，SMP-105 0.6mg/mL，squalane16 mg/mL，1％ polysorbate 80，5％ mannitolであった。

2.4.4　SMP-105（BCG-CWS）の薬理学的特性・作用機序

（1）　SMP-105の免疫アジュバント活性[20]

マイトマイシンC処理により増殖できなくしたLewis lung carcinoma細胞（3LL細胞）とSMP-105注（12.5μg/マウス）を混合してday0，7にマウスの腹側部皮内に接種し（感作），day14に後肢足蹠へ3LL細胞を接種（惹起）して24時間後に足蹠の厚みを測定した。その結果，SMP-105注投与群では，対照群（ビークル投与群）に比較して明確な浮腫（遅延型過敏反応）が認められた。浮腫の程度は，SMP-105注の用量に相関することも明らかになっている。一方，SMP-105の代わりに，代表的なTLR2アゴニストであるPam3CSK4（12.5μg/マウス）をマイトマイシンC処理3LL細胞と混合して感作に用いても，浮腫は全く惹起されなかった。

（2）　SMP-105のマウスにおける抗腫瘍効果[21]

マイトマイシンC処理した3LL細胞とSMP-105注（12.5μg/マウス）を混合して7日毎に4回マウスの腹側部皮内に接種し（感作），最終感作7日後に腹側部皮内に3LL細胞の生細胞を移植して，腫瘍容積を経時的に測定した。

SMP-105注は，正常マウスとTLR4 KOマウスでは明確な抗腫瘍効果を示した。一方，その抗腫瘍効果はMyD88 KOマウスでは完全に損なわれたが，TLR2 KOマウスでは部分的に損なわれただけであった。マウスにおけるSMP-105の抗腫瘍効果にMyD88以降のシグナル伝達が極めて重要な役割を果たしていることは明らかであるが，TLR2を介したシグナル伝達の関与は部分的，TLR4は全く関与していないことが示された。

(3) SMP-105のモルモットにおける抗腫瘍効果[22, 23]

モルモットの化学発がん細胞株 line 10ヘパトーマ細胞を同系モルモットであるstrain 2に皮内移植し，移植部位と同じ体側の少し離れた場所にSMP-105注 3.75，15あるいは60μg/モルモットをday0，day7，day14に皮内投与した。その結果，SMP-105注投与により用量依存性にリンパ節転移が阻止され，原発巣の退縮が認められた。また，原発巣が退縮した個体にline 10ヘパトーマ細胞を再移植すると生着が拒絶されることが認められている。

一方，SMP-105注を細胞移植部位とは逆の体側に投与すると，SMP-105注の投与量を180μg/モルモットに増量しても抗腫瘍効果は全く認められなかった。

マイトマイシンC処理したline 10ヘパトーマ細胞とSMP-105注（60μg/モルモット）あるいはSMP-105注のビークルを同じ体側の少し離れた場所に投与し，2週間後に逆の体側にline 10ヘパトーマの生細胞を移植した。ビークル投与群（対照群）では腫瘍の生着，増殖が認められたが，SMP-105注投与群では，移植部位で遅延型過敏反応（強い発赤と浮腫）が認められ，8匹中4匹で腫瘍の生着が拒絶された。

以上の結果は，SMP-105注による抗腫瘍免疫の誘導には，投与部位近傍のリンパ節に抗原（腫瘍細胞）が存在することが必須であること，また，一旦誘導された抗腫瘍免疫は全身性に効果を発揮することを明確に示している。SMP-105注を単独で投与する場合には，リンパ節転移の部位を考慮して投与場所を選ぶ必要があり，また，より効果的に抗腫瘍免疫を誘導するためにはSMP-105注を抗原（増殖できなくしたがん細胞やがん抗原ペプチドなど）と一緒に投与することが必要なことが明らかになった。

2.4.5 SMP-105（BCG-CWS）に関する研究の課題と今後の展開

(1) *in vitro*試験用製剤（水性懸濁製剤）の改良

これまで，SMP-105の*in vitro*試験は，SMP-105を0.01％ polysorbate 80に懸濁して，物理的に強制的に分散させたものを用いて行われてきた。そのため，この懸濁液は，SMP-105の粒度分布の均一性や再現性に問題があり，*in vitro*データの定量的な取り扱いはできなかった。

この問題を解決するために，株式会社MBRでは，SMP-105の水性懸濁製剤の調製方法の検討を行い，0.2％ polysorbate 80（SMP-105 PS）あるいは0.1％ phosphatidyl cholineと0.03％ polysorbate 80（SMP-105 PC）を用いることにより2種類のSMP-105の単粒子分散水性懸濁製剤の調製方法を確立した。特に，SMP-105PSは113nm±34nmの粒度分布を有し，0.22μmミリポアフィルターによる無菌ろ過が可能であった。

SMP-105は，上述の方法により均一な水性懸濁製剤を調製することが可能になったため，抗SMP-105抗体を用いるELISAやHEK-Blue™-2細胞（InvivoGen社）を用いるバイオアッセイ（TLR2アゴニスト活性）などにより定量が可能になった。

また，SMP-105水性懸濁製剤（SMP-105PS）は，不完全フロイントアジュバントである

Montanide ISA 51と組み合わせて水中油型エマルションを作製すると完全フロイントアジュバント（CFA）と同等の活性を示すので，CFAの代わりに抗体産生や自己免疫疾患モデルの作製に用いることができる。また，その作用の強度はSMP-105とMontanide ISA 51の量で調節可能であった[24)]。

（2） SMP-105（BCG-CWS）の作用機序研究

BCG-CWSはTLR2およびTLR4アゴニスト活性を示すことが報告されている[25)]。一方，SMP-105はTLR2アゴニスト活性のみを有し，TLR4アゴニスト活性を示さなかった[21)]。しかし，「2. 4. 4（2）の項」で述べたように，マウスにおけるSMP-105の抗腫瘍効果にMyD88以降のシグナル伝達が極めて重要な役割を果たしていることは明らかであるが，TLR2を介したシグナル伝達の関与は部分的であることが示唆されている[21)]。

また，マウス未成熟樹状細胞由来細胞株BC-1を用いた研究[26)]でも，SMP-105によるBC-1のIL-12/IL-23 p40産生作用が抗TLR2抗体によって全く影響されなかったのに対し，代表的なTLR2アゴニストであるPam3CSK4の作用はこの抗体によって明確に阻害された。SMP-105のBC-1に対する作用はPam3CSK4とは明らかに異なり，TLR2を介していない可能性もある。

SMP-105はTLR2アゴニスト活性を有するが，その免疫アジュバント作用にはTLR2を介したものとそうでないものがあると考えられる。TLR2を介さない作用がより重要な役割を果たしている可能性もあり，その解明が今後の課題である。

（3） *in vivo*試験用製剤（水中油型エマルション製剤）の改良

BCG-CWSの*in vivo*試験には水中油型エマルション製剤（oil-attached BCG-CWS）が用いられて来た。ミネラルオイルは，ほとんどの場合，Drakeol 6VR（Pennsylvania Refining Co., Ltd., Buttler, Pa.）が使われたが，代わりに体内で代謝可能なsqualeneあるいはsqualaneが使われたこともある。BCG-CWS，ミネラルオイルとTween 80の量は文献によって必ずしも一定ではないが，代表的な例[4)]を述べると，BCG-CWS 4mg，Drakeol 6VR 10mgに0.2％ Tween 80を含む生理食塩液1mLが加えられて水中油型エマルションが作製されている。

SMP-105注の場合，凍結乾燥製剤の再懸濁性を良好に保つためにsqualaneの濃度（16mg/mL）を高くせざるを得ず，そのため，注射部位の皮膚刺激作用が強くなるおそれがあった。

株式会社MBRでは，ミネラルオイルとしてDrakeol 6VRやsqualaneの代わりにMontanide ISA51（Seppic Inc., Paris, France）を選択し，Montanide ISA51にSMP-105を懸濁した製剤（以下，「SMP-105/IFA」と称する）を*in vivo*試験用に提供する。Montanide ISA51はDrakeol 6VRとmannide monooleateからなる不完全フロイントアジュバント（IFA）で，がん抗原ペプチドワクチン療法の臨床研究において広く用いられている。SMP-105/IFAは，使用前に0.2％ polysorbate 80を加え，ボルテックスミキサーとGPシリンジコネクタ（株式会社グリーンペプタイド）を用いて水中油型エマルションを用時調製する。その成分比は，SMP-105 1mg/mL，Montanide ISA51 4～16mg/mL，polysorbate 80 0.2％である。Montanide ISA51の量は，臨床研究用には4mg/mL，動物実験用には16mg/mLを予定している。

2.4.6 おわりに

BCG-CWSは，1970年代からがん免疫療法剤としての臨床研究が開始され，現在までに3,000名以上の患者さんに使われ，多くの報告がある[5~18)]。その結果をまとめると，以下のようになる。

1）BCG-CWSは，多くの場合，単独で用いられて来た。
2）BCG-CWSの主な副作用（副反応）は，投与部位の強い炎症反応と発熱であった。但し，過量投与により間質性肺炎や肝酵素上昇を示すことがあるので注意を要する。
3）BCG-CWSが効果を発揮するためには以下の条件が必要である。
・患者が前治療などにより免疫不全状態にないこと。
・免疫を抑制する化学療法や放射線療法と同時に併用しないこと。
・自己のがん細胞が抗原として存在すること。
・抗腫瘍免疫が誘導される場としてリンパ節が重要であること。

即ち，これまでの臨床研究から，BCG-CWSは単独で用いても自己のがん細胞を抗原とするアジュバントとして働き，リンパ節を場として抗腫瘍免疫を誘導することが示されている。このことは，「2. 4. 4（3）の項」で述べたように，モルモットの化学発がん細胞株line 10へパトーマ細胞を用いた柏崎ら[22, 23)]の研究で，SMP-105についても明確に裏付けられている。

したがって，これから実施するSMP-105の臨床研究においても「抗原（腫瘍細胞）」と「リンパ節」がキイワードになる。

SMP-105を単独で用いる場合には，SMP-105の投与部位近辺の所属リンパ節に抗原として転移腫瘍細胞やその断片があることが必要である。事実，非小細胞肺がんの治癒切除例で鎖骨上窩に再発した症例を対象に行われたBCG-CWSの臨床研究[15)]で良好な成績が報告されており，また，次のような記述がこのことを裏付けている。「BCG-CWSを肩に皮内投与すると腋窩リンパ節が反応性に腫脹する例がみられる。またこれが皮膚に自壊してくる頻度も高い。……このような反応を示す症例は経験的に非常に予後がよい。」

また，SMP-105は抗原と一緒に投与すればより強い効果が期待できるので，がん抗原ペプチドや自家がん抗原と組み合わせてがんワクチン療法のアジュバントとして使うことも検討したい。

文　献

1）I. Azuma, *et al., Jap. J. Microbiol.*, **15**, 193（1971）
2）I. Azuma, *et al., J. Natl. Cancer. Inst.*, **52**, 95（1974）
3）T. J. Meyer, *et al., J. Natl. Cancer. Inst.*, **52**, 103（1974）

4) I. Azuma, *et al., GANN Monogr. Cancer Res.*, **24**, 121 (1979)
5) Y. Yamamura, *et al., Gunn*, **67**, 669 (1976)
6) K. Yasumoto, *et al., Gunn*, **67**, 787 (1976)
7) R. Ohno, *et al., Gann*, **69**, 179 (1978)
8) Y. Yamamura, *et al., Cancer*, **43**, 1314 (1979)
9) T. Ochiai, *et al., Cancer. Immunol. Immunother.*, **14**, 167 (1983)
10) H. Ikegami, *et al., Recent Results Cancer Res.*, **76**, 257 (1981)
11) A. Hayashi, *Proc. Japan Acad.*, **70**, 205 (1994)
12) A. Hayashi, *et al., Jpn. J. Clin. Oncol.*, **26**, 124 (1996)
13) A. Hayashi, *et al., Proc. Japan Acad.*, **74**, 50 (1998)
14) 林　昭, 医学のあゆみ　別冊, p.415 (2002)
15) 児玉　憲ほか, *Biotherapy* **17**, 490 (2003)
16) K. Kodama, *et al., Surg. Today* **39**, 194 (2009)
17) A. Hayashi, *et al., Cancer Sci.*, **100**, 1991 (2009)
18) T. Sasagawa, *et al., 69th Annual Meeting of Japanese Cancer Association*, Abstract Number P-1040 (2010)
19) Y. Uenishi, *et al., Chem. Pharm. Bull.*, **55**, 843 (2007)
20) M. Miyauchi, *et al., Drug Discov. Ther.*, **4**, 135-143 (2010)
21) M. Murata, *Cancer Sci.*, **99**, 1435 (2008)
22) Y. Kashiwazaki, *et al., Drug Discov.Ther.*, **2**, 168 (2008)
23) Y. Kashiwazaki, *et al., Drug Discov.Ther.*, **2**, 178 (2008)
24) S. Kishimoto, *et al., 14th Annual Meeting of Japanese Association of Cancer Immunology*, Abstract Number 47 (2010)
25) S. Tsuji, *et al., Infect. Immun.*, **68**, 6883 (2000)
26) Y. Yanagi, *et al., 69th Annual Meeting of Japanese Cancer Association* Abstract Number P-0851 (2010)

2.5 Cタイプレクチンを介する結核菌アジュバント作用機序

豊永憲司*1，山崎 晶*2

要旨

結核菌は宿主の免疫系を強く活性化することが知られている。この強力な作用を免疫賦活に利用する試みは古くから行われており，結核死菌を主成分とするComplete Freund Adjuvant（CFA）は広く知られるところである。結核菌には様々な免疫賦活化物質が含まれるが，中でもtrehalose-6, 6'-dimycolate（TDM）は，古くから“cord factor”と呼ばれる起炎剤として知られており，結核菌の病原性や毒性，炎症性に関与する化合物として長年研究が行われてきた。しかし，その受容体は半世紀以上不明であった。

近年我々は，Mincle（macrophage inducible C-type lectin）と呼ばれるC型レクチンがTDMの受容体であることを明らかにした。本稿では，受容体同定に至った経緯と，その結果明らかとなった新たな知見を紹介したい。

2.5.1 はじめに

結核菌*Mycobacterium tuberculosis*の感染によって引き起こされる結核は，現在においてもなお，重大な疾患の一つである。未だ，世界人口の約1/3にあたる20億人が罹患しており，毎年150万人以上が命を落としている。しかし結核菌は，結核の原因菌である一方で，非常に強い免疫賦活化作用を有するため，その死菌は，古くからCFAなどのアジュバント成分として汎用されてきた。

結核菌は，菌体表層に多量の脂質を含んでいる（図1）。菌体表層に含まれるミコール酸や糖脂質などの脂質成分は，抗酸性や疎水性といった結核菌の物理化学的性質を特徴付けるだけでなく，生体に対して様々な免疫活性を示すことが知られており[1, 2]，中でもTDMは，古くから“cord factor”と呼ばれる起炎剤として知られていた[3, 4]。結核に伴う強い炎症を起こす化合物として，TDMは長年研究されてきたが，その受容体は不明であった。近年，主に微生物由来のアジュバントに関しては，その受容体が，Toll様受容体やNOD様受容体，RIG様受容体といったパターン認識受容体（pattern recognition receptors；PRRs）であることが明らかとなってきており，TDMに関しては，2009年に，マクロファージに発現しているスカベンジャーレセプターのMARCO（macrophage receptor with collagenous structure）が，TLR2/CD14依存的にシグナルを伝えることが報告された[5)]。しかしその一方で，TDMによるシグナルはMyD88非依存的でFc受容体γ鎖（FcRγ）依存的であるという報告もあり[6)]，コンセンサスは得られていなかった。

一方，Mincle（Clec4eもしくはClecsf9）は，様々なストレスによって，主にマクロファージに発現が誘導されるC型レクチンとして，1999年に松本・審良らにより同定された分子である[7)]。実際にマクロファージをLPSや炎症性サイトカインで刺激すると，著しい発現上昇が見られる

*1 Kenji Toyonaga 九州大学 生体防御医学研究所 大学院生

*2 Sho Yamasaki 九州大学 生体防御医学研究所 教授

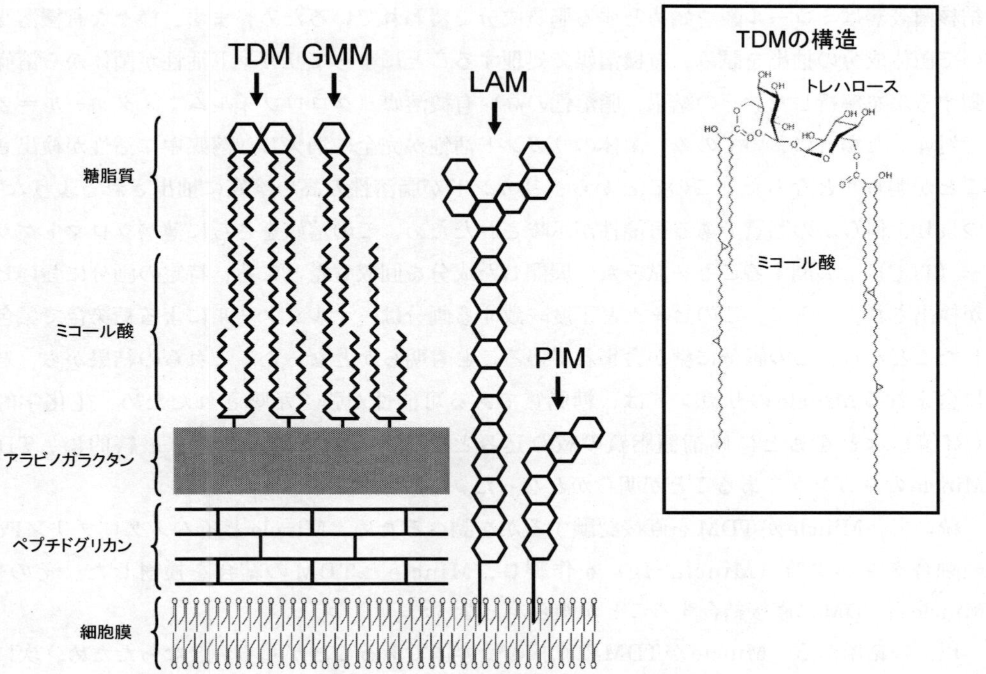

図1　結核菌細胞壁の構成
TDM ; trehalose-6, 6'-dimycolate
GMM ; glucose monomycolate
LAM ; lipoarabino mannan
PIM ; phosphatidyl inositol mannoside

が，そのリガンドや機能は良くわかっていなかった。そこで，我々はMincleの機能解析とリガンド探索を行い，これまでに，MincleがFcRγと会合してシグナルを伝える免疫活性化レセプターであること，さらに，Mincleのリガンド認識をGFPによってモニター出来るレポーター細胞を用いて，Mincleが死細胞及び病原性真菌マラセチアを認識することを見出した[8, 9)]。

多くのC型レクチンは複数の病原体を認識することが知られていることから[10)]，我々は，Mincleが病原性真菌以外の病原体も認識するかもしれないと考え，上述のレポーター細胞を用いて探索を試みた。

2. 5. 2　Mincleによる結核菌の認識

その結果，我々は，Mincleが結核菌を認識することを見出した[11)]。Mincleは，BCGの由来となった牛型結核菌の弱毒株*M. bovis* Bacille de Calmette et Guerin，及び非病原性の*M. smegmatis*，さらにはヒト型結核菌*M. tuberculosis*のいずれをも認識した。さらにこの認識が，抗Mincleブロッキング抗体によって阻害されたことから，Mincleが*Mycobacterium*属に共通して存在する分子を特異的に認識している可能性が強く示唆された。そこで，非病原性の*M. smegmatis*を用いて，結核菌におけるMincleリガンドの同定を試みた。先にも述べたように，結核菌表層はミコール酸を始めとする脂質成分で覆われているため，まず，様々な有機溶媒を用いて菌体成分の抽出を試み，有機溶媒で処理することによってリガンド活性が菌体から溶媒に移動するかを解析した。その結果，脂溶性の高い有機溶媒（クロロフォルム：メタノール＝2：1）で処理した場合においてのみ，菌体のリガンド活性が完全に消失し，溶媒中に活性が検出されることが明らかとなった。このことから，リガンドが脂溶性の高い溶媒に抽出されるような物質，つまり，何らかの脂質である可能性が示唆されたため，この溶媒をさらに薄層クロマトグラフィー（TLC）で展開することを試みた。展開した成分を回収したところ，特定の画分に強いピークが検出され，さらに，このピークと丁度一致する画分は，オルシノールによる糖染色で紫色を呈したことから，この画分に糖が含まれていることも明らかとなった。これらの結果から，結核菌に含まれるMincleのリガンドは，糖脂質である可能性が強く示唆されたため，生化学的性状（Rf値）などをもとに候補糖脂質の絞り込みと探索を行なったところ，最終的に，TDMがMincleのリガンドであることが明らかとなった。

続いて，MincleがTDMを直接認識するかを調べるため，MincleとイムノグロブリンFc領域の融合タンパク質（Mincle-Ig）を作製し，MincleとTDMの結合を検討した。その結果，MincleはTDMに直接結合することが明らかとなった。

以上の結果から，MincleがTDMの直接の受容体であることが明らかとなったため，次に，実際に生体においてMincleがどのような役割を担っているかを検討した。

2.5.3 Mincleを介したTDMに対する免疫応答

TDM及びその合成アナログであるTDB（trehalose dibehenate）はマクロファージを活性化し，NOや炎症性サイトカインの産生を誘導することが知られている。そこで，骨髄由来マクロファージを用いて，TDM及びTDBに対するMincleの寄与を解析した。IFNγで前処理を施した骨髄由来マクロファージを，プレートにコートしたTDM及びTDBで刺激すると，NO及びTNF，MIP-2の産生が誘導された。ところが，Mincle欠損マウス由来の骨髄由来マクロファージでは，これらの炎症性サイトカインの産生が完全に失われた（図2）。このことから，*in vitro*における，TDM及びTDBによるマクロファージの活性化は，Mincleに依存していることが明らかとなった。

次に，*in vivo*での寄与を検討した。マウスにTDMを投与すると，全身性の炎症が誘導されることが知られており，さらには，肺において，結核感染の特徴でもある肺胞肉芽腫（granuloma）が形成されることも知られている。TDMをoil-in-waterのエマリュージョンにして，尾静脈よりマウスに投与したところ，血中におけるIL-6，TNF量の上昇が認められたが，Mincle欠損マウス及びMincleのシグナルサブユニットであるFcRγ欠損マウスでは，これらの産生がほぼ完全に抑制された（図3）。同様に，肺組織においてもTNFやIL-1β，MIP-1αなどの炎症性サイトカインの発現上昇が認められたが，Mincle欠損マウスではこれらの発現上昇は認められなかった。肺胞肉芽腫は，浸潤してきた免疫系細胞が，結核菌を取り囲む形で集積した巣状病変で，一般には，結核菌を空間的に隔離し，感染を抑える働きをしていると考えられているが，Mincle

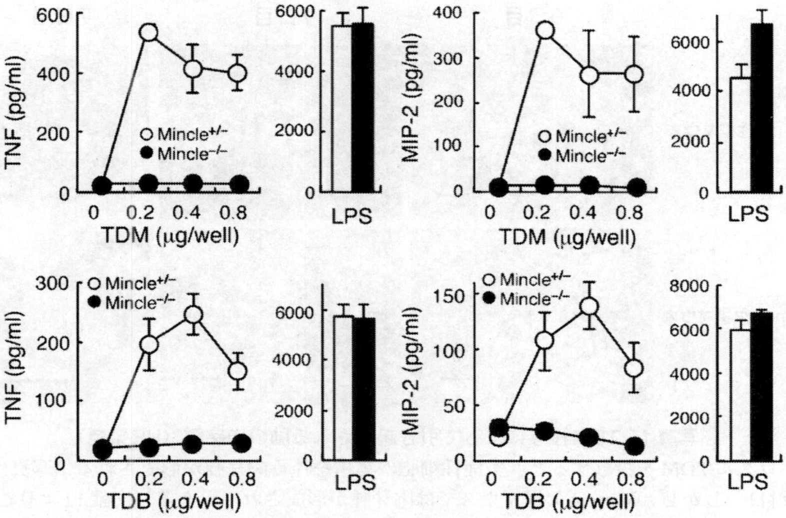

図2　TDM及びTDB刺激による炎症性サイトカインの産生
IFN-γで処理した骨髄由来マクロファージを，TDM及びTDBで刺激し，培養上清中のTNF及びMIP-2の産生量を測定した（文献11より一部改変）。

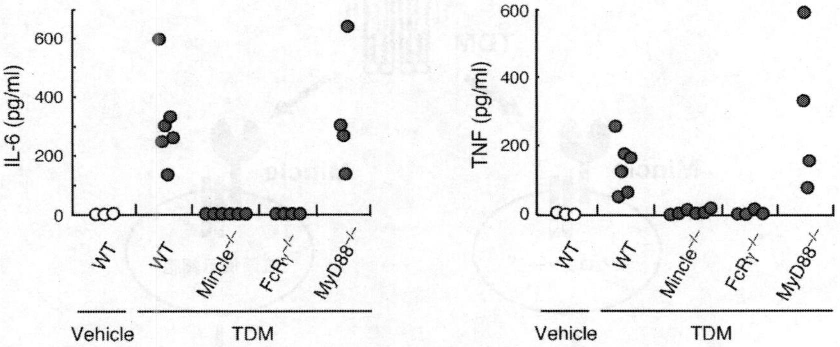

図3　TDMを投与したマウスにおける血中炎症性サイトカインの産生
TDMをマウスに投与し，血中の炎症性サイトカインの量を測定した。この解析結果から，TDMの認識にはToll様受容体は寄与しないことも強く示唆された（文献11より一部改変）。

欠損マウスでは，この肉芽腫が全く形成されなかった（写真1）。

以上の結果から，*in vivo*においてMincleは，TDMを認識して炎症性サイトカインやケモカインの産生を促すとともに，肺においては，肉芽腫形成を誘導する重要なレセプターであることが明らかとなった。

2.5.4　おわりに

アジュバントによって誘導される免疫応答を担う宿主側の受容体に関しては，長い間不明であったが，近年の自然免疫受容体の機能解析の進展とともに，その多くが明らかにされてきてい

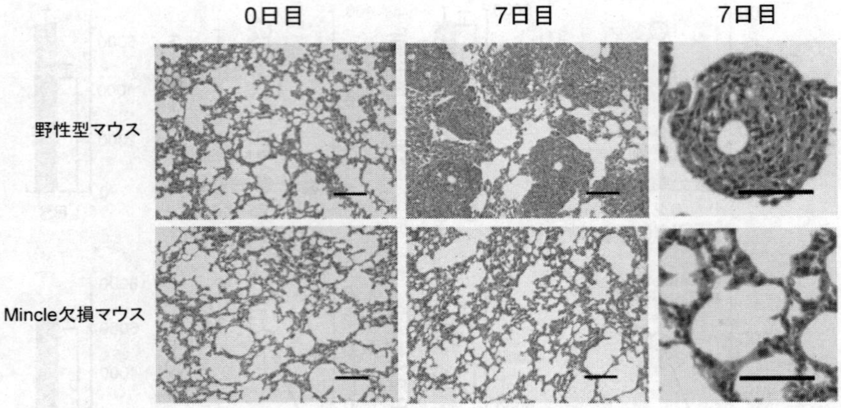

写真1　TDM投与によって引き起こされる肺の肉芽腫（HE染色）
マウスにTDMを投与すると，炎症性細胞の集積を伴う肉芽腫が形成される（写真は7日目）。しかし，Mincle欠損マウスでは肉芽腫が形成されなくなる（文献11より一部改変）。Scale bar, 100 μm

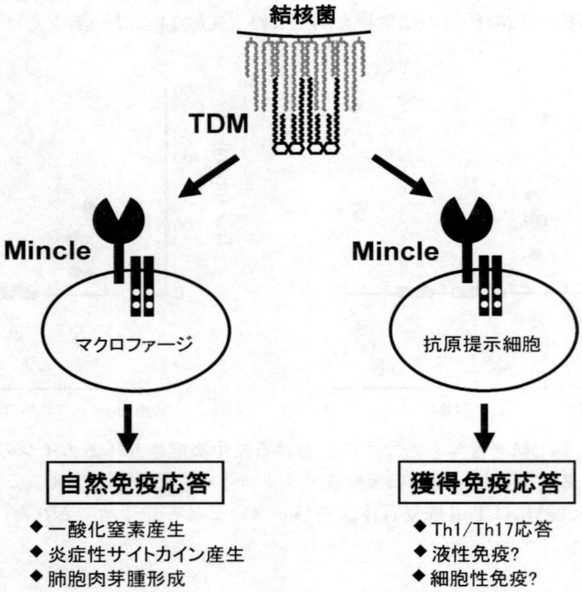

図4　Mincleを介した結核菌に対する免疫応答

る[12]。今回，TDM受容体としてMincleが新たに加わった。TDMの脂肪酸側鎖を短くした合成アナログであるTDBは，CAF01と呼ばれるアジュバントの主成分として用いられている。CAF01は，獲得免疫応答を強く誘導し，かつその安全性も高いことから，現在臨床試験まで進んでいるアジュバントである[13]。受容体を同定したことで，その免疫応答活性化の作用機序を分子レベルで解析出来るようになることが期待される。我々の報告の直後，SchoenenらもTDM

の受容体としてMincleを同定し，TDBをアジュバントとして用いたサブユニットワクチンによるTh1/Th17応答の誘導において，Mincleが重要な役割を果たしていることを報告している[14)]。Mincleが自然免疫応答を惹起するだけではなく，獲得免疫の活性化にも寄与していることを示唆するデータである（図4）。今後，Mincleの機能解析を通じて，リガンド特性やどのような獲得免疫応答に関与しているかが明らかになれば，Mincleを標的とした合成リガンドを創出することで，より効率の良い獲得免疫応答の活性化や，誘導される免疫応答を予め把握することが可能になるかもしれない。そのような合成リガンドを開発することで，結核菌のみならず，様々な感染症や腫瘍に対して，効果的なワクチン療法が可能となることを期待したい。

文　献

1） H. Saiga *et al., Clin. Dev. Immunol.*, **2011**, 347594（2011）
2） E. K. Jo, *Curr. Opin. Infect. Dis.*, **21**, 279（2008）
3） M. Yamaguchi *et al., Kekkaku*, **30**, 521（1955）
4） H. Bloch *et al., J. Exp. Med.*, **91**, 197（1950）
5） D. M. Bowdish *et al., PLoS Pathog.*, **5**, e1000474（2009）
6） K. Werninghaus *et al., J. Exp. Med.*, **206**, 89（2009）
7） M. Matsumoto *et al., J. Immunol.*, **163**, 5039（1999）
8） S. Yamasaki *et al., Proc. Natl. Acad. Sci. U S A*, **106**, 1897（2009）
9） S. Yamasaki *et al., Nat. Immunol.*, **9**, 1179（2008）
10） S. Vautier *et al., Cytokine Growth Factor Rev.*, **21**, 405（2010）
11） E. Ishikawa *et al., J. Exp. Med.*, **206**, 2879（2010）
12） R. L. Coffman *et al., Immunity*, **33**, 492（2010）
13） J. Davidsen *et al., Biochim. Biophys. Acta.*, **1718**, 22（2005）
14） H. Schoenen *et al., J. Immunol.*, **184**, 2756（2010）

2.6 プロバイオティック乳酸菌を利用した経口ワクチン・アジュバント研究の新展開

下里剛士*[1]，北澤春樹*[2]

2.6.1 プロバイオティクス（Probiotics）

ヒト腸管内には100種類，100超個もの微生物が存在するとされてきたが，これは培養可能な菌の種類と数についてのみの解釈であり，最近のメタゲノム解析によると，一般的な細菌が1,000～1,150種存在しており，ヒト腸内には最低でもそのうち160種が存在するものと推定されている[1)]。腸管などの消化管は，これら微生物や外来抗原に常に暴露されながらも，生命維持に必要な栄養素を消化・吸収しつつ，病原性微生物を排除あるいはモニタリングし，外界との巧妙なインターフェイスを担う最大の腸管免疫系を局所に発達させている。消化管内には，*Lactobacillus*属や*Bifidobacterium*属に代表されるプロバイオティクス（Probiotics）に加えて，生体にとって有害となる毒素原性大腸菌，黄色ブドウ球菌などの病原性細菌，腸内腐敗および発ガン関連物質を生み出すウェルシュ菌などの細菌が存在する。それら腸内細菌叢のバランスが生体の健康状態に深く関わることが示唆されており，近年，がん，心疾患，脳血管疾患，さらにはアレルギーや痴呆など，多くの病気と関連性が明らかになりつつある[2)]。

プロバイオティクスとは，「腸内細菌叢を改善することにより，宿主に有益な作用をもたらす生きた微生物」と定義され[3)]，その後，「十分量を摂取することにより宿主の健康に有益な作用をもたらす生きた微生物」と再定義され[4)]，食と健康に対する興味関心の高まりから広く世の中に浸透してきている。プロバイオティクスのなかでも，乳酸菌やビフィズス菌は，ヒトをはじめとした様々な動物種の口腔，消化管など粘膜に存在するグラム陽性菌であり，古来よりチーズやヨーグルトといった乳製品や発酵食品に利用されてきた。とくに先に述べた，元来ヒト腸内に共生してきた*Lactobacillus*属，*Bifidobacterium*属に加えて，古来より発酵食品に含まれる*Lactococcus*属，*Streptococcus*属，*Enterococcus*属，*Clostridium*属などの生理機能や，その作用機序についての基礎研究が盛んに行われている。また，プロバイオティクスを含む食品を摂取することにより，食生活などの生活習慣や，腸内菌叢のバランス改善が期待でき，現代の予防医学的観点からも極めて重要な機能性因子と考えられる。しかし，その曖昧な定義と健康維持・増進のメカニズムが不明瞭なため，プロバイオティクスの機能を有効活用する上で，医学的な価値を見出すまでには至っていない。

これまでのプロバイオティクス研究は，腸内菌叢において悪玉菌と呼ばれる有害細菌を抑制し，腸健康（Gut-health）の向上を目的とした腸内細菌学を基礎として展開されてきた。乳酸菌の持つ整腸作用，抗がん作用，抗感染症，免疫増強や抗アレルギー作用といった様々な機能性が報告されており[5)]，長期間にわたり摂取されてきた乳酸菌はヒトにおける高い安全性が担保されている。2003年には，Clancyにより，粘膜免疫の活性化を通じて，免疫系の活性化を促進する微

＊1 Takeshi Shimosato　信州大学　ファイバーナノテク国際若手研究者育成拠点　特任助教
＊2 Haruki Kitazawa　東北大学　大学院農学研究科　准教授

生物「イムノバイオティクス（Immunobiotics）」の概念が提唱され[6]，国内ではアレルギー予防効果を狙った新商品が誕生するなど，新しい“生体防御食品（Biodefense food）”の開発に向けた基礎研究が活発になった。しかし，粘膜免疫系におけるヘルパーT細胞バランスの改善効果を持つ微生物については，その作用メカニズムの複雑さと基礎研究報告数が少ないため，世間一般に認知されるまでには至っていない。

2.6.2　乳酸菌由来アジュバント成分

乳酸菌の中には，夾膜性多糖や菌体外多糖を作る菌があり，それらの中でリン酸化多糖は，抗腫瘍作用や免疫賦活作用を有することが明らかにされている[7,8]。とくに，*Lactococcus lactis* subspecies *cremoris* が生産する菌体外多糖は，RP105/MD-1に認識され，フォスファチジルイノシトール-3-キナーゼ（PI3K）およびブルトンズチロシンキナーゼ（BTK）を介するシグナル伝達により免疫活性を発揮することが示された[9]。また，乳酸菌の一部は腸管パイエル板のM細胞より取り込まれ，菌体の細胞壁を構成するペプチドグリカン（PGN），リポテイコ酸（LTA），や菌体内の染色体DNAの消化に伴う分解断片（モチーフ）が，免疫細胞を活性化させる機構の一端が明らかとなった[10]（図1）。グラム陽性菌の菌体表層を厚く覆うPGNの多彩な生物活性は，ムラミルジペプチド（MDP）によるところが大きい[11]。PGNはTLR2（Toll-like receptor2）のリガンドとされるが，ムラミルジペプチドはTLR2非依存的に作用し，最近になって，NOD（Nucleotide-binding oligomerization domain-containing protein）1とNOD2分子がそれぞれPGNのジアミノピメリン酸含有ペプチド部分とムラミルジペプチド部分を認識する細胞内レセプターであることが証明された[12]。また，*Lactobacillus gasseri*（*L. gasseri*）や *Lactobacillus delbrueckii* subspecies *bulgaricus*（*L. bulgaricus*）などの乳酸菌染色体DNAの分解断片が，樹

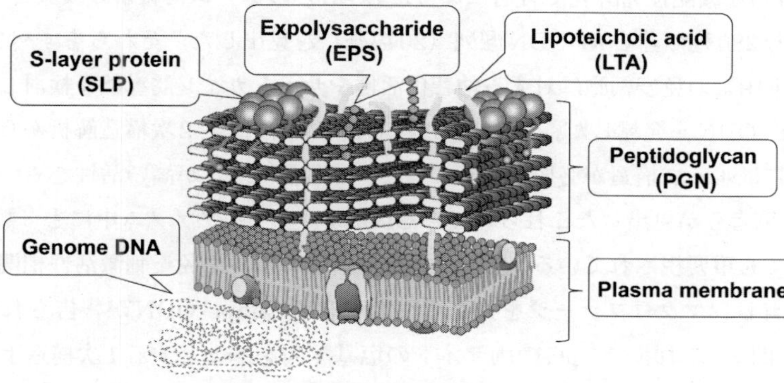

図1　乳酸菌由来機能性成分モデル

グラム陽性菌に分類される乳酸菌の菌体膜表層は厚いペプチドグリカン（PGN）層に覆われ，リポテイコ酸（LTA）や菌体外多糖（EPS）成分と併せて細胞壁を構成している。これらの成分に加えてゲノムDNAなどがTLRファミリーのリガンドとなって自然免疫系を刺激している。乳酸菌のみならず，海藻やキノコ由来の多糖成分もTLRに認識されることが報告されており，多様な食品因子がTLRを介して免疫応答を調節することが明らかとなっている。

状細胞表面のToll様受容体（TLR）9などの機能性タンパク質に認識され，その結果多くのサイトカインを生産し，免疫系を調節する機構が推定されている。このように，これまで乳酸菌やヨーグルトは健康に良いと言われてきた疫学的調査に対して，分子レベルでの科学的な実証解明が進んでいる。

筆者らは，イムノバイオティクスのゲノムDNA配列に注目し，Toll-like receptor（TLR）9のリガンド構造に興味深い知見を得た。微生物由来のゲノムDNAや，その配列に基づき化学合成されたオリゴヌクレオチド（ODN）は，感染症，ガン，アレルギー，炎症性疾患の予防および治療などを目的としたアジュバント分子として期待されている[13)]。とくに，免疫応答の活性化を誘導するDNAは免疫刺激性DNAと呼ばれ，動物種における免疫活性の違いなどから活性配列の探索が進み，シトシン（C）とグアニン（G）塩基の並んだ特徴的なモチーフ（CpG配列）を中心とした5'，3'-側鎖配列の検討が行われてきた。また，2000年にはCpG配列の受容体としてTLR9が同定され，免疫系におけるCpG DNAの作用について飛躍的に理解が進んできている。さらに近年，免疫原性核酸による免疫活性化機構において，様々な核酸結合タンパクを介する機構が発見され，高等生物の有する複雑な自然免疫機構が明らかになりつつある。

筆者らは*L. gasseri* JCM1131^{T}株由来のゲノムDNAから，アデニン（A）とチミン（T）からなるATコア配列を含み，CpG配列を全く含まない（非CpG）興味深い配列を発見し，「AT-ODN」と命名した。AT-ODNによるサイトカイン産生について，TLR9トランスフェクタントを構築し解析した結果，Th-1系免疫誘導能を有することが明らかとなった[14)]。このことから，AT-ODNが新規な免疫刺激性ODNであると同時に，非CpG DNAもTLR9のリガンドになりうることが明らかとなった。そこで，筆者らはATコア配列を含むAT-ODNを網羅的に検索し，活性と構造相関の詳細を検討するため，明治乳業株式会社との共同で，*L. gasseri* OLL2716株（ピロリ菌に有効な機能性発酵乳で有名になったLG21）のゲノム情報より検索したところ，ATコア配列を含む280種の非CpG ODN配列（20塩基）を見出した。それらをすべて化学合成し，ブタおよびヒト由来の免疫細胞に対する幼若化活性やサイトカイン誘導能を検討した結果，強い免疫刺激性AT-ODNを発見した。280種のAT-ODNを用いて，2次構造解析からのアプローチで，活性発現にはループ構造が必要であり，とくに6塩基ループが高い活性をもつことがわかった[14)]（図2）。筆者らが見出したこれらのAT-ODNは，マラリアゲノム中にも多数見出され，医学分野においても重要視されている[15)]。また，2次構造に基づく免疫刺激活性相関から，非常に安定な構造を有し，マクロファージを強く活性化するY-shape ODNが報告されている[16)]。筆者らの研究成果は，これまでCpGの両サイドの塩基配列を基準とする1次構造より考えられてきた免疫刺激性の構造相関に関する知見に加えて，2次構造からのアプローチの重要性を提案するものである。今後，CpGおよび非CpG DNAの免疫刺激性における構造特性について，新たな理論の展開に繋がるものと期待される。

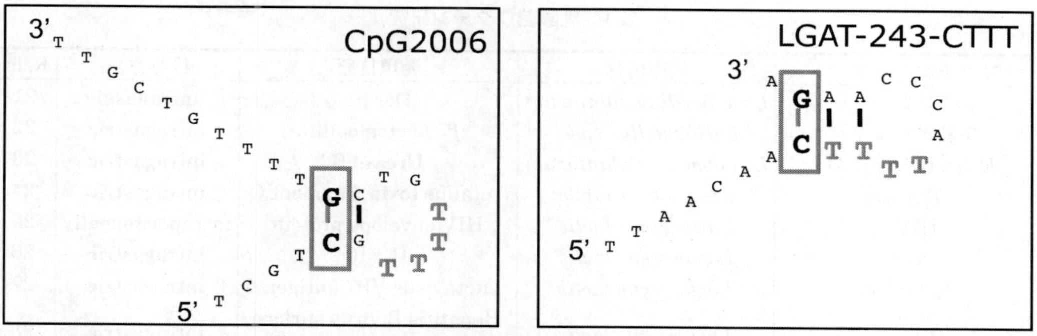

図2　免疫刺激性オリゴヌクレオチドの2次構造
筆者らは*Lactobacillus gasseri* OLL2716株由来の280種のAT-ODNを用いて，2次構造解析からのアプローチから活性発現にはループ構造が必要であり，とくに6塩基ループが高い活性をもつことを発見した。CpG2006（ヒト型モチーフを含み強い免疫刺激性を有するODN）とLGAT-243の塩基置換型ODNの活性をヒト末梢血単核球からのIL-12p70産生能を指標として検討した結果，ループからステム内に5'-TTTT-3'構造をもち，ステムの部分に5'-C…G-3'構造がある場合に，より強い活性を示すことがわかった。CpG2006については，ループ内に5'-C…G-3'構造をデザインすることにより，プロトタイプよりさらに強力なオリゴヌクレオチドが見出された。

2.6.3　乳酸菌アジュバント・ワクチン開発の最前線

プロバイオティック乳酸菌の生理機能性についての研究が進む一方，近年の遺伝子組み換え技術の発達により，目的タンパク質を発現する組み換え乳酸菌の作出が可能となった。とくに乳酸菌を有用タンパク質の運搬体とするアイディアから，粘膜ワクチンとしての利用性が注目されている。乳酸菌の遺伝子操作は1970年代から報告され，乳酸菌で遺伝子を効率よく導入するために形質転換が検討された。1980年代には本格的に分子遺伝学の手法が取り入れられ，基礎的な遺伝子操作技術が確立された。当初，細胞を細胞壁分解酵素によって裸（プロトプラスト）にしポリエチレングリコール存在下で，プラスミドDNAベクターを導入するプロトプラスト法により，産業的に研究が進んでいた*Lactococcus*属や*Lactobacillus*属の一部の乳酸菌株で形質転換が成功した[17)]。その後，細胞懸濁液に電気パルスをかけることで細胞膜に微小な穴をあけ形質転換を行う電気穿孔（エレクトロポレーション）法が主流となり[18)]，*Lactococcs*属以外の乳酸菌でも遺伝子導入が行えるようになった。さらに近年では，多くの乳酸菌用のタンパク質発現ベクターが開発されたことで，安全な運搬システムが提案でき，乳酸菌生ワクチンの開発に向けた研究基盤が整ってきた。最も代表的なものとしてNICEシステムが知られており，これはペプチド性抗菌物質の一種で食品防腐剤としても世界中で使用されているナイシンの生合成機構を利用したものである。ナイシンプロモーターを付与したプラスミドを遺伝子導入し，培地に低濃度のナイシンを誘導剤として加えることで，目的遺伝子の発現を促進するシステムである。この系は，食品ですでに利用されているナイシンを用いることから，安全性が担保されている。また，*LacF*遺伝子欠損株に対して*LacF*遺伝子を含むプラスミドを形質転換に用い，抗生物質耐性遺伝子を含まないFood Grade遺伝子組み換えの手法も確立されている[19)]。この様に，すでに遺伝子組み換

表1　乳酸菌ワクチン研究

ワクチンターゲット	使用菌株	発現抗原	投与方法	Refs.
ダニアレルギー	*Lactobacillus plantarum*	Der p1	intranasal	21
牛乳アレルギー	*Lactobacillus casei*	β-Lactoglobulin	intragastric	22
Helicobacter pylori	*Lactobacillus plantarum*	Urease B	intragastric	23
Tetanus	*Lactococcus lactis*	Tetanus toxin fragment C	intragastric	24
HIV-1	*Lactococcus lactis*	HIV envelope protein	intraperitoneally	25
IBD	*Lactococcus lactis*	IL-10	intragastric	26
Rotavirus	*Lactococcus lactis*	Rotavirus VP7 antigen	intragastric	27
Hepatitis B virus	*Lactococcus lactis*	Hepatitis B virus surface antigen	intragastric	28
Human papillomavirus	*Lactococcus lactis*	E7 oncoprotein	intranasal	29
Proteus mirabilis	*Lactococcus lactis*	MrpA	intranasal	30
Th1 cytokine production	*Lactococcus lactis*	IL-12	intranasal	31
Salmonella enterica	*Lactobacillus casei*	IL-1β	intragastric	32
SARS	*Lactobacillus casei*	Spike antigen segment	intranasal	33

え乳酸菌ワクチンの概念は，アイディアに留まらず，実現に向けた研究開発が行われる段階に入ってきている（表1）[20～33]。

これまで乳酸菌はおもに発酵食品製造と健康効果を担うものとして認識されてきたが，今後は有用物質の生産体や運搬体としての役割も期待される。実際，Hazebrouckらは牛乳アレルギーの原因物質として考えられているβラクトグロブリンを生産する*Lactobacillus casei*遺伝子組み換え乳酸菌を作出し，同菌株の経口および経鼻投与による抗牛乳アレルギー反応の誘導能を報告した[22]。また，Rigauxらは，ダニ抗原を発現する遺伝子組み換え乳酸菌を作出し，マウスに経鼻投与することで，ダニ抗原に対するアレルギー反応を抑制することを明らかにした[21]。すなわち，アレルギーを引き起こすアレルゲンタンパクを粘膜局所に効果的に提示し，免疫寛容を誘導できれば，アレルギー症状を軽減できる可能性が考えられる。経口免疫寛容とは，食品などの生体にとって必要なものにはアレルギーを起こさない，つまり抗原として認識せず免疫反応が起こらない仕組みであるが，その機構については依然として不明な点が多い。Kajikawaらは強力なアジュバントとして知られるインターロイキン（IL）-1強を菌対外へ分泌する*Lactobacillus casei*株を作出し，サルモネラワクチンのアジュバントとしての利用性を検証した[32]。さらに，潰瘍性大腸炎などの炎症性腸疾患にIL-10が有効であることから，腸管内においてIL-10を生産する*Lactococcus lactis* subspecies *lactis*を胃内投与することで，デキストラン硫酸誘発大腸炎の発症リスクを50％に抑えることが示された[26]。今後は，*Lactobacillus casei*株など至適生育温度が生体に近い菌株や腸内常在性の高い菌株を利用することで，優れた乳酸菌生ワクチンの開発が期待できる。

現時点において，遺伝子組み換え微生物はカルタヘナ法による規制を受けることから，その有効利用に向け研究レベルの域を超えることは困難である。その背景には，遺伝子組み換え作物（Genetically modified organism; GMO）をはじめとした遺伝子組み換え体に対する倫理上の問題がある。したがって，上述の例のような乳酸菌組み換え体の利用には，安全性を含めた基礎的知見の蓄積が必要である。我が国では，2009年6月，「ニューカッスル病ウイルス由来F蛋白遺伝子導入マレック病ウイルス1型207株」が，新たに鶏用遺伝子組み換え生ワクチンとして，カルタヘナ法に基づき第一種使用規程が承認された。しかしながら，我が国における遺伝子組み換え生ワクチンの登録は，対鶏，対猫用ウイルスを用いた2件のみであり，残念ながら，遺伝子組み換え微生物を用いた生ワクチンは存在しないのが現状である。カルタヘナ法に基づき環境への影響を考慮した上で，人類の健康維持・増進という観点から，将来的には組換え技術に対する科学的な理解が進むことに期待したい。とくに欧州各国では乳酸菌組み換え体の応用研究を急速に推し進めていることからも，我が国においても各研究機関が連携を組み安心・安全な乳酸菌組み換え技術の基盤を構築してゆく必要がある。

文　　献

1）J. Qin *et al.*, *Nature*, **464**, 59（2010）
2）J. P. Kraehenbuhl *et al.*, *Science*, **303**, 1624（2004）
3）R. Fuller, *J. Appl. Bacteriol.*, **66**, 365（1989）
4）M. Pineiro *et al.*, *J. Nutr.*, **137**, 850（2007）
5）G. Reid *et al.*, *Nat. Rev. Microbiol.*, **9**, 27（2011）
6）R. Clancy, *FEMS Immunol. Med. Microbiol.*, **38**, 9（2003）
7）H. Kitazawa *et al.*, *Int. J. Food. Microbiol.*, **31**, 99（1996）
8）T. Sato *et al.*, *J. Food. Prot.*, **67**, 1719（2004）
9）M. Tohno *et al.*, *Mol. Immunol.*, **44**, 2566（2007）
10）H. Kitazawa *et al.*, *Anim. Sci. J.*, **79**, 11（2008）
11）S. Traub *et al.*, *J. Endtoxin. Res.*, **12**, 69（2006）
12）H. L. Rosenzweig *et al.*, *Arthritis Rheum.*, **62**, 1051（2010）
13）D. M. Klinman, *Nature Rev. Immunol.*, **4**, 249（2004）
14）T. Shimosato *et al.*, *Cell. Microbiol.*, **8**, 485（2006）
15）P. Parroche *et al.*, *Proc. Natl. Acad. Sci. USA.*, **104**, 1919（2007）
16）M. Nishikawa *et al.*, *Immunol.*, **124**, 247（2008）
17）P. M. Walsh *et al.*, *Appl. Environ. Microbiol.*, **43**, 1006（1982）
18）M. Chassey, *FEMS Microbiol. Rev.*, **46**, 297（1987）
19）P. G. Ruyter *et al.*, *J. Bacteriol.*, **178**, 3434（1996）
20）J. M. Wells *et al.*, *Nat. Rev. Microbiol.*, **6**, 349（2008）
21）P. Rigaux *et al.*, *Allergy*, **64**, 406（2009）
22）S. Hazebrouck *et al.*, *Vaccine*, **27**, 5800（2009）
23）B. Corthesy *et al.*, *J. Infect. Dis.*, **192**, 1441（2005）

24) K. Robinson *et al.*, *Infect. Immun.*, **72**, 2753 (2004)
25) K. Q. Xin *et al.*, *Blood*, **102**, 223 (2003)
26) L. Steidler *et al.*, *Science*, **289**, 1352 (2000)
27) A. Perez *et al.*, *J. Appl. Microbiol.*, **99**, 1158 (2005)
28) Q. Zhang *et al.*, *Microbiol. Res.*, **166**, 111 (2011)
29) L. G. Bermúdez-Humarán *et al.*, *J. Med. Microbiol.*, **53**, 427 (2004)
30) P. Scavone *et al.*, *Microb. Infect.*, **9**, 812 (2007)
31) L. G. Bermúdez-Humarán *et al.*, *Infect. Immun.*, **71**, 1887 (2003)
32) A. Kajikawa *et al.*, *Clin. Vaccine Immunol.*, **17**, 43 (2010)
33) J. S. Lee *et al.*, *J. Virol.*, **80**, 4079 (2006)

2. 7 NOVEL ADJUVANT: A NANOCRYSTAL FROM MALARIA PARASITES

Cevayir Coban [*1], Keiichi Ohata [*1, 2], Yoshikatsu Igari [*2],
Masahiro Kato [*2], Toshihiro Tsukui [*2]

2. 7. 1 Introduction

Vaccination is a key weapon in the fight against many infectious diseases. Interestingly, its application has recently been explored for combating non-infectious diseases such as autoimmunity and cancer. Although it is well-recognized that adjuvants potentiate the efficacy of vaccines[1~3], their mechanism of action is poorly understood. A range of particulate adjuvants (or adjuvants in particulate formulations) have already been tested or have entered clinical trials for use in humans (i.e. aluminum hydroxide and oil-in-water emulsions such as MF59 or ASO4)[4, 5]. Recently, however, much research has focused on understanding the mechanism of action for aluminum-based salts, a nano-particulate adjuvant[6~9]. Crucially, because aluminum-based adjuvants (Alum) are the only adjuvants approved for use in human vaccines, understanding their mechanisms of action may improve the efficacy of future vaccine formulations.

This chapter focuses on a new nanocrystal-shaped adjuvant called hemozoin, which is derived from malaria parasites. The presence of hemozoin crystals in malaria parasites has been known for a long time[10], but their use as an adjuvant has only recently been explored. In the following sections, we provide an overview of hemozoin and its use as an adjuvant.

2. 7. 2 What is hemozoin?

Hemozoin is a metabolite that was first noticed as a dark-brown pigment in the red blood cells of malaria infected patients and in the midgut of some malaria transmitting mosquitoes (reviewed in reference[10]). Malaria is caused by *Plasmodium* parasites that are transmitted to a vertebrate host via the bite of an infected female *Anopheles* mosquito. After a period of development in the liver, the parasites repeatedly invade host erythrocytes, a process which can cause severe disease. In young children and non-immune individuals the disease can prove life threatening. Periodic cyclical fevers are the classic hallmark of malaria infection; these fevers occur when the parasites rupture and re-invade host erythrocytes as part of their repetitive life cycle in the blood. During this part of the life cycle, hemozoin, which is released into the blood stream by ruptured schizont stage parasites, is captured by

---

*1 Laboratory of Malaria Immunology, Immunology Frontier Research Center, World Premier Institute for Immunology, Osaka University

*2 ZENOAQ, Nippon Zenyaku Kogyo Co., Ltd.

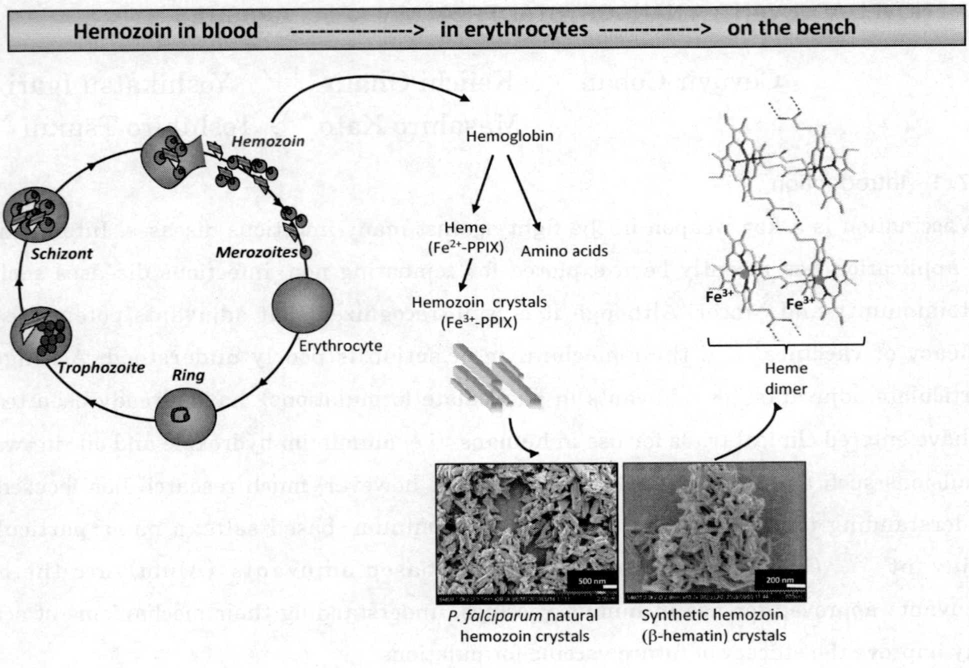

Fig1

macrophages, spleen and liver cells (Figure1). Malaria parasites scavenge host hemoglobin (by proteolysis) for their own nutritional requirements and detoxify the free heme (Fe^{2+}-protoporphyrin IX) released by converting it into insoluble crystals (Fe^{3+}-protoporphyrin IX). These events occur at a fairly low pH (pH < 6 within the digestive vacuole of the parasite while it resides inside the erythrocyte (Figure1)[11, 12]. Insoluble hemozoin crystals synthesized by *Plasmodium* parasites have a brick-like shape and size that ranges between 50-500nm (Figure1). However, the mechanism by which hemozoin crystallization occurs is not well understood. Several mechanisms have been proposed, such as biosynthesis in lipid nanospheres[13, 14], help from other proteins[15], or via a biomineralization process (reviewed in[16]). However, *Plasmodium spp.* are not the only one, there are other blood-feeding hemoglobin digesting organisms capable of converting heme into hemozoin crystals. Studying such microorganisms might help us to unravel the mechanism of hemozoin formation[17].

2. 7. 3 Structure of hemozoin and its analog β-hematin (synthetic hemozoin)

After almost 100 years of investigation, X-ray powder diffraction infrared spectral analysis finally showed that hemozoin crystals are identical to synthetic β-hematin crystals; in fact such crystals can be easily produced on the laboratory bench[18~20]. Accordingly, both types of crystal are composed of cyclic heme dimers containing reciprocal ferric iron (Fe^{3+}) and to complete crystallization process, the heme dimers become integrated into each other through hydrogen bonds (Figure1)[20]. However, despite such chemical similarities between natural hemozoin and β-hematin, dissimilarities such as crystal size and morphology have been observed. For example, *Plasmodium falciparum*-made natural hemozoin crystals have an evenly distributed size and shape, whereas the various purification protocols used for making synthetic β-hematin crystals (e.g. using different solvents and temperatures) are known to affect their size, shape and faces[19, 21, 22]. Because synthetic β-hematin crystals are easy, cheap and safe to produce they are becoming widely used for immunological and vaccine studies, hence it is important to delineate how different crystal shapes and sizes could affect their adjuvanticity[12, 23] (see *Synthetic hemozoin (β-hematin) nanocrystals possess adjuvant properties* below for further information).

2. 7. 4　Hemozoin and the immune system

It is well recognized that the release of hemozoin from erythrocytes leads to activation of both pro-and anti-inflammatory responses. Hemozoin leads to production of pro-inflammatory cytokines (i.e. IL6, TNFα and IL12), anti-inflammatory cytokines (i.e. IL10) and various chemokines (i.e. MCP-1, IL8 and MIF) from macrophages and DCs[12, 24]. Moreover, the almost continuous production of hemozoin crystals during a malaria infection can cause its accumulation in the reticuloendothelial system (i.e. macrophages, leukocytes and tissues such as the liver and spleen), a factor that might be correlated with disease severity[25, 26]. It was recently suggested that hemozoin derived from *P. falciparum* mediates innate immune system activation via binding to TLR9[23, 27, 28]. In addition, other groups have recently suggested that the uric acid released during a malarial infection might activate the innate immune system, while the hemozoin crystals themselves might be the cause of excessive uric acid production[29, 30]. Furthermore, it was reported that hemozoin crystals activate macrophages, leading to the release of IL1β through the NLRP3 inflammasome complex[30~32]; however, several different mechanisms have been postulated to account for this[12]. Overall, these studies suggest that hemozoin crystals, in either their natural or synthetic forms, have immunomodulatory properties on various immune cell types *in vitro* as well as *in vivo* during malaria infection where they can interact with various immune system molecules including TLR9 and NLRP3. It should be of interest, therefore, to study the importance of these findings in the context of disease outcome, and for drug and vaccine targeting of malaria parasite in endemic areas.

2. 7. 5　Adjuvant properties of hemozoin

Hemozoin is a built-in-adjuvant for Plasmodium antigens. Malaria parasites obtained

Table1 The various adjuvant properties of hemozoin

Antigen	IgG antibody (isotypes)		
	Mouse		Dog
	Balb/c	C57Bl/6	
Model Antigens			
OVA	IgG1	IgG1 > IgG2b	N.A.
HSA	IgG1 > IgG2a ≥ IgG2b	IgG1 > IgG2b ≥ IgG2a > IgG2c	N.A.
Infection antigens			
Bacteria (inactivated *E. coli*)	IgG2a	N.A.	N.A.
Bacteria (inactivated *S. aureus*-Mucosal)	IgA in BALF IgG1 in serum	N.A.	N.A.
Virus (inactivated PRRSV)	IgG2a	N.A.	N.A.
Malarial antigens	N.A.	IgG1 and IgG2b	N.A.
Allergen antigens			
Derf2	IgG1 ≥ IgG2a	IgG1	High IgG2, Low IgG1, Low IgE

Abbreviations: OVA; Ovalbumin, HSA; Human serum albumin, PRRSV; Porcine Reproductive and Respiratory Syndrome Virus, Derf 2; *Dermatophagoides farinae* house-dust mite allergen. N. A. ; not applicable

from *in vitro P. falciparum* (Pf) blood-stage culture were found to contain "built-in" adjuvant components in which their adjuvanticity was mediated by TLR9[23]. Briefly, mice were immunized with whole-parasite (Pf) antigens without any additional external adjuvant; high serum titers of anti-Pf-specific IgG (mainly IgG2c) and T cell-specific IFNγ responses were recorded in which the responses were profoundly altered in the TLR9-deficient mice compared to the wild-type mice. Additional detailed investigations were performed to characterize the actual adjuvant component which acts via TLR9, because TLR9 has been shown to mediate innate immune system activation by hemozoin, a heat-labile fraction, and DNA derived from *P. falciparum*[27, 33, 34]. The results suggested that the critical component was in fact hemozoin, the adjuvant properties of which had been suspected earlier[35]. Indeed, both Pf-derived natural hemozoin and synthetic hemozoin (β-hematin) show potent adjuvant properties in mice when used with several model antigens, as well as malaria antigens, and when immunized subcutaneously, intraperitoneally, or intranasally[23].

Synthetic hemozoin (β-hematin) nanocrystals possess adjuvant properties. Synthetic hemozoin mediated antigen-specific IgG responses are mainly IgG1 followed by IgG2b and IgG2c, but this may depend on the antigen as well as the species/strain of animals immunized (Table1). The reasons for this are not clear at present. Presumably, each antigen mixture could have a different affinity for synthetic hemozoin. Alternatively, this could be due to the differential expression of immune system receptors (i.e. TLR9) among different cell types and animal species /strain. Clearly, this warrants further investigation. A summary of the available synthetic hemozoin immunization data (antibody responses) obtained from various animal models with various antigens are provided in the Table. In addition, we noted that in mice, substantial amounts of IL-13 and IL-5 were produced, but only after boost immunizations by spleen cells; no IFNγ or IL17 was detected[23].

However, as noted above, synthetic hemozoin crystals produced by various methods, although creating crystals that are chemically identical to native hemozoin, differ in their exact shape and size. Bearing this in mind, several hemozoin production protocols were employed to investigate the possible impact that the different crystal sizes and shapes had on the adjuvant properties[12, 23]. The results conclusively showed that synthetic hemozoin crystals need to be a certain size to obtain the optimal adjuvant effect. The optimal crystal size has, in fact, been determined to be between 50 and 200 nm, which is consistent with earlier studies with other particle adjuvants that are readily taken up by antigen-presenting cells via receptor-mediated endocytosis[36]. This point is clearly important if we are to further improve hemozoin's adjuvant properties and prepare a GMP product.

Synthetic hemozoin's mechanism of adjuvanticity. Several recent studies have suggested that vaccines and adjuvants are sensed by the innate immune system and regulate the magnitude, quality and persistence of adaptive immunity[3, 37, 38]. Because of this, immunization studies in mice lacking several innate immune system receptors/adaptors (i.e. TLR9, MyD88) using model antigens (i.e. ovalbumin (OVA) or human serum albumin (HSA)) plus synthetic hemozoin have been performed. Elevated antigen-specific antibodies were completely abrogated in MyD88-deficient mice, whereas TLR9-deficient mice showed comparable antigen-specific antibody titers to those observed in wild-type animals[23]. Further studies were performed to analyze the involvement of other pathways for the adjuvanticity of synthetic hemozoin (i.e. the inflammasome components); mice deficient in ASC or NLRP3, however, elicited normal antibody responses. Given the fact that the MyD88 adapter controls not only TLR-, but also IL1/IL18-signaling, IL1R-deficient mice nevertheless responded normally (higher antigen-specific antibody responses) when immunized with a synthetic hemozoin adjuvant. These studies, when taken together, suggest that distinct mechanisms exist for the adjuvant effects of synthetic hemozoin other than TLR9 or the inflammasome, any of which could culminate in MyD88-dependent signals.

Can synthetic hemozoin be used as an adjuvant in pet vaccines? Synthetic hemozoin's adjuvant properties were evaluated in companion species using a canine allergy model to study its adjuvant effects (Table1). Beagle dogs are well-established allergy model animals that develop atopic dermatitis which is similar to that seen in humans. Allergic dermatitis in Beagle's is associated with the production of high levels of IgE antibodies against the house dust mite allergen, Derf2, derived from *Dermatophagoides farinae*. Beagle's were immunized with Derf2, together with alum and/or synthetic hemozoin and subsequently sensitized by the allergen. After the immunizations, significantly elevated levels of IgG2, but not IgG1 antibodies were found in the synthetic hemozoin-treated group with significantly reduced Derf 2-specific IgE responses observed. It is noteworthy that these results resemble the Th1-like immune responses in dogs which are mediated by synthetic hemozoin administration[39], suggesting that synthetic hemozoin may be a potent Th1-like adjuvant in dogs.

Is GMP possible for a nanocrystal adjuvant? Delivery of a safe, potent and cheap vaccine to the market place is a time, energy and resource consuming process. Nanocrystals appear to have very potent immunogenicity properties and there has recently been enormous progress towards understanding their mechanism of action. However, controlling nanocrystal size and prevention of crystal aggregates are major obstacles to delivering a GMP product. Much research is now aimed at solving these problems so that synthetic hemozoin adjuvants can be produced and tested for use in both animal and human vaccines.

2. 7. 6 Conclusions

We have learnt that hemozoin, in both its natural and synthetic forms, can possess adjuvant properties and activate the innate immune system. However, as a nanocrystal, hemozoin requires further investigation (method of synthesis for controlling its shape and size) to enable it to reach the market as a new vaccine adjuvant.

2. 7. 7 Acknowledgments

We thank Ishii, Akira and Horii Lab Members for their continuous support. Nippon Zenyaku Kogyo Co. Ltd. produces GMP standard synthetic hemozoin and is funded by Japan Science and Technology Agency. These studies were also partly supported by grants from the Ministry of Education, Culture, Sports, Science and Technology in Japan.

References

1) Janeway CA, Jr. Approaching the asymptote? Evolution and revolution in immunology. *Cold Spring Harb Symp Quant Biol* 1989; **54** Pt 1:1-13.

2) Ishii KJ, Akira S. Toll or toll-free adjuvant path toward the optimal vaccine development. *J Clin Immunol* 2007 Jul; **27** (4): 363-71.

3) Pulendran B, Ahmed R. Immunological mechanisms of vaccination. *Nat Immunol* 2011 Jun; **131** (6): 509-17.

4) O'Hagan DT, Rappuoli R, De Gregorio E, Tsai T, Del Giudice G. MF59 adjuvant: the best insurance against influenza strain diversity. *Expert Rev Vaccines* 2011 Apr; **10** (4): 447-62.

5) Garcon N, Segal L, Tavares F, Van Mechelen M. The safety evaluation of adjuvants during vaccine development: The AS04 experience. *Vaccine* 2011 Apr 25.

6) Flach TL, Ng G, Hari A, Desrosiers MD, Zhang P, Ward SM, *et al.*, Alum interaction with dendritic cell membrane lipids is essential for its adjuvanticity. *Nat Med* 2011 Apr; **17** (4): 479-87.

7) Kuroda E, Ishii KJ, Uematsu S, Ohata K, Coban C, Akira S, *et al.*, Silica Crystals and Aluminum Salts Regulate the Production of Prostaglandin in Macrophages via NALP3 Inflammasome-Independent Mechanisms. *Immunity* 2011 Apr 22; **34** (4): 514-26.

8) Aoyama K, Matsumura N, Watabe M, Wang F, Kikuchi-Utsumi K, Nakaki T. Caffeine and uric acid mediate glutathione synthesis for neuroprotection. *Neuroscience* 2011 May 5; 181:206-15.

9) Marichal T, Ohata K, Bedoret D, Mesnil C, Sabatel C, Kobiyama K *et al.*, DNA released from dying host cells mediates aluminum adjuvant activity. *Nat. Med.* In press (2011)

10) Hanscheid T, Egan TJ, Grobusch MP. Haemozoin: from melatonin pigment to drug target, diagnostic tool, and immune modulator. *Lancet Infect Dis* 2007 Oct; **7** (10): 675-85.

11) Hempelmann E, Egan TJ. Pigment biocrystallization in Plasmodium falciparum. *Trends Parasitol* 2002 Jan; **18** (1): 11.

12) Coban C, Yagi M, Ohata K, Igari Y, Tsukui T, Horii T, *et al.*, The malarial metabolite hemozoin and its potential use as a vaccine adjuvant. *Allergol Int* 2010 Jun; **59** (2): 115-24.

13) Pisciotta JM, Coppens I, Tripathi AK, Scholl PF, Shuman J, Bajad S, *et al.*, The role of neutral lipid nanospheres in Plasmodium falciparum haem crystallization. *Biochem J* 2007 Feb 15; **402** (1): 197-204.

14) Hoang AN, Ncokazi KK, de Villiers KA, Wright DW, Egan TJ. Crystallization of synthetic haemozoin (beta-haematin) nucleated at the surface of lipid particles. *Dalton Trans* 2010 Feb 7; **39** (5): 1235-44.

15) Jani D, Nagarkatti R, Beatty W, Angel R, Slebodnick C, Andersen J, *et al.*, HDP-a novel heme detoxification protein from the malaria parasite. *PLoS Pathog* 2008 Apr; 4 (4): e1000053.

16) Carter MD, Hoang AN, Wright DW. Hemozoin: A Paradigm for Biominerals in Disease. *Wiley Encyclopedia of Chemical Biology* 2008 1-11.

17) Stiebler R, Soares JB, Timm BL, Silva JR, Mury FB, Dansa-Petretski M, *et al.*, On the mechanisms involved in biological heme crystallization. *J Bioenerg Biomembr* 2011 Feb;

43 (1): 93-9.

18) Pagola S, Stephens PW, Bohle DS, Kosar AD, Madsen SK. The structure of malaria pigment beta-haematin. *Nature* 2000 Mar 16; **404** (6775): 307-10.

19) Egan TJ. Recent advances in understanding the mechanism of hemozoin (malaria pigment) formation. *J Inorg Biochem* 2008 May-Jun; **102** (5-6): 1288-99.

20) Egan TJ. Haemozoin formation. *Mol Biochem Parasitol* 2008 Feb; **157** (2): 127-36.

21) Weissbuch I, Leiserowitz L. Interplay between malaria, crystalline hemozoin formation, and antimalarial drug action and design. *Chem Rev* 2008 Nov; **108** (11): 4899-914.

22) Jaramillo M, Bellemare MJ, Martel C, Shio MT, Contreras AP, Godbout M, *et al.*, Synthetic Plasmodium-like hemozoin activates the immune response: a morphology-function study. *PLoS One* 2009; 4 (9): e6957.

23) Coban C, Igari Y, Yagi M, Reimer T, Koyama S, Aoshi T, *et al.*, Immunogenicity of whole-parasite vaccines against Plasmodium falciparum involves malarial hemozoin and host TLR9. *Cell Host Microbe* 2010 Jan 21; 7 (1): 50-61.

24) Coban C, Ishii KJ, Horii T, Akira S. Manipulation of host innate immune responses by the malaria parasite. *Trends Microbiol* 2007 Jun; **15** (6): 271-8.

25) Nguyen PH, Day N, Pram TD, Ferguson DJ, White NJ. Intraleucocytic malaria pigment and prognosis in severe malaria. *Trans R Soc Trop Med Hyg* 1995 Mar-Apr; 89 (2): 200-4.

26) Frita R, Rebelo M, Pamplona A, Vigario AM, Mota MM, Grobusch MP, *et al.*, Simple flow cytometric detection of haemozoin containing leukocytes and erythrocytes for research on diagnosis, immunology and drug sensitivity testing. *Malar* J 2011; 10:74.

27) Coban C, Ishii KJ, Kawai T, Hemmi H, Sato S, Uematsu S, *et al.*, Toll-like receptor 9 mediates innate immune activation by the malaria pigment hemozoin. *J Exp Med* 2005 Jan 3; **201** (1): 19-25.

28) Coban C, Horii T, Akira S, Ishii KJ. TLR9 and endogenous adjuvants of the whole blood-stage malaria vaccine. *Expert Rev Vaccines* 2010 Jul; **9** (7): 775-84.

29) Orengo JM, Evans JE, Bettiol E, Leliwa-Sytek A, Day K, Rodriguez A. Plasmodium-induced inflammation by uric acid. *PLoS Pathog* 2008 Mar; **4** (3): e1000013.

30) Griffith JW, Sun T, McIntosh MT, Bucala R. Pure Hemozoin is inflammatory *in vivo* and activates the NALP3 inflammasome via release of uric acid. *J Immunol* 2009 Oct 15; 183 (8): 5208－20.

31) Dostert C, Guarda G, Romero JF, Menu P, Gross O, Tardivel A, *et al.*, Malarial hemozoin is a Nalp3 inflammasome activating danger signal. *PLoS One* 2009; 4 (8): e6510.

32) Shio MT, Eisenbarth SC, Savaria M, Vinet AF, Bellemare MJ, Harder KW, *et al.*, Malarial hemozoin activates the NLRP3 inflammasome through Lyn and Syk kinases. *PLoS Pathog* 2009 Aug; **5** (8): e1000559.

33) Pichyangkul S, Yongvanitchit K, Kum-arb U, Hemmi H, Akira S, Krieg AM, *et al.*, Malaria blood stage parasites activate human plasmacytoid dendritic cells and murine dendritic cells through a Toll-like receptor 9-dependent pathway. *J Immunol* 2004 Apr

15; **172** (8): 4926-33.
34) Parroche P, Lauw FN, Goutagny N, Latz E, Monks BG, Visintin A, *et al.*, Malaria hemozoin is immunologically inert but radically enhances innate responses by presenting malaria DNA to Toll-like receptor 9. *Proc Natl Acad Sci U S A* 2007 Feb 6; **104** (6): 1919-24.
35) Coban C, Ishii KJ, Sullivan DJ, Kumar N. Purified malaria pigment (hemozoin) enhances dendritic cell maturation and modulates the isotype of antibodies induced by a DNA vaccine. *Infect Immun* 2002 Jul; **70** (7): 3939-43.
36) Xiang SD, Scholzen A, Minigo G, David C, Apostolopoulos V, Mottram PL, *et al.*, Pathogen recognition and development of particulate vaccines: does size matter? *Methods* 2006 Sep; **40** (1): 1-9.
37) Ishii KJ, Koyama S, Nakagawa A, Coban C, Akira S. Host innate immune receptors and beyond: making sense of microbial infections. *Cell Host Microbe* 2008 Jun 12; **3** (6): 352-63.
38) Koyama S, Aoshi T, Tanimoto T, Kumagai Y, Kobiyama K, Tougan T, *et al.*, Plasmacytoid dendritic cells delineate immunogenicity of influenza vaccine subtypes. *Sci Transl Med* 2010 Mar 31; 2 (25): 25ra4.
39) Hou CC, Day MJ, Nuttall TJ, Hill PB. Evaluation of IgG subclass responses against Dermatophagoides farinae allergens in healthy and atopic dogs. *Vet Dermatol* 2006 Apr; **17** (2): 103-10.

【真菌，他】

2.8　βグルカンを利用した次世代型アジュバント開発研究の新展開

望月慎一[*1]，櫻井和朗[*2]

2.8.1　はじめに

糖鎖は核酸やタンパク質に次ぐ第三の「生体高分子」であり，生体内での分子認識の機能に注目が集まっている。例えば，インフルエンザウイルス表面のヘマグルチニンは細胞表面上にあるシアルオリゴ糖を特異的に認識し，これが感染のきっかけとなる[1~3)]。他のウイルスも糖鎖認識を介して人体に侵入してくることが知られている。また，糖鎖は炎症部位へのリンパ球のホーミングや細胞の増殖，分化，接着の際の細胞の認識信号物質として重要な役割を果たしている。これらの場合，機能を発揮するのは異なる種類の糖が数個繋がったオリゴ糖である。一方，多糖に関しては，生体の構造剤として以外の機能に関してはあまり注目されて来なかった。しかし，最近になって，ヒアルロン酸やキトサンなどが，新しい機能を有するドラッグデリバリーシステム（DDS）や再生医療への応用を目指した生体適合性の材料として研究されている[4, 5)]。

多糖は個々の生体機能・生理活性に加え，高分子素材として特徴的な点がいくつかある。それらは，親水性・水溶性，加水分解性・生分解性などである。高い水溶性をもつ合成高分子は，ポリエチレングリコールをはじめ数多くあるが，多糖と同程度に代謝経路が明確で安全性が高い材料は数少ない。多糖は酵素あるいは酸加水分解等により分子量調整が容易であることから材料設計の幅が広い。

DDSの今後の方向を考えるにあたり，“必要な場所”に“必要な時”に“必要な量”だけ送達できる機能設計が必要となる。とりわけ，“必要な場所”にだけ輸送する標的性を有するDDSとしてこれまでにガラクトースやヒアルロン酸等の糖鎖を修飾した高分子材料が数多く報告されてきている。これらは主として肝臓を標的としているが，それ以外の臓器を標的とした材料の開発はまだ進んでいない。本稿では，1本鎖のDNAと複合化能を有し，さらにそれ自体が抗原提示細胞への標的性も併せ持つ多糖であるβ-1, 3-グルカンを用いた核酸デリバリーについて紹介したい。

2.8.2　シゾフィラン（SPG）/核酸複合体

β-1, 3-グルカンはセルロースについで，地球上に豊富に存在する多糖の1つである。この多糖は，グルコースのβ-1, 3結合の繰り返しからなる主鎖が還元端を同じ方向に3本撚り合わさって右巻きの3重らせん構造をとっている。主鎖の6位の炭素にβ-1, 6結合で側鎖を有する場合があり，側鎖の付加数によってそれぞれ異なる名称をもつ。本稿で紹介するシゾフィラン（SPG）は，*Schizophyllum commune Fries*（和名：スエヒロタケ）から産生される細胞外多糖であり，主鎖のグルコース3単位に1個の割合で側鎖グルコースが1つ結合している（図1のa）[6)]。

β-1, 3グルカンは菌類の細胞壁に多く存在しており，自然免疫の活性化により，抗ガン作用[7)]

＊1　Shinichi Mochizuki　北九州市立大学　国際環境工学部　特任講師

＊2　Kazuo Sakurai　北九州市立大学　国際環境工学部　教授

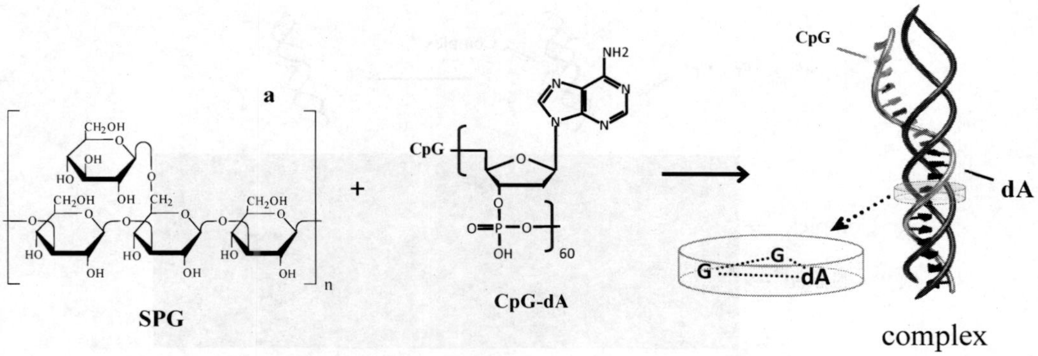

図1　SPGの化学構造(a)とdAとSPGの複合化
主鎖グルコース2分子とデオキシアデニン1分子が3重らせん構造を形成

や抗HIV作用[8)]を持つことから古くから研究されてきた。特に最近では，消化管粘膜における免疫機構がβ-1, 3グルカン類の刺激により活性化されることが確認され，健康食品やサプリメントにβ-1, 3グルカンが含まれる商品が増えてきている。

筆者らは主としてSPGと核酸の相互作用に注目して研究を行ってきた[9~11)]。天然状態のSPGをジメチルスルホキシド等の極性有機溶媒に，あるいは強塩基性水溶液に溶解させると，3重らせんが解離してランダムコイル状の単一鎖となる[12, 13)]。この状態から溶媒を中性水溶液に戻すと，疎水性相互作用と水素結合により分子間（若しくは分子内）の結合が生じ，3重らせん構造が再生される[14)]。この再生過程に1本鎖核酸，とりわけpoly（dA）やpoly（C）が存在すると，3重らせんの1本の鎖が核酸によって置き換わった複合体（SPGのβ-1, 3グルカン主鎖グルコース2分子と核酸1分子からなる3重らせん構造）ができることを見出した（図1）。我々のSPG/核酸複合体の発見と時を同じくして，Gordonらは，マクロファージや樹状細胞などの抗原提示細胞上にdectin-1と呼ばれるβ-1, 3グルカン受容体が発現していることを報告した[15~17)]。真菌の細胞壁はマンナンやβ-1, 3グルカンを含む場合が多く，免疫系はこれらの細胞壁多糖を特異的に認識する様々な受容体分子を使って真菌に対する防御反応を行っている。つまり，抗原提示細胞はdectin-1を介してβ-1, 3グルカンを認識していること，SPGは核酸と複合体を形成することから，筆者らはSPGが抗原提示細胞特異的な核酸キャリアになりうると考えた。

前述した様に，SPGはpoly（dA）やpoly（C）などの1本鎖のホモ核酸としか複合化しない。従って，アンチセンスDNA，CpG-DNA等の機能性核酸をSPGを用いてデリバリーするために，DNAの3’末端あるいは5’末端にdAを40merあるいは60mer付加し，この部分とSPGの複合化を行う。使用するDNAはすべて，臨床応用され[18, 19)]，毒性の低いことが示されている[20)]ホスホロチオエート体を用いている。この理由は，ホスホジエステル体よりもホスホロチオエート体を用いたSPG/核酸複合体の方が安定なためである[21)]。主鎖グルコース濃度とデオキシアデニン濃度をそれぞれ［mG］，［dA］と表したとき，SPGの主鎖グルコースに対するdAの比率

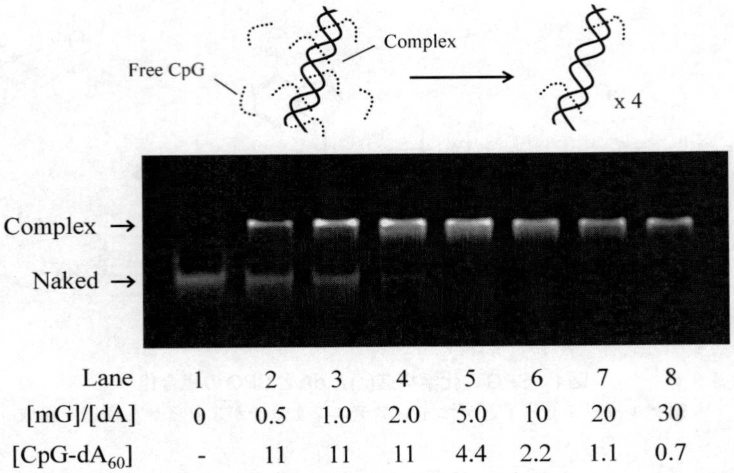

図2　ゲル電気泳動によるCpG-DNA/SPG複合体の確認

([mG]/[dA]) を変化させ，SPGとCpG-DNA-dA_{60}との複合化を試み，その複合化の様子をゲル電気泳動で確認した（図2）。グルコースに対してアデニンの比率を上げていくとCpG-DNAのバンドが消失，つまりSPGと複合化しているのがわかり，[mG]/[dA] が5以上では完全に複合化していることがわかる。

本稿では筆者の最近の研究から，この新たな多糖・核酸複合体を用いた細胞特異的なCpG-DNAのデリバリー及び複合体のアジュバントとしての可能性に関して述べる。

2.8.3　SPG及びCpG-DNA/SPG複合体の抗原提示細胞特異性

3重らせんのSPG（分子量45万）にビオチン修飾し，dectin-1を強制発現させたヒト胎児腎由来細胞株（d-HEK293，東京薬科大学　大野尚仁先生と安達禎之先生からご提供）への結合能について評価した（図3）。さまざまな濃度のSPGを細胞と30分間インキュベートし，Alexa488修飾アビジンで染色後フローサイトメーターを使用して細胞のAlexa488由来の蛍光強度を調べた。d-HEK293細胞では，SPGの濃度依存的に蛍光強度が増加しているが，dectin-1を発現していないHEK293では，300μg/mlという高濃度のSPGでも結合は全く観察されなかった。このことからSPGがdectin-1特異的に結合していることが分かる。また，グルコースから構成されるその他の多糖を用いてdectin-1への競争阻害を行った（図4）。ビオチン化SPGに対し，重量比で10倍量の未修飾多糖を同時にインキュベートしたところ，SPGの他に，同じβ-1, 3グルカンであるカードランではビオチン修飾SPGに対して阻害効果が認められた。一方，α-1, 4あるいはα-1, 6結合で構成されている多糖ではほとんど阻害効果が見られなかった。こうしたことからdectin-1がβ-1, 3グルカン構造を正確に認識していることが示された。

作製したCpG-DNA/SPG複合体のdectin-1親和性を同様に評価した。d-HEK293細胞に対し，FITC修飾したCpG-dA60またはその複合体（[mG]/[dA]＝5）を細胞に添加し氷上で30

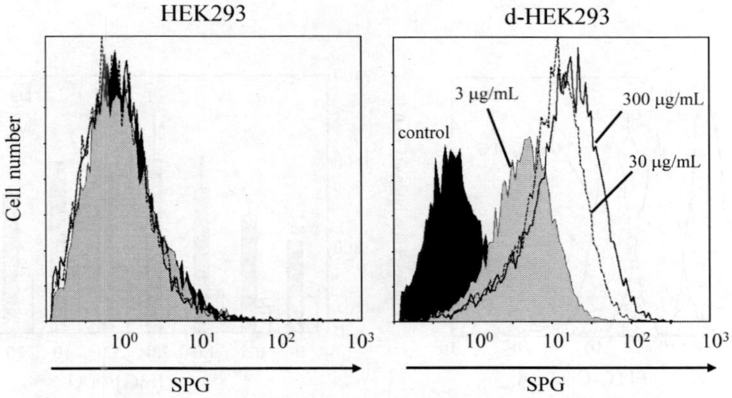

図3　HEK293とd-HEK293に対するSPGの結合能評価

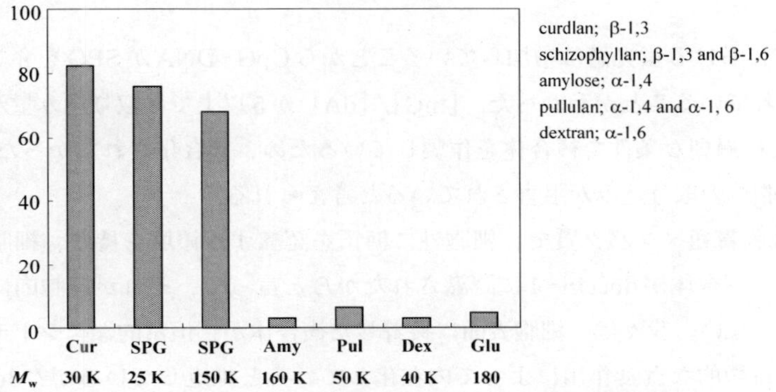

図4　各種糖を用いたbiotin-SPGのd-HEK293に対する競合阻害

分間インキュベートした後，フローサイトメーターを使用して細胞のFITC由来の蛍光強度を調べた（図5a）。核酸のみでも多少の細胞の蛍光が観察されたが，これはCpG-DNAの骨格がホスホロチオエートを使用しているため非特異的に結合したためと考えられる。これに対し，複合体を添加した細胞ではさらに蛍光強度が高いことがわかる。こうした結果から複合体の方がd-HEK293細胞に対し親和性が高いことがわかり，複合体がdectin-1により認識されていることが示唆された。

腹腔マクロファージ（decitin-1陽性）を用い［mG]/[dA］の値を変化させて作製した複合体を細胞に添加し，37℃または4℃で30分インキュベート後，細胞可溶化液の蛍光強度を測定した（図5b）。レセプター（dectin-1）を介した取り込みは4℃ではほとんど阻害されてしまう（細胞への結合のみが起こる）と考えられるため，37℃での蛍光値と4℃での蛍光値の差が細胞内へ取り込まれた核酸の量として評価できる。核酸のみ（[mG]/[dA]＝0）でも非特異的と考えられる取り込みが見られるが，SPGと複合化する（[mG]/[dA]＝2-5）と，その取り込み量は約2倍にまで増加した。[mG]/[dA］の値を変化させても4℃における蛍光値はあまり変わら

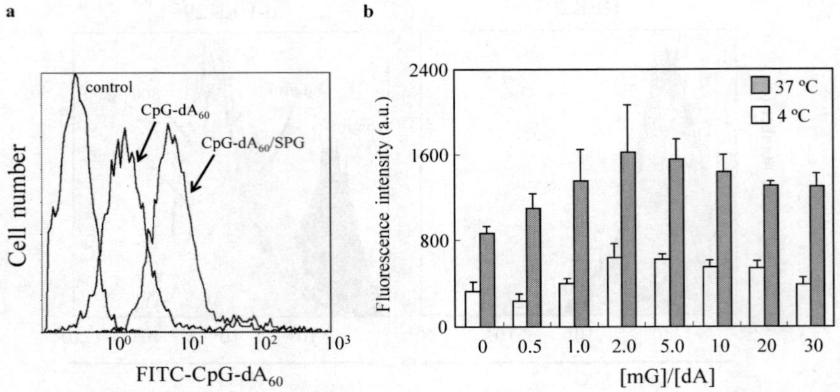

図5　d-HEK293細胞へのCpG-DNA及びCpG-DNA/SPG複合体の結合能評価 (a)及び腹腔マクロファージへの取り込み評価 (b)

ないが，37℃における蛍光値は増加していることからCpG-DNAがSPGを介して細胞内へ積極的に取り込まれていることがわかった。[mG]/[dA] が5以上では取り込み量が少し減少しているがこれはSPG過剰な条件で複合体を作製しているため，複合化されなかったSPGによる阻害効果により細胞への取り込みが阻害されていると考えられる。

dectin-1は膜貫通タンパク質で，細胞外に糖鎖を認識する領域を持ち，細胞内に活性化シグナルを伝える。複合体がdectin-1に認識されたからと言って，それが細胞内に積極的に取り込まれるとは限らない。我々は，細胞表面に接着した複合体が，恒常的なエンドサイトーシスや抗原提示細胞に特徴的な貪食作用によって内在化していると推定しているが，dectin-1を介した取り込みに関してはさらなる研究が必要である。

2.8.4　CpG-DNA/SPGによる細胞応答

非メチル化されたCpG配列は哺乳類よりも細菌類のゲノムDNAに高頻度に見られる。このCpG配列の頻度差を識別することによって，哺乳類の抗原提示細胞は生体内に侵入した細菌を認識し細胞性免疫を活性化している[22~24]。この免疫活性化は，非メチル化CpG配列がエンドソーム内部でToll様受容体9（TLR9）に結合することにより始まることもわかっている[25]。このTLR9は他の受容体と異なり細胞膜上には存在せず，エンドサイトーシスの経路に存在するため，CpGで活性化するためにはDDSが必要である。逆に，細胞質移行などの問題を考える必要がなく，アンチセンスやプラスミドDNAのデリバリーと比較して分かりやすく単純な系である。特に標的となるTLR9が抗原提示細胞に発現していることから，SPGを用いたデリバリーに適した系である。

免疫活性化のメカニズムとしては，TLR9にCpG-DNAが結合することにより，アダプター分子であるMyD88を介してNF-κBが活性化され，各種サイトカインが産生される。ここでは，よくマウスで使用されるCpG-DNA（CpG-1668; TCC ATG ACG TTC CTG ATG CT-dA_{40}）を使用したマウス腹腔マクロファージ応答について紹介する[26]。CpG-DNA濃度を一定にし，

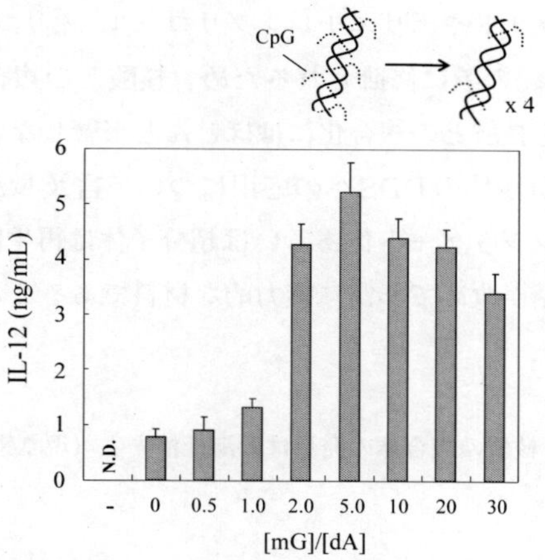

図6　CpG-DNA／SPG複合体刺激による細胞応答

複合化させるSPGの量を変化させて脾細胞に添加し，24時間後に培地に放出されたサイトカイン（IL-12）を定量した（図6）。CpG-DNA単独では，IL-12産生量は少ないが，SPGと複合化させるとその産生量が有意に増加することが分かった。また，[mG]/[dA] が大きくなるにつれIL-12産生量が減少している。先に述べたが，SPGのβ-1, 3グルカン主鎖グルコース2分子と核酸1分子（デオキシアデニン）が相互作用しており，[mG]/[dA]＞2ではSPGが過剰となり複合体当たりのCpG-DNAが減少していると考えられる。複合体中に含まれるCpG-DNAが多い方と，糖がレクチンにより認識される場合等に生じるクラスター効果[27]と同様な効果が期待されるため，サイトカイン産生量の劇的な増加につながると考えられる。よって，SPG過剰な条件で複合体を作製すると，クラスター効果が減少するため，あるいは複合化されなかったSPGによる阻害効果によりサイトカイン産生が減少してしまったものと考えられる。

本稿では示さないが，CpG-DNA/SPG複合体を投与することでTLR9を介した免疫応答が生体内で誘起されていることが，石井らの研究で分かっている。最近は，この複合体がインフルエンザワクチンのアジュバントとして効果的であることがマウスの実験から明らかになりつつあり，あたらしい感染症アジュバントとしての応用への期待が高まっている。

2.8.5　おわりに

筆者らは機能性核酸キャリアとして，SPGといった細胞標的性を有する天然多糖を用いたデリバリーに焦点を当てて述べてきた。今回紹介した，天然多糖から成る“生体に優しい”キャリアが遺伝子治療に対して1つのブレークスルーとなることを願いたい。また，今回は抗原提示細胞特異的なキャリアとしての応用を紹介したが，必要に応じてSPGに機能性官能基を導入することで細胞透過性を向上させるあるいは抗原提示細胞以外の細胞への特異性を付加させることも可能である[28, 29]。合成スキームとしては，SPGの側鎖にのみ存在する1, 2-ジオールを選択的に酸化させることで，糖のピラノース環を開裂させホルミル基へと変換させる。このホルミル基を利用することで膜透過性ペプチドやポリエチレングリコール，オリゴ糖などの修飾が可能となる。こうした官能基はSPGの側鎖のみに修飾されるため，核酸との複合化に必要な主鎖の化学構造は保持されるので，修飾後も核酸との複合化にはほとんど影響しないと考えられる。

本稿では多糖と核酸の超分子体のDDSへの応用について言及したが，こうした応用以外にも多糖と高分子とのバイオコンジュゲート体あるいは超分子体は再生医療，バイオセンサー等幅広い応用展開が期待され，多糖が改めて非常に魅力的な材料であることが再認識される。

謝辞

本稿で紹介した研究の多糖と核酸の複合体の発見は新海征治先生（現：崇城大学）との研究であり，これまでのご指導に感謝したい。

文　献

1） Y. Suzuki *et al., Virology* **189**, 121（1992）.
2） T. Suzuki *et al., FEBS Lett* **404**, 192（1997）.
3） H. Masuda *et al., FEBS Lett* **464**, 71（1999）.
4） Y. Takei *et al., FASEB J* **18**, 699（2004）.
5） M. Hashimoto *et al., Biotechnol Lett* **28**, 815（2006）.
6） K. Tabata, W. Ito, T. Kojima, S. Kawabata, A. Misaki, *Carbohydr Res* **89**, 121（1981）.
7） N. R. Di Luzio, D. L. Williams, R. B. McNamee, B. F. Edwards, A. Kitahama, *Int J Cancer* **24**, 773（1979）.
8） P. P. Jagodzinski *et al., Virology* **202**, 735（1994）.
9） K. Sakurai, S. Shinkai, *J. Am. Chem. Soc.* **122**, 4520（2000）.
10） K. Sakurai, M. Mizu, S. Shinkai, *Biomacromolecules* **2**, 641（2001）.
11） K. Miyoshi, K. Uezu, K. Sakurai, S. Shinkai, *Chem Biodivers* **1**, 916（2004）.
12） Y. Kashiwagi, T. Norisuye, H. Fujita, *Macromolecules* **14**, 1220（1981）.
13） T. Norisuye, T. Yanaki, H. Fujita, *J. Polym. Sci., Polym. Phys. Ed.* **18**, 547（1980）.
14） T. Sato, T. Norisuye, H. Fujita, *Macromolecules* **16**, 185（1983）.
15） G. D. Brown, S. Gordon, *Nature* **413**, 36（2001）.
16） G. D. Brown *et al., J Exp Med* **196**, 407（2002）.
17） P. R. Taylor *et al., J Immunol* **169**, 3876（2002）.
18） S. Chia *et al., Clin Cancer Res* **15**, 708（2009）.
19） C. N. Sternberg *et al., Ann Oncol* **20**, 1264（2009）.
20） T. L. Jason, J. Koropatnick, R. W. Berg, *Toxicol Appl Pharmacol* **201**, 66（2004）.
21） S. Mochizuki, K. Sakurai, *Bioorg. Chem.* **38**, 260（2010）.
22） H. Hemmi *et al., Nature* **408**, 740（2000）.
23） A. M. Krieg, *Annu Rev Immunol* **20**, 709（2002）.

24）H. Wagner, *Adv Immunol* **73**, 329（1999）.
25）H. Hemmi, T. Kaisho, K. Takeda, S. Akira, *J Immunol* **170**, 3059（2003）.
26）J. Minari *et al., Bioconjug Chem* **22**, 9（2011）.
27）Y. C. Lee *et al., J Biol Chem* **258**, 199（1983）.
28）T. Matsumoto *et al., Biochim Biophys Acta* **1670**, 91（2004）.
29）K. Koumoto, T. Kimura, M. Mizu, K. Sakurai, S. Shinkai, *Chem Commun（Camb）*, 1962（2001）.

3 オイルエマルジョン

岩田 晃*

3.1 はじめに

ある種のオイルエマルジョンは強力なアジュバント作用を有する。しかし，副反応も強いので人体用としてはMF59^{TM}が唯一，承認されたワクチンで使われているオイルエマルジョンである。一方，実験動物ではフロインド完全アジュバントが，また，家畜用としては何種類ものオイルエマルジョンがアジュバントとして実用化されている。オイルエマルジョンは化学的な組成も複雑なために，他のアジュバントのように作用メカニズムが十分解析されているとはいえない。本稿ではオイルエマルジョンの作用メカニズムについて仮説を提示したあと，応用面について，MF59を中心に概説する。

3.2 フロインド完全アジュバント

代表的なオイルエマルジョン型のアジュバント（オイルアジュバント）としてフロインド完全アジュバント（Complete Freund's Adjuvant，CFA）がある。アジュバント研究ではCFAは陽性対照として代表的なアジュバントであり，アジュバント作用の評価はCFAに比較してどのくらい抗体価を上昇させるかが一般的な指標となっている。

CFAは1930年代から1950年代にかけてJ. Freund博士のグループが研究したオイルエマルジョンがベース[1, 2]となり，さらに様々な改良が加えられて現在のCFAが提供されている[3]。CFAはオイル成分として軽質パラフィンオイルやミネラルオイルを含み，界面活性剤としてArlacel Aが用いられる。免疫刺激物質として抗酸菌（Mycobacterium）の不活化菌体を含むものをCFA，含まないものを不完全アジュバント（Incomplete Freund's Adjuvant，IFA）と呼ぶ。一般的にはCFAは初回免疫に用い，追加免疫（ブースター免疫）にはIFAが用いられる。

一口に軽質パラフィンオイルやミネラルオイルといっても化学会社によって構成成分が若干異なり，製品名がついている（例えば，Bayol F，Marcol 52，Drakeol 6-VR)。CFAの最適化のためにオイルと界面活性剤との組合せが研究され，CFA，IFAのオイル成分やCFAに含まれる抗酸菌種もアジュバントメーカーによって若干異なっている。また，これ等の研究から，現在，主に家畜用として市販されているオイルアジュバントが開発された。また，抗酸菌由来の様々なアジュバント成分（LPSやCpG）が同定されているが，詳細は本誌の他の文献を参照されたい。

3.3 オイルエマルジョン

油は水に溶解しない。互いに溶け合わない2つの液体を激しくかき混ぜると一方の液体が他方の液体中に細粒状に分散する。この状態をエマルジョン（emulsion，エマルションとも言う）と呼ぶ。エマルジョンを作り出す操作を乳化（emulsification）と呼ぶ。機械的にかき混ぜただ

---

* Akira Iwata ㈶日本生物科学研究所 研究1部 部長

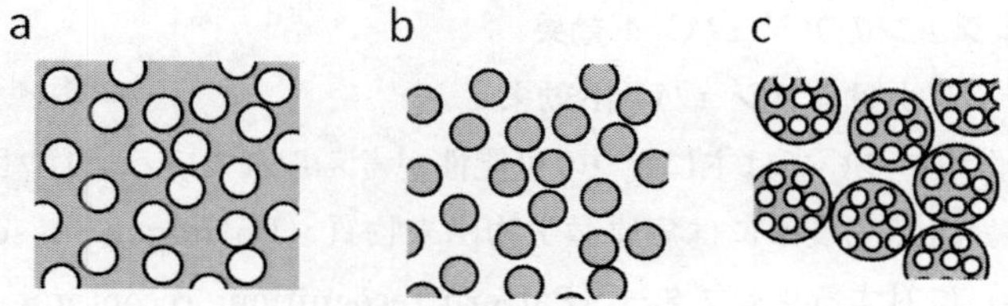

図1　エマルジョンの型
a.　W/O型　b.　O/W型　c.　W/O/W型。灰色はオイル相を示す。
オイル相と水相の界面には乳化剤の層がある。

けでは，やがて細粒状の液体は合体して界面の面積を減少させ，最終的には2相に分離し安定化する。安定なエマルジョンを得るためには合体を防ぐための第3の物質が必要である。

CFAをアジュバントとして用いるときは，CFAと水に溶けた抗原とを乳化することで，油の中に水が分散したエマルジョンを形成して免疫原とする。この場合，油の中に水が分散した油中水型（W/O型）エマルジョンである。逆に，水の中に油が分散した水中油型（O/W型）エマルジョンがある。さらに，W/O型エマルジョンを水中に乳化した水中油中水型（W/O/W型）エマルジョンがあり，これら3つがオイルエマルジョンを利用したワクチンとして実用化されている（図1）。

第3の物質を乳化剤と呼ぶが，界面活性剤が広く用いられている。一般に親水性の高い乳化剤はO/W型エマルジョンを作るのに利用され，疎水性の高い乳化剤はW/O型エマルジョンを作るのに利用される。界面活性剤の親水性，疎水性の指標として，HLB（hydrophile-lipophile balance）が使われる。この値は乳化力を実験的に測定して求められるが，親水基と親油基の数から計算する方法もある。代表的な界面活性剤のHLBは専門書を参考にされたい。HLBが高いほど親水性が高く，逆に低いほど（0に近いほど）疎水性が高い。

エマルジョンを形成するために使われる界面活性剤は親水性部分と疎水性部分に大きく2つに分けられる分子が多い。特に，アジュバントに用いられる界面活性剤の親水性部分にはポリオキシエチレン基やソルビタン，糖などであり，疎水性部分はステリアリン酸やオレイン酸などの脂肪酸基が用いられる。いずれも生体適合性の高い分子である。

タンパク質や脂質などの生体高分子は界面活性剤と同様に親水性部分と疎水性部分から構成される。したがって，抗原の水溶液はオイルエマルジョンと相互作用するはずであり，エマルジョンの構造安定性に影響すると予想される。逆に，界面活性剤などとの相互作用により，抗原タンパク質は構造に影響があることも予想される。さらに，オイルエマルジョンが生体内に投与されると，投与部位の体液中のタンパク質や脂質と相互作用し，また，細胞膜を傷つけることも予想される。オイルエマルジョンの副反応が強い直接的な理由と考えられる。

3.4 オイルエマルジョンのアジュバント効果

(1) 免疫システムにおけるアジュバント効果

アジュバントの作用については主に3つの可能性が考えられている。1つ目は免疫担当細胞の活性化作用である。自然免疫系には病原微生物由来物質（Pathogen-associated molecular patterns, PAMPs）に対するレセプター（Pattern recognition receptors, PRRs）があり，免疫応答の引き金を引く。2つ目は抗原提示細胞への抗原の取り込み促進である。特に，アルミニウムゲルアジュバントやリポソームアジュバントなどは抗原を粒子状にするために樹状細胞へ抗原を取り込みやすくすると考えられる。オイルエマルジョンも同様のメカニズムが考えられる。3つ目は抗原を保持して長期間にわたって放出する効果である。抗原の代謝・分解を抑制し，免疫担当細胞を繰り返し刺激するために強い免疫効果を誘導すると考える[4)]。

一般に病原微生物は自然免疫系の防衛バリアを凌駕して感染増殖することにより，生体を破壊し，そのために病気が起こると考えられる。また，そのときに自然免疫系の細胞群から強いシグナルがT，B細胞系へと伝えられ，特異性の高い獲得免疫が誘導される（図2a)。獲得免疫系のエフェクター細胞や抗体などの分子は，自然免疫の攻撃システムを束ねて特異性の高い免疫攻撃を病原微生物に加え，病原微生物を制圧する。

弱毒生ワクチンは自然免疫系を軽度に破壊し，それによって生み出されるサイトカインや抗原提示細胞などのシグナルによって獲得免疫系を発動し，強い免疫応答を引き出すと考えられる。一方，不活化ワクチンやコンポーネントワクチンはそれ自体では自然免疫系の破壊が軽すぎて，獲得免疫系を駆動するに十分な刺激が発生しない。大部分のコンポーネントワクチン等はアジュバントを加えて，自然免疫系を十分に刺激する（免疫活性化物質）か，適度に自然免疫系を破壊

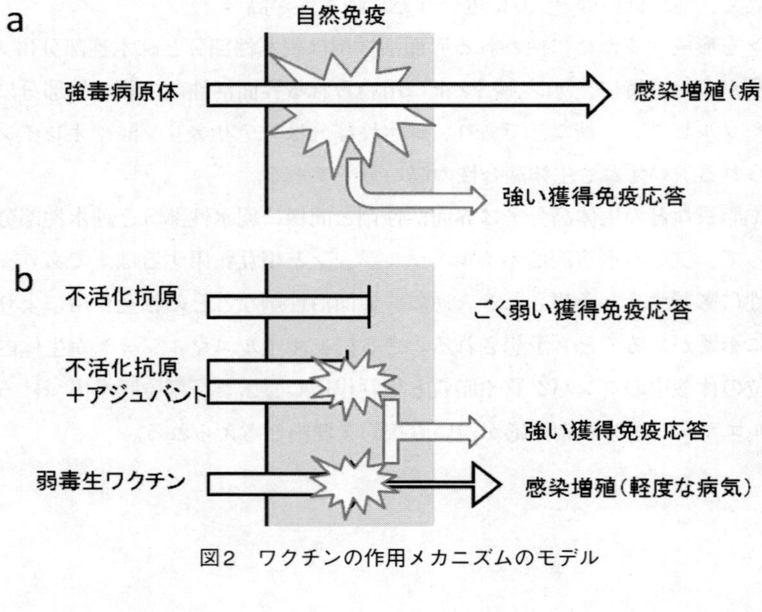

図2 ワクチンの作用メカニズムのモデル

する必要があると考えられる（図2b）。自然免疫系の適度の破壊は局所の炎症反応として現れ，実用化されているオイルアジュバントやゲルアジュバントに共通した現象である。

(2)　オイルアジュバントの効果

オイルアジュバントの効果は前項3つのメカニズムのうちの後者の2つ，すなわち，抗原提示細胞へ抗原を取り込まれやすくする働きと抗原を局所にとどめて長く免疫系を刺激する働きが主に考えられてきた。

体内に侵入した抗原は組織に常在する抗原提示細胞，樹状細胞によって取り込まれ，リンパ節へと運ばれる。もしくは小さな抗原であれば組織液の流れに乗ってリンパ管に入り，所属リンパ節へと運ばれ，そこで樹状細胞に取り込まれる。T細胞やB細胞への抗原提示や活性化はリンパ節内で起こると考えられている[5, 6]。おおよそ，200nm以下の粒子は直接リンパ節へ流れ，それより大きな粒子は抗原提示細胞によって取り込まれて間接的にリンパ節に持ち込まれる。

CFAはオイルベースの液体なので，粒子として考えると非常に大きい。皮下に打ち込まれたCFAは少しずつ解体・分解されて抗原提示細胞によってリンパ節へと運ばれると考えられる。ラットやカニクイザルを用いた実験[7]で，筋肉内，皮下投与したCFAは10ヵ月後でも投与部位に25-30％の残存が認められた。現在獣医領域で実用化されているオイルアジュバントもこのW/O型のものが多い。

一方，人体用として認可されているMF59アジュバントは粒子径200nmの油滴である。したがって，組織液の流れや抗原提示細胞によって速やかにリンパ節へと運ばれると考えられる。筋肉内注射したあと，MF59は2時間後には小さな細胞外の油滴であるが，48時間後にはDEC-205及びMHC classII陽性細胞（すなわち，活性化した樹状細胞）によって取り込まれている。MF59は樹状細胞による抗原の取り込みを増強する[8]。しかし，抗原の分布や投与部位からのクリアランスはMF59によって変化するわけではなく[9]，局所への遺残は少ない。

これ等の成績から，MF59は筋肉内に投与されると樹状細胞などの抗原提示細胞を誘導し，活性化する。その結果，同時に投与された抗原は活性化した抗原提示細胞によって取り込まれ，所属リンパ節に運ばれる。ケモカインレセプターCCR2をKOしたマウスではマクロファージの誘導が減弱するので細胞の遊走にはケモカインが重要と考えられた[10]。

試験管内の試験で，MF59はマクロファージや単球，顆粒球に対して働いて，様々なケモカインを放出させることが報告されている。同様に，PBMCに対してMF59は単球を樹状細胞に分化させるだけでなく，活性化した[11]。

筋肉内投与後，6時間後にケモカインの生産が認められ，好中球の浸潤が認められた。やや遅れて，単球，マクロファージ，好酸球の浸潤が認められ，2日後にピークとなった。MF59を投与する前に，抗体投与によって好中球をあらかじめ除去して初期の好中球の浸潤を抑制した試験では，抗体の誘導には差が見られなかった[12]。

MF59を筋肉内投与したマウスにおいて，経時的に筋肉からRNAを回収して，マイクロアレイにより発現プロファイルを解析した[13]。MF59はアルミニウムゲルアジュバントやCpGに比べてより広範に遺伝子を活性化した。前述した論文の遺伝子の活性化も確認されたほか，IL-1βとそのプロッセッシングに関与する一群の遺伝子の活性化が確認された。MF59は他のアジュバントに比べてCD11b陽性細胞を動員する能力が高い。筋肉細胞のマーカーであるJunBやPentaxin3が発現誘導されることから，直接か間接かは不明であるが，筋肉細胞がMF59の生体内ターゲットの1つであろう。

(3) オイルアジュバントの作用メカニズム

免疫系にはオイルや界面活性剤を認識するレセプターがあるのだろうか。この点については内因性のDamage-associated molecular patterns（DAMPs）を考えるとうまく説明できる。免疫系を刺激する物質は外来性のPAMPsと並んで，内因性のDAMPsが最近，注目されている。DAMPsについては本書にはほかに解説がないので，表1を参考に示した。詳細は参考文献[14, 15]を参照されたい。このメカニズムを説明する私見を簡単に紹介する。

オイルエマルジョンを構成する界面活性剤やオイル成分中の低分子は細胞障害性があることが報告されている[16, 17]。最初のエマルジョンと細胞との接触によって細胞が傷害され，細胞内のDAMPsが放出される。これが引き金になって好中球などの免疫担当細胞が投与局所に遊走し，活性酸素を放出する。活性酸素はオイル分子を酸化して親水基を付与し，細胞障害性の高い分子へと変換する。こうしてオイルエマルジョンの周りで発生した炎症反応はオイルの酸化，酸化物による細胞障害，そして大量のDAMPsが放出され，炎症のポジティブ・フィードバック・サイクルが成立する（図3）。なお，今後，オイルに対するPRRsが同定される可能性は残されている。

TLR系をすべて欠失したKOマウスでもオイル系のアジュバントであるCFA，IFA，Ribiはアジュバント効果を持つ[18]ことからPAMPs以外のアジュバント刺激が関与していることが予想される。MF59は抗原と同時投与する必要は無く，抗原投与前の24時間以内，投与後の1時間以内ならばアジュバント効果を発揮した[19]。したがって，MF59が抗原をトラップする効果や抗原

表1　代表的なDAMPs

DAMPs	レセプター
HMGB1	TLR2，TLR4，TLR9，RAGE，CD24
HSPs	TLR2，TLR4，CD91，CD24，CD14，CD40
S100 proteins	RAGE
SAP130	CLEC4E
Uric acid and MSU crystal	NLRP3
ATP	NLRP3
Hyaluronan	TLR2，TLR4，CD44
Mitocondrial formyl peptide	FPR1
Mitocondrial DNA	TLR9
CPPD crystal	NLRP3
Heparan sulphate	TLR4

文献15より抜粋

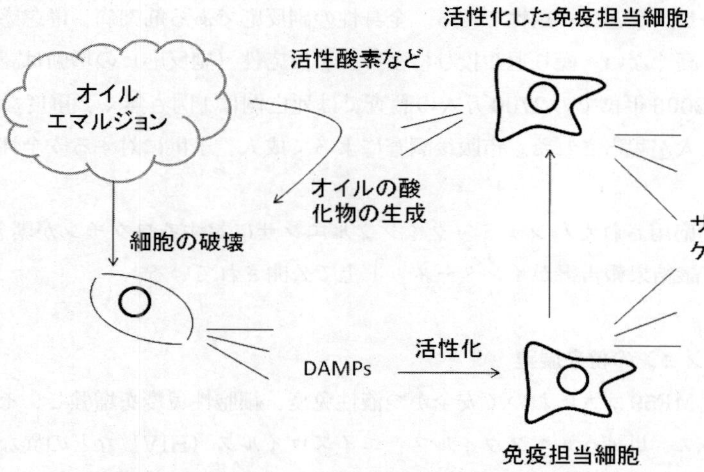

図3　オイルアジュバントによるDAMPs生成を介した炎症モデル

提示細胞に食べやすくする足場となる効果は考えられない。

3. 5　MF59アジュバントの安全性

オイルエマルジョンは強い炎症反応を惹起し，人体応用にはその副反応が長い間問題になっていた。粒子径を小さくすることで局所でのオイルの滞留を小さくし，安全性を高めたオイルアジュバントがMF59である。また，MF59アジュバントは生体適合性物質であるスクワレンをオイル成分とする。スクワレンは多くの生物種で肝臓に含まれている。人体用では他に詳細な報告のあるアジュバントが無いのでMF59の安全性についてまとめた[20, 21]。

MF59の臨床応用は，1997年にイタリアで最初に季節性インフルエンザワクチンのアジュバントとして許可された。主として65歳以上の免疫に用いられ，2010年までに4500万ドースが接種されている。2009年9月にはパンデミックインフルエンザに対するワクチンとして認可され，2010年4月までに3600万ドースが投与された。

Fluad™のインフルエンザワクチンはMDCK細胞で増殖させたインフルエンザウイルスからHA，NAの両方を抽出し，MF59アジュバントと混合したものである。Fluad™はこの10年間で20以上の国で使われた。MF59アジュバントを含むワクチンは含まないコンポーネントワクチンに比べて抗体価の上昇率が高い。1回投与で80％，2回投与で95％の被験者で抗体が陽転した。一方，アジュバント無添加ワクチンでは1回投与で70％，2回投与で80％の被験者で抗体が陽転した。また，他のインフルエンザ株に対してより高い交差反応性が誘導された。

現在では65歳以上に限らず，18歳以上の一般成人について，また，18歳未満についても成績が蓄積されている。一般成人についてアジュバント無添加のワクチンに比べて，局所反応で52％（無添加ワクチン，29％），全身反応で28％（無添加ワクチン21％）と，有害事象が多い傾向が認められた。アジュバントを加えないワクチンに比べて投与部位の痛みとそのあとの紅斑や硬結が強い。しかし，反応は一過性である。全身性の副反応である筋肉痛，倦怠感，頭痛や発熱はそれほど頻度が高くない。繰り返し投与によっても反応性（副反応）の増強は認められなかった。1997年から2006年までの2700万人の調査では死亡例は1例も無く，重度な副反応については10万人に1.4人が報告された。市販後調査によって成人，子供に対する安全性と忍容性が確認されている。

日本でもMF59が応用されたパンデミックインフルエンザに対するワクチンが緊急輸入され，特例承認された。審議結果報告書がインターネット上で公開されている。

3.6 オイルエマルジョンの将来展望

臨床試験によるとMF59は人において安全かつ液性免疫，細胞性免疫を増強し，その効果はインフルエンザウイルス，単純ヘルペスウイルス，エイズウイルス（HIV）などの異なった微生物由来の様々な抗原に対して有効であった[22, 23]。

オイルエマルジョンは他のアジュバントに比べて強いアジュバント性能を示すが，反面，副反応も強い。したがって，臨床現場で安全性を広く調査する必要があり，しばらくの間，MF59は有効性および安全性において実質的なゴールドスタンダードになるであろう。現在のところ新たな候補は無いが，安全性を多少犠牲にしても強いアジュバント活性を必要とする緊急的なワクチンや担がん患者，エイズ患者など免疫抑制状態にある患者に対して使う治療的ワクチンやがんワクチンのアジュバントなどについてはオイルエマルジョンが選択されると考えられる[24]。

文　献

1） J. Freund *et al., Proc. Soc. Exp. Biol.*, **37**, 509（1937）
2） J. Freund, *Am. J. Clin. Pathol.*, **21**, 645（1951）
3） D. E. S. Stewart-Tull, “The theory and practical application of adjuvants.” p1. John Wiley & Sons Ltd（1995）
4） B. Guy, *Nature Rev. Microbiol.*, **5**, 505（2007）
5） M. F. Bachmann & G. Jennings, *Nature Rev. Immunol.*, **10**, 787（2010）
6） J. G. Cyster, *Nature Immunol.*, **11**, 989（2010）
7） J. N. Bollinger, *J. Pharm. Sci.*, **59**, 1084（1970）
8） M. Dupuis *et al., Cell Immunol.*, **186**, 18（1998）
9） M. Dupuis *et al., Vaccine*, **18**, 434（1999）
10） M. Dupuis *et al., Eur. J. Immunol.*, **31**, 2910（2001）
11） A. Seubert *et al., J. Immunol.*, **180**, 5402（2008）
12） S. Calabro *et al., Vaccine*, **29**, 1812（2011）
13） F. Mosca *et al., Proc. Natl. Acad. Sci. USA*, **105**, 10501（2008）

14) S-Y. Seong & P. Matzinger, *Nature Rev. Immunol.*, **4**, 469 (2004)
15) G. Y. Chen & G. Nuñez, *Nature Rev. Immunol.*, **10**, 826 (2010)
16) Y-W. Yang *et al., Vaccine*, **22**, 1524 (2004)
17) Y-W. Yang *et al., Vaccine*, **23**, 2665 (2005)
18) A. L. Gavin *et al., Science*, **314**, 1936 (2006)
19) D. T. O' Hagan, *Expert Rev. Vaccines*, **6**, 699 (2007)
20) V. Schultze *et al., Vaccine*, **26**, 3209 (2008)
21) M. Pellegrini *et al., Vaccine*, **27**, 6959 (2009)
22) S. E. Frey *et al., Vaccine*, **28**, 6367 (2010)
23) S. W. Barnett *et al., J. Virol.*, **84**, 5975 (2010)
24) J. Aucouturier *et al., Vaccine*, **24S2**, S2/44 (2006)

4 核酸アジュバント

4.1 CpG-DNAの粘膜アジュバント効果

前山順一*[1]，山本三郎*[2]

4.1.1 はじめに

1960年代から70年代にかけて，結核の予防ワクチンであるBCGを使ったがんの免疫療法がOldやZbarらのマウス・モルモットによる研究やMortonらのヒトメラノーマに対する治療，Mathéらの小児白血病への臨床研究を含め幅広く検討された。これは結核ワクチンとして1920年代以来の使用経験から安全性が確認されているBCGワクチンをがんの免疫療法に適用しようと考えたものであった。しかしBCG生菌によるがんの免疫療法は今では「膀胱がん」に対するほかは下火となっていった。これは，弱毒といえども生菌であるBCGを免疫機能が低下したがん患者に投与することが危惧されたためであった。そのため，欧米を中心にBCG菌体から抗腫瘍活性物質を単離する試みが盛んに研究されたが，わが国においては，Tokunagaらが水溶性の抗腫瘍活性成分を得ることに成功し，MY-1と呼ばれる核酸画分を見出した[1)]。MY-1はモルモットやマウス腫瘍に投与すると増殖抑制をもたらし，さらに胃癌，メラノーマ，悪性リンパ腫等，多数のヒト悪性腫瘍に効果があることがわかった。MY-1は45塩基鎖長を中心とした一重鎖オリゴヌクレオチドの集合体であるので，活性中心を探索するため多数のオリゴヌクレオチドを合成し，マウスリンパ球を刺激してIFNγ産生を指標に調べた結果，免疫増強活性のある配列ではすべてCpGモチーフとよばれる6塩基パリンドロームを含むことが明らかとなった[2)]。

免疫増強性DNAの発見から始まったCpG-DNAは，主にがんやアレルギー疾患治療への適用が数多く検討されてきた[3, 4)]。また，治療用ワクチンとして，がんワクチンへの適用も報告されている[7)]。さらに近年はCpG-DNAをワクチンアジュバントに適用する試みが注目されている[5, 6)]。免疫刺激DNAとして徳永らによるMY-1に始まり，CpG-DNAそのものによるがん治療への応用研究が行われてきた[1, 2)]が，アジュバントとして特異的腫瘍抗原との組み合わせの適用が考えられる[7～9)]。また，そのTh1免疫応答を誘導し，活性化するという性質から，Th1/Th2バランスの極端な傾きを改善し，抗原暴露によって起こる過剰なアレルギー反応を抑えることでアレルギー疾患の予防・治療にも適用できる[10, 11)]。本稿では主に感染症ワクチンに用いるアジュバントについて述べたい。

4.1.2 感染症対策とワクチン

感染症予防ワクチンの改良は近年著しい進歩を見せている。急性およびウイルス性感染症では，ワクチンによる予防が最も有効かつ経済的な方法であるといわれている。これからのワクチン開発の今後の方向性としては，注射によらないワクチン，一回投与で有効なワクチン，耐熱性ワクチン，多価ワクチン，多種混合ワクチン等多岐にわたり，さまざまな戦略からの開発・改良が試

＊1 Jun-ichi Maeyama 国立感染症研究所 血液・安全性研究部 主任研究官

＊2 Saburo Yamamoto 日本BCG研究所 中央研究所 所長

みられている[12,13]。また，近年の高度な精製技術の向上，組換えDNA技術の導入およびゲノム情報の充実により，ワクチン抗原のコンポーネント化やペプチド化等が進められ，病原体由来の非特異的な活性物質や製造過程での夾雑物などの混入による副作用の可能性は低くなり，ワクチンの安全性も向上したが，同時に免疫原性の低下からワクチン抗原単独投与での有効性の低下が問題となってきた。この免疫原性低下を補うためにはアジュバントが必要となり，アジュバントの添加によって高度に精製した貴重な抗原の投与量も減ずることが可能になる。

多岐にわたる新規ワクチン開発の中で，血清中の抗原特異的IgG抗体産生だけでなく，病原体の主たる感染経路である粘膜局所での分泌型IgA抗体を産生させるワクチンの開発も重要な戦略の一つと考えられる。しかしながら，粘膜組織には，外界からの危険な異物の侵入を阻止するために，粘液層や粘液に含まれる非特異的活性物質，分解酵素，界面活性物質及び上皮細胞層等による何重ものバリヤーが存在しており[14]，抗原の単独投与では十分なワクチン効果が得られない場合が多い。このような問題点を克服するためには，粘膜免疫応答を増強する粘膜アジュバントや経粘膜ワクチンキャリアの開発，あるいは胃酸やタンパク分解酵素に抵抗性のあるデリバリーシステムの構築が必要であり，多くの研究が行われている[15~18]。特に，安全で免疫増強作用にすぐれた粘膜アジュバントの開発は，粘膜ワクチンの実用化にとって解決すべき課題のひとつである。以上のことから，本稿では，CpG-DNAアジュバントの粘膜ワクチンへの応用について述べたい。

山本らは，様々な合成オリゴDNAを比較した結果，Oligo B（5'-GGGGGGGGGGGAACGTTGGGGGGGGGGGG-3'）には，マウスのI型インターフェロン（IFN）誘導とナチュラルキラー（NK）細胞活性化に関して非常に強い活性があることを報告した[2,19,20]。Oligo Bは，いわゆるA型のCpG-DNAと考えられる（表1）が，A型の性質はパリンドローム構造を取ること，ポリグアノシン配列があること，強いIFN-α産生誘導能を示すことが特徴となっている。本稿では，Oligo Bの粘膜アジュバント作用について，ジフテリアトキソイド（DT）とBCGをモデル抗原として用いた時の，液性免疫誘導と細胞性免疫誘導について述べたい[21]。DT

表1 CpG-DNAのタイプ[3~6]

型		A	B	C
構造	バックボーン	ホスホジエステル・ホスホロチオエート	ホスホロチオエート	ホスホロチオエート
	CpG数	通常1	複数	複数
	他の特徴	パリンドローム構造 ポリG末端	ポリG末端なし	パリンドローム構造 5'-TCGTCG
活性		pDCに対する強い IFN-α産生誘導能 NK細胞活性化能 抗原提示細胞成熟	強いB細胞活性化能 pDC成熟化能 TNF-αおよび IL-6産生誘導	AB中間型 （pDC，B細胞活性化）

は可溶性のタンパク質抗原であり，主に液性免疫を誘導し，BCGは細胞性免疫を誘導する。

4.1.3 BCGに対するモルモットの遅延型過敏反応（DTH）

BCGによる免疫誘導は，精製ツベルクリン（PPD）を皮内接種したモルモットの皮膚反応（硬結径）によって評価した。図1で示したようにPPD反応は，BCG（10^5CFU）で経鼻投与したときはほとんど認められなかったが，BCGをOligo B50μgとともに免疫した場合，PPD0.2μgにより直径12.9±3.0mmの硬結を形成し，有意の増強が認められた。このモルモットから脾臓を取り出し，脾細胞を特異的抗原であるPPDで刺激すると，明確なTNF-α産生の増強が認められた。また，IFN産生と細胞増殖反応でも同様な傾向を示した。すなわちOligo Bは，BCGによる細胞性免疫誘導を増強することがわかった。

BCGは，現行唯一の結核ワクチンであり，乳幼児での粟粒結核や結核性髄膜炎に対して十分効果的で，発症率も低下させるが，その効果は15年程度で成人期までは続き難いとされる。また，成人肺結核に対するBCGの有効性は不定で[22]，日本国内においては，20歳前後から結核の発症率が徐々に上昇してくることが知られている。このような時期に抗結核免疫を増強するための追加免疫を行うことは有効と考えられる。従って，CpG-DNAがBCGによるDTHを増強するということは，成人期肺結核用ワクチン開発への手掛かりとなりうると考えられた。しかしながら，ここでは，成人期で低下しているBCGによる抗結核免疫のモデルを，モルモットへのBCGの経鼻投与量で調節して作製しているが，低用量BCGの経鼻投与によるDTH反応は，投与容量，体重等に左右され易く，ワクチン開発の実験モデルとしては条件設定が難しいという問題点が挙げられた。また，現行のBCG投与は，国内では経皮接種であり，諸外国では皮内接種である。このため現行の投与法を考慮した皮内投与での，弱いDTHを示す程度のBCG接種モデルを構築する必要があり，我々はそれをモルモットモデルで検討している。これは，モルモット

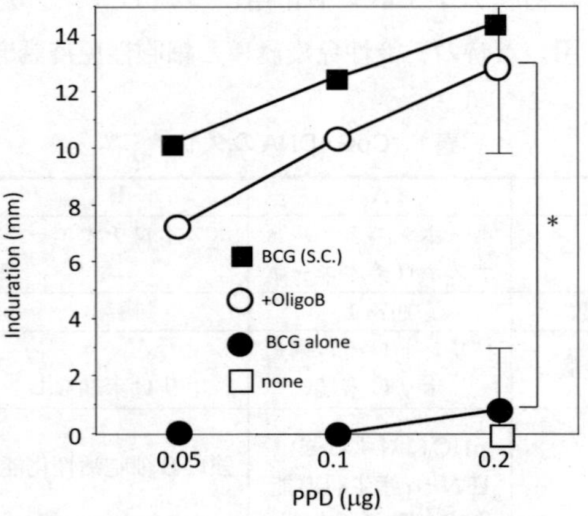

図1　BCG経鼻投与によるDTHに対するOligo Bの効果
BCGをOligoBとともに経鼻投与した6週間後にPPDを皮内接種し，
24時間後に硬結を測定した。（＊：$p < 0.05$）

がヒトと類似した結核病態を示すからである[23]。また，通常BCGの再接種は行われないので，たとえば，結核抗原とCpG-DNAアジュバントでの追加免疫を行って，その免疫増強作用をDTHや結核菌感染防御能で検討できれば，抗結核ワクチンの開発モデルになると考えられる。

4. 1. 4　DT特異的抗体応答に関するCpG-DNAの効果

我々は，Oligo Bに可溶性蛋白抗原DTを用いたとき粘膜アジュバント活性があるかどうか検討した[21]。陽性対照として，著名なコレラ毒素系の粘膜アジュバントである組換えコレラ毒素Bサブユニット（rCTB）を使用した[24]。BALB/cマウスを用いて，DT単独，DT＋rCTB，DT＋Oligo Bそれぞれを経鼻投与して比較した場合，Oligo Bは，特異的血清IgG抗体を，rCTB添加群とほとんど同じレベルで強く誘導した（図2）。また，血清IgGおよびIgA抗体はそれぞれ，Oligo Bの用量に依存して増加した（図3）。これらの抗体産生増強反応は，CpG配列をメチル化したMe-Oligo Bを使用した場合，およびTLR9ノックアウト・マウスを使用した場合には，有意性な低下を示し，CpG配列とTLR9に関わるシグナル伝達系の関与を示している。

このときDT特異的血清IgGの各サブクラスの産生を調べたところ，アジュバント添加群が有意に高く，主要サブクラスのひとつは，rCTB群と同様にIgG1であり，IgG1産生が，必ずしもTh2免疫誘導を示しているわけではないとの報告もある[25]が，いわゆるTh2型の免疫応答を示していた。その一方，IgG2a抗体またはIgG2c抗体の産生応答も認められ，rCTB添加群と比較してOligo B添加群が有意に高く，Th1型の免疫応答も増強されていることがわかった（図4）。また，DT＋アラムアジュバントの筋肉内投与によるDT特異的血清IgEを対照としたとき，アラム添加群では明確なDT特異的血清IgE抗体が認められたが，Oligo B添加群では，検出されなかった。一般に，CpG-DNAは，Th1型免疫を誘導すると言われるが，可溶性タンパク質抗原を用いた場合，バランスを過剰にTh2型に傾けることを防ぎ，IgE産生阻害に作用していると考えられる。

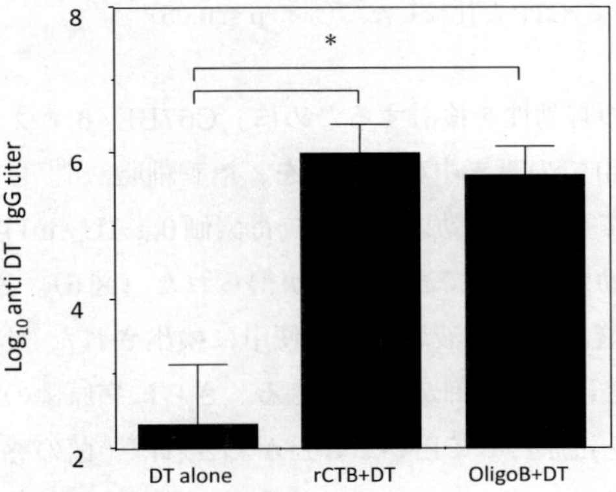

図2　DT経鼻投与による血清IgG産生に対するOligo Bの効果
マウスにDT（5Lf）をOligoBとともに0，2，3，4週に経鼻投与した場合の血清IgG抗体産生をELISAで測定し，rCTBと比較した。（＊：$p<0.05$）

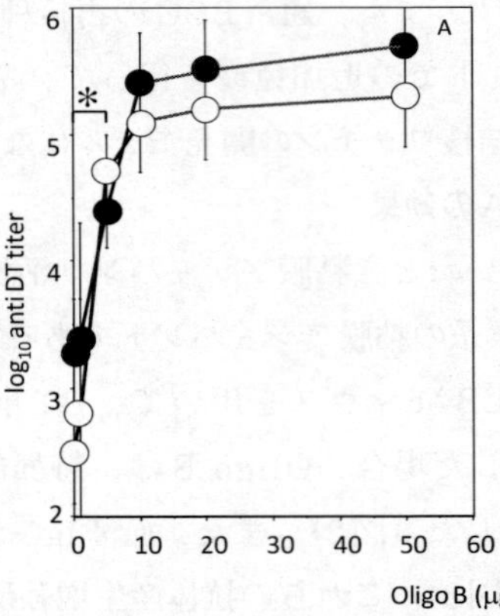

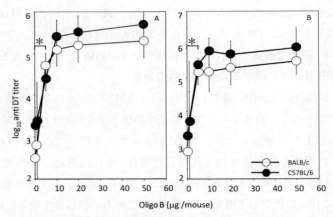

図3　DT経鼻投与による血清IgG産生に対するOligo B用量の効果
マウスにDT（5Lf）をOligoB（0-50μg/マウス）とともに0，2，3，4週に経鼻投与した場合の血清IgG抗体産生をELISAで測定した。（＊：$p < 0.05$）

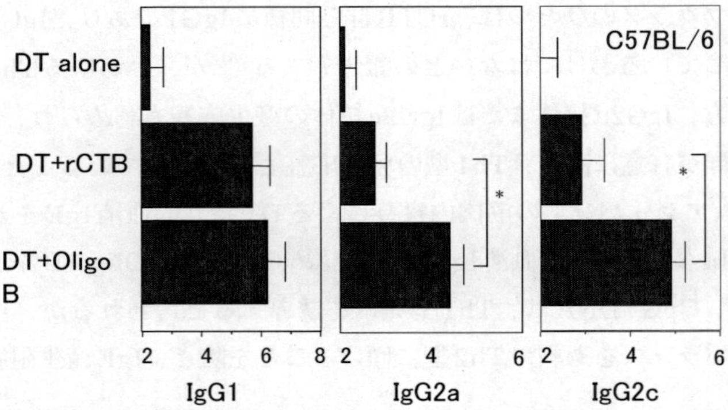

図4　DT経鼻投与によるIgGサブクラス産生に対するOligoBの効果
DT＋OligoB経鼻投与に対するC57BL/6マウス血清IgG抗体のサブクラスについてrCTBと比較した。（＊：$p < 0.05$）

また，ワクチンとしての有効性を検討するために，C57BL/6マウスおよびBALB/cマウスを用いてDT＋OligoB投与群での毒素中和抗体価を，培養細胞法[26]を用いて抗毒素価として測定したところ，ヒトにおいて発症防御効果を示す抗毒素価0.1 IU/ml以上を示し，Oligo B＋DT経鼻投与で十分発症防御効果が期待できる結果が得られた（図5）。さらに，DT特異的粘膜IgA抗体が，唾液，鼻腔洗浄液，肺洗浄液および糞便中に検出された（図6）。粘膜面でジフテリア毒素が産生されているときに発症防御が期待できる。さらに病原菌の，細胞または組織への定着因子または侵入因子などを抗原として用いることができれば，菌の感染そのものからの防御も期待できる。

このとき，マウス脾細胞をDTで刺激したところ，IFNγとIL-5の産生が検出された。それぞれTh1型とTh2型免疫応答を示し，その両方が動いていると考えられる。他の研究ではIL-5が

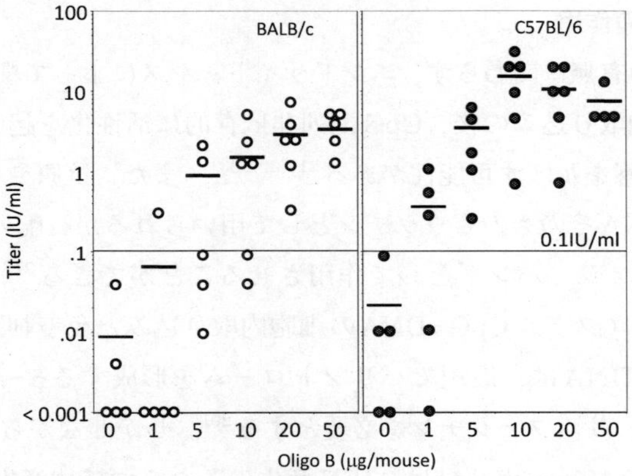

図5　DT経鼻投与による抗毒素価に対するOligo Bの用量の効果
マウスにDT（5Lf）をOligoB（0-50μg/マウス）とともに0，2，3，4週に経鼻投与した場合の血清抗毒素価を測定した。

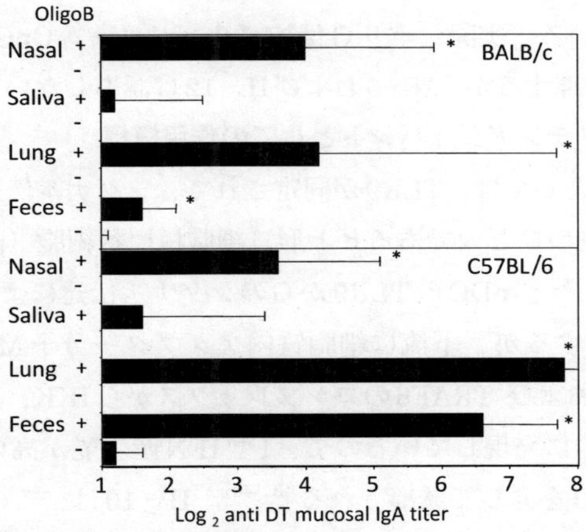

図6　DT経鼻投与による粘膜IgA産生に対するOligo Bの効果
マウスにDT（5Lf）をOligoBとともに0，2，3，4週に経鼻投与し、6週目に粘膜サンプルを採取し、粘膜IgA産生をELISAで測定した。（＊：$p<0.05$）

低下するという報告が一般的であるが[27)]，これらはウイルスまたは粒子状抗原が多い。rCTBにおいてもDTなどの可溶性抗原では，Th2型の免疫応答を示す[28)]が，HBsワクチン抗原を用いた場合，IgG2a抗体も産生され，Th1型の免疫応答をも示す[29)]。このようにTh1/Th2バランスには，抗原の様相も影響すると考えられる。また，ノックアウトマウスを用いた検討により，CpG-DNAによるIgG産生についてのIFNγの重要性も報告されている[30)]。サイトカイン産生は，投与局所に生ずる反応ばかりでなく，全身性や他の部位など部位による違いも考えられ，抗体産生増強作用の機構解明については，さらに詳細な検討が必要であろう。

4.1.5 CpG配列以外の作用

DNAは，CpG配列の有無に関わらず，エンドサイトーシスによって細胞内に取り込まれる[31]。DNAそのものも，細胞取り込みの後，CpG配列非依存的に活性化を起こし，量的な相違はあるが，抗体産生増強に影響を及ぼす可能性がある[21, 32, 33]。また，抗原や免疫賦活因子をコードしたプラスミドなどのDNAそのものもワクチンとして用いられるが，配列の中にCpGを組み込むことができ，内因性のアジュバントとして作用させることができる[2]。一方，ポリグアノシン（ポリG）は，ホスホジエステルCpG-DNAの細胞内取り込みと免疫刺激活性を改善するという報告がある[34]。CpG-DNAは，最短でパリンドロームを形成する5-AACGTT-3で脾細胞にIFN産生を誘導するが，リポフェクチンを必要とする[20]。しかしながら，Oligo Bはその必要がなく，5'末端と3'末端の12merポリGは，IFN産生のみならず抗体産生についてもCpG配列の作用を増強していると考えられる。一方，ポリGそのものには，マウス脾細胞でIFN-γ産生を抑制するという報告もある[35]。Gの付加は，活性の抑制などの影響がある可能性が出てくるが，逆にCpG-DNAの活性が調整でき，特定のサイトカインを選択的に誘導するCpG-DNAの設計ができる可能性を示している。実際，ポリG付加パリンドロームCpG-DNAは，ヒトpDCにおいてIFN-α産生を強く誘導するが，IL-6およびIL-12は誘導しない[36]。

4.1.6 CpG-DNAのワクチンアジュバントとしての作用機構

CpG-DNAの分子機構としては，TLR9が同定されて，シグナル伝達機構が明らかになってきた[37~40]。また，標的細胞のひとつであるヒト形質細胞様樹状細胞（pDC）やNK細胞などでの解析が行われている[36, 41, 42]。pDCのTLR9からのシグナル伝達によって，I型IFNと炎症性サイトカインの産生を誘導するが，下流に細胞質内アダプター分子MyD88が必須である。I型IFNは，さらにIRAK-1および TRAF6のコンプレックスからIKK，IRF7を介して誘導される。pDCでは，IRF7を構成的に発現しているので，I型IFN産生能が高い。一方，炎症性サイトカインは，IKKからNF-κBを介して誘導される[43, 44]。IP-10は，この経路で産生される。ヒトにおいては，pDCによるIFN-αとIP-10の産生がTh1免疫に重要とされているが，CpG-DNAは，p38 MAPK活性化を起こし，それがこれらの経路に介在している。IFN-αは，さらにpDCにフィードバックしてJAK-STAT経路を刺激することにより大量のIFN-α産生を促す[36, 42]。CpG-DNAは，以上のような機序で一般的にTh1型の免疫を増強するといわれるが，Oligo Bは血清および粘膜での抗体産生，さらには毒素中和抗体産生をも増強した。I型サイトカイン産生など，抗ウイルス免疫，細胞性免疫といわれる機序の中で，このような液性免疫に関わるアジュバント作用がどのような機序によるのか明白にする必要がある。

CpG-DNAは，いわゆるPathogen associated molecular patterns（PAMPs）として，自然免疫を活性化するが，多くのアジュバントがそうであるように，このようなTLRリガンドは，ワクチンによる獲得免疫のための免疫増強剤として働く[45, 46]。CpG-DNAのレセプターはTLR9であるが，ヒトにおいてはB細胞，pDCにレセプターがあるため，プライマリーの刺激は，これらの細胞を刺激し，分化を促す。DCの産生するIFN-αは，B細胞を炎症性サイトカイン

IL-6とともに形質細胞に分化させる。またDCからのB細胞活性化因子，APRIL産生は，形質細胞に分化させ，特異的免疫応答を誘導する。最終的には，NK，T，モノサイト系の細胞の成熟，分化，増殖に至る。また，これらの細胞は，炎症性サイトカインおよびI型インターフェロンなど種々のサイトカインを産生し，Th1型の免疫応答を誘導し，増強する。サイトカインは，アジュバントとしても作用することが認められている上[47~49]，分化成熟したDCは，強力な抗原提示細胞であり，獲得免疫応答誘導との関連が強く示唆される[46, 50]。また，粘膜にもCpG-DNAの標的細胞であるpDCが存在し，微生物感染に反応してその数を増加させるという報告がある[51, 52]。

4.1.7　副反応

WHO等による前臨床試験のガイドライン[53, 54]に，安全性に関する規定が記載されている。これらに適合していることをまず前提とするが，CpG-DNAの作用機構から炎症性サイトカイン産生等による発熱，痛み等が生じることは十分可能性がある[3, 6]。さらに接種局所の生体成分に対してのアジュバント作用で自己免疫抗体が生ずる可能性も否定できない。また，CpG-DNAを投与することで，過剰にTh1/Th2バランスを傾けることは，何らかの自己免疫疾患の可能性を高めるかもしれない。さらには，菌体成分のリポ多糖などは，脊椎動物の生体成分には存在しない分子であるが，非メチル化CpG配列は，頻度は低いとはいえ，脊椎動物にも存在する。全身性エリテマトーデス（SLE）は，全身性自己免疫疾患であり，遺伝的素因のある者が，感染や薬剤などの環境的因子が関与して発症するといわれている。SLEでは病変部にpDCが集積しており[55]，また，SLE患者の血液中の，抗核酸抗体とDNAの免疫複合体には，CpG配列が豊富に含まれ，TLR9を刺激し，pDCの活性化，IFN-αの過剰産生を引き起こし，様々な自己反応性の病態を引き起こす。このような機序を考えると，素因のある場合に関しての安全性を検証する必要があるかもしれない。

脾腫は，CpG-DNAの投与にともない齧歯類で高頻度に観察されるといわれている[56]。特にホスホロチオエートバックボーン配列のCpG-DNA（PS-CpG-DNA）は，マウスで用量依存的に脾腫を誘発する。一方，天然型ホスホジエステルバックボーン配列のCpG-DNA（PDE-CpG-DNA）では，比較的少ない[4]。この違いは，PS-CpG-DNAと比べてPDE-CpG-DNAがヌクレアーゼによる分解を受けやすいためとされている。この副反応は，おそらくこのようにCpG-DNAの構造を検討し，活性と投与量の調節をすることによって低下させることができると考えられる。また，先に述べたポリGが脾腫を低下させるという報告がある[57]。また，PS-CpG-DNAをマウスに連続投与した場合，用量依存的に単核球浸潤を引き起こすが，サルとヒトでは起こらないという報告がある[4]。この違いは，ヒトは，pDCとB細胞に特異的にTLR9が発現しているのに比べ，マウスは広範な細胞にTLR9が発現しているためと考えられる[46]。

治療薬として注射によって大量のCpG-DNAが投与されると，全身性に反応が起こると考えられるが，経鼻投与のように体表面（粘膜面）へ少量投与する場合は，副反応は投与局所に限定され，発熱や疼痛などの副反応も低減されると考えられる。すなわち，感染症のためのワクチンばかりでなく，特異抗原を用いた癌ワクチンおよびアレルギー治療薬においても，経鼻投与などの投与法や剤型の検討で副反応の低減が期待できる。

4. 1. 8 まとめ

Oligo Bは，粘膜面での免疫誘導とともに全身性および粘膜面でのエフェクター作用の誘導（特異抗体産生の増強）が認められ，細胞性免疫ばかりでなく液性免疫に対しても有効な粘膜アジュバントである。また粘膜投与や注射以外にも，新しい投与法として注目されている経皮投与法[58, 59]も考えられる。さらに，他のアジュバント物質との相乗効果を考慮した剤型の検討も重要である[5]。しかしながら，ここまでの結果は主にマウスおよびモルモットモデルで得られた結果である。CpG-DNAの反応性に種差があることが明らかになっており[46, 60, 61]，新しい粘膜ワクチン開発のためには，Oligo Bの配列を再検討し，ヒトに適用して十分な効果を得られる構造にする必要があるかもしれない。一般的にCpG-DNAの安全性は高いとされる[3~6]が，自己免疫疾患に対する影響などを含め，安全性の検討はさらに必要であろう。一方，Oligo BがBCGのような生菌ワクチン抗原やDTのような可溶性蛋白抗原に対する免疫応答をそれぞれ増強したように，CpG-DNAは，様相の全く異なる抗原に対し用いることができると考えられ，細胞性免疫応答も液性免疫応答も，さらには粘膜免疫応答をも増強する[5, 6, 21]。このような性質からCpG-DNAは，適当な剤型や投与法の検討は必要と考えられるが，新しい多種混合ワクチンの開発に役立つ可能性が高い。さらには，粘膜アジュバントとしてのCpG-DNAは，新興再興感染症の新しいワクチンの開発のために，また現行のワクチンの有用なアジュバントとして用いることができると考えられる。

文　献

1) T. Tokunaga *et al., J. Natl. Cancer Inst.*, **72**, 955 (1984)
2) S. Yamamoto *et al., Jpn. J. Infect. Dis.*, **55**, 37 (2002)
3) A. M. Krieg, *Annu. Rev. Immunol.*, **20**, 709 (2002)
4) A. M. Krieg, *Nat. Rev. Drug Discov.*, **5**, 471 (2006)
5) M. J. McCuskie *et al.*, "From innate immunity to immunological memory", p.155, Springer (2006)
6) D. M. Klinman *et al.*, "Vaccine adjuvants and delivery systems", p157, John wiley& Sons (2007)
7) A. M. Krieg *Curr. Oncol. Rep.*, **6**, 88 (2004)
8) J. Fourcade *et al., J. Immunother.*, **31**, 781 (2008)
9) D. Valmori *et al., Proc. Natl. Acad. Sci. USA*, **104**, 8947 (2010)
10) J. N. Kline *et al., J. Immunol.*, **160**, 2555 (1998)
11) S. Fujieda *et al., Am. J. Respir. Crit. Care Med.*, **160**, 2056 (1999)

12）A. Oya, “Vaccine handbook”, p.26, Maruzen（1996）
13）山西弘一, 次世代ワクチンの産業応用技術, p19, シーエムシー出版（2010）
14）I. R. Sanderson *et al.*, “Mucosal Immunology, 2nd ed.”, p.5, Academic Press（1999）
15）C. O. Elson *et al.*, “Mucosal Immunology, 2nd ed.”, p.817, Academic Press（1999）
16）Czerkinsky *et al.*, *Infect. Immun.*, 57, 1072（1989）
17）X. Liang *et al.*, *J. Immunol.*, **141**, 1495（1988）
18）S. Michalek *et al.*, “Mucosal Immunology, 2nd ed.”, p759, Academic Press（1999）
19）Y. Kimura *et al.*, *J. Biochem.*, **116**, 991（1994）
20）K. Sonehara *et al.*, *J. Interferon Cytokine Res.*, **16**, 799（1996）
21）J. Maeyama *et al.*, *Vaccine*, **27**, 1166（2009）
22）S. Yamamoto *et al.*, *Jpn. J. Infect Dis.*, **60**, 331（2007）
23）D. J. Padila-Carlin *et al.*, *Comparative Medecine*, **58**, 324（2008）
24）Y. Yasuda *et al.*, *FEMS Immunol. Med. Microbiol.*, **20**, 311（1998）
25）E. L. Faquim-Mauro *et al.*, *J. Immunol.*, **163**, 3572（1999）
26）K. Miyamura *et al.*, *J. Biol. Stand.*, **2**, 189（1974）
27）D. M. Klinman *et al.*, *Immunological Reviews*, **199**, 201（2004）
28）M. Isaka *et al.*, *Vaccine*, **18**, 743（2000）
29）M. Isaka *et al.*, *Vaccine*, **19**, 1460（2001）
30）D. S. Rosa *et al.*, *Vaccine*, **25**, 6007（2007）
31）A. M. Krieg *et al.*, *Nature*, **374**, 546（1995）
32）M. J. McCuskie *et al.*, *Vaccine*, **19**, 413（2001）
33）K. Yasuda *et al.*, *J. Immunol.*, **174**, 6129（2005）
34）A. H. Dalpke *et al.*, *Immunology*, **106**, 102（2002）
35）M. D. Halpern *et al.*, *Immunopharmacology*, **29**, 47（1995）
36）R. Takauji *et al.*, *J. Leukocyte Biol.*, **72**, 1011（2002）
37）H. Hemmi *et al.*, *Nature*, **408**, 740（2000）
38）S. Akira, ”From innate immunity to immunological memory”, p.1, Springer（2006）
39）K. J. Ishii *et al.*, *Curr. Op. Immunol.*, **20**, 524（2008）
40）S. Koyama *et al.*, *Expert Rev. Vaccines*, **8**, 1099（2009）
41）S. Iho *et al.*, *J. Immunol.*, **163**, 3642（1999）
42）Y. Osawa *et al.*, *J. Immunol.*, **177**, 4841（2006）
43）K. Honda *et al.*, *Pro. Natl. Acad. Sci. USA*, **101**, 15416（2004）
44）S. Uematsu *et al.*, *J. Exp. Med.*, **201**, 915（2006）
45）A. Pashine *et al.*, *Nature Med.*, **11**, s63-68（2006）
46）A. Iwasaki *et al.*, *Nature Immunol.*, **5**, 987（2004）
47）N. K. Egilmez *et al.*, “Vaccine adjuvants and delivery systems”, p327, John wiley& Sons（2007）
48）C. O. Elson *et al.*, “Mucosal Immunology, 2nd ed.”, p.817, Academic Press（1999）
49）J. Holmgren *et al.*, *Vaccine*, **21**, 89（2003）
50）E. I. Zuniga *et al.*, *Nature Immunol.*, **5**, 1227（2004）
51）T. Agrawal *et al.*, *Clin. Microbiol. Infect.*, **15**, 50（2009）

52）E. Hartmann *et al.*, *Clin. Vaccine Immunol.*, **13**, 1278（2006）
53）WHO, WHO/BS/03.1969.WHO（2003）
54）EMEA, EMEA/CHMP/VEG/134716/2004（2005）
55）L. Farkas *et al.*, *Am. J. Pathol.*, **159**, 237（2001）
56）G. B. Lipford *et al.*, "Immunobiology of Bacterial CpG-DNA", p119, Springer（2000）
57）Y. S. Chang *et al.*, *J. Allergy Clin. Immunol.*, **116**, 1388（2005）
58）S. A. Hammond *et al.*, *Crit. Rev. Ther. Drug Carrier Syst.*, **18**, 503（2001）
59）C. D. Partidos *et al.*, *Vaccine*, **22**, 2385（2004）
60）R. Rankin *et al.*, *Antisense Nucleic Acid Drug Dev.*, **11**, 333（2001）
61）G. Hartmann *et al.*, *J. Immunol.*, **164**, 1617（2000）

4.2 樹状細胞サブセット機能を制御する分子基盤

改正恒康*

サマリー

核酸系免疫アジュバントは，樹状細胞を活性化し，炎症性サイトカインやI型インターフェロン産生を誘導する。樹状細胞は不均一な細胞集団であり，機能的特性の異なる種々のサブセットから構成される。形質細胞様樹状細胞は，TLR7，TLR9を介して核酸系免疫アジュバントを認識し，大量のI型インターフェロンを産生する特性を持つ。また，マウスにおけるCD8陽性樹状細胞は，2本鎖RNAのセンサーであるTLR3を発現する唯一の樹状細胞サブセットであり，その刺激により，炎症性サイトカインを産生する。このサブセットは，また，死細胞を取り込み，細胞障害性CD8陽性T細胞の分化を誘導する特性（クロスプレゼンテーション能）を持つ。このような樹状細胞サブセット機能を制御する分子機構を解明することにより，新たな免疫アジュバント，ワクチン開発のための標的分子が明らかになることが期待される。

4.2.1 はじめに

免疫アジュバントは，主に，自然免疫担当細胞である樹状細胞やマクロファージなどいわゆる抗原提示細胞を，病原体センサーを介して活性化することにより，免疫応答を増強する。この活性化機構を明らかにすることにより，病原体感染や腫瘍に対する防御免疫を高めたり，過剰な免疫活性化状態である自己免疫疾患を制御したりするような免疫治療薬を開発できることが期待される。病原体センサーの認識する免疫アジュバントは，成分の点から，脂質，タンパク，核酸などに大別される。核酸を認識するToll様受容体（Toll-like receptor，TLR），特にTLR7，TLR9は，病原体ばかりでなく，宿主由来の内因性免疫アジュバントにも応答し，炎症性サイトカイン，I型インターフェロン（IFN）を産生することにより，自己免疫疾患の病態形成に寄与している。樹状細胞は不均一な細胞集団であり，機能的特性の異なる種々のサブセットから構成される。核酸系免疫アジュバントに対する応答性もサブセットにより際だった違いが認められる。形質細胞様樹状細胞（plasmacytoid dendritic cell，pDC）は，TLR7，TLR9刺激に応答し，大量のI型IFNを産生する特性を持つ。また，マウス脾臓における通常樹状細胞（conventional dendritic cell，cDC）中のCD8陽性cDCは，2本鎖RNAセンサーとしてTLR3を発現する唯一の樹状細胞サブセットであり，外来性抗原提示により，細胞障害性CD8陽性T細胞を分化誘導する能力（クロスプレゼンテーション能）が高い特性を持つ。ここでは，これら樹状細胞サブセットの機能を制御する分子機構について述べる。

4.2.2 核酸を認識するTLRと自己免疫

核酸を認識する病原体センサーは，RIG-I様受容体（RIG-I-like receptor，RLR）とTLRの2種類に大別される[1)]。RLRは細胞質内に局在し，細胞に直接感染したウイルス由来の核酸を認識する。RLRは，ウイルスに特有の構造を持つ核酸を認識し，宿主由来の核酸は認識しない。たとえば，宿主由来の核酸は，通常5’末端にキャッピング構造など何らかの修飾が施されてい

---

* Tsuneyasu Kaisho 大阪大学 免疫学フロンティア研究センター 免疫機能統御学 教授

るが，RIG-Iは，5' 末端が未修飾の3リン酸を認識する。一方，TLRは，小胞体に局在する膜タンパクであるが，エンドソームに移動して核酸を認識する。この場合の核酸は，エンドソームに取り込まれたウイルス，あるいはウイルス感染細胞に由来する。ここで重要なことは，TLRにより認識される核酸の構造は，病原体と宿主とで明確に異なっていないこと，つまり，TLRは病原体ばかりでなく宿主由来の核酸をも認識すると言うことである。たとえば，TLR9が認識するのは非メチル化状態のシトシン，グアニンの連続した配列であることが指摘されているが，この塩基配列は宿主にも低頻度ながら存在する。また，TLR9の認識するリガンド構造として，塩基配列よりも2' デオキシリボース，すなわち宿主，微生物に共通の構造である糖鎖がより重要であることも報告されている[2)]。また，TLR7，TLR3は，ウイルス由来の1本鎖RNA，2本鎖RNAをそれぞれ認識するが，宿主由来のmRNAにも類似の構造があり，実際，TLR7，TLR3のリガンドとして機能する。このように，TLRは，宿主すなわち自己由来の核酸に応答するポテンシャルを有していることになる。

通常，宿主由来の核酸は不安定であり，エンドソームに到達する可能性は低く，このポテンシャルは，顕在化しない。しかし，種々の状況下で，宿主由来の核酸は安定化し，血中濃度が上昇する（図1)。たとえば，全身性エリテマトーシス（systemic lupus erythematosus，SLE）患者において，DNA分解酵素遺伝子の異常が報告されているが，この場合，その酵素活性の低下により，宿主核酸が蓄積する。また，核酸に対する自己抗体が産生された場合には，宿主核酸は，免疫複合体として安定化するばかりでなく，Fc受容体を介して，積極的に樹状細胞のエンドソームに取り込まれやすくなる[3)]。さらに，抗体以外に種々の内因性分子も核酸の安定化に寄与する。尋常性乾癬患者の皮膚病変では，抗菌ペプチドLL37の発現が増強しており，このLL37にTLR9刺激増強活性が認められた[4)]。LL37は陽性荷電を持っており，陰性荷電のDNAと結合し，複合体を形成し，DNAを安定化させる。また，炎症や組織障害により大量の細胞死がおこると，種々の細胞内タンパクが漏出されてくる。この場合，遺伝子発現調節に関与しているDNA結合タンパクが遊離され，核酸と複合体を形成し，TLR9刺激活性を増強する[5)]。

TLR7，TLR9の生物学的効果の中でも，特にI型インターフェロン（interferon，IFN）産生誘導が自己免疫疾患の病態形成に重要であると考えられている[6)]。たとえば，SLE患者の血中では，I型IFNレベルが上昇しており，末梢血単核球においてはI型IFNおよびI型IFNで誘導される遺伝子群の発現上昇がみとめられる。これらの遺伝子群の発現は，ステロイドなどの治療が奏功した場合には，病勢に応じて低下する。

4.2.3 形質細胞様樹状細胞とTLR7，TLR9

TLR7/9によるI型IFN産生誘導は，主にpDCと呼ばれる樹状細胞サブセットに依存する。pDCは，cDCとは種々のマーカーにより区別されるサブセットであり，ウイルス感染の際に大量のI型IFNを産生する[7)]。pDCは，病原体センサーとしては，TLR7，TLR9だけを発現し，その刺激により，IFN-αを含む大量のI型IFNを産生するという特性を持つ。cDCや線維芽細胞もI型IFNを産生するが，その産生は主にRLRに依存している。このRLRは，pDCではほと

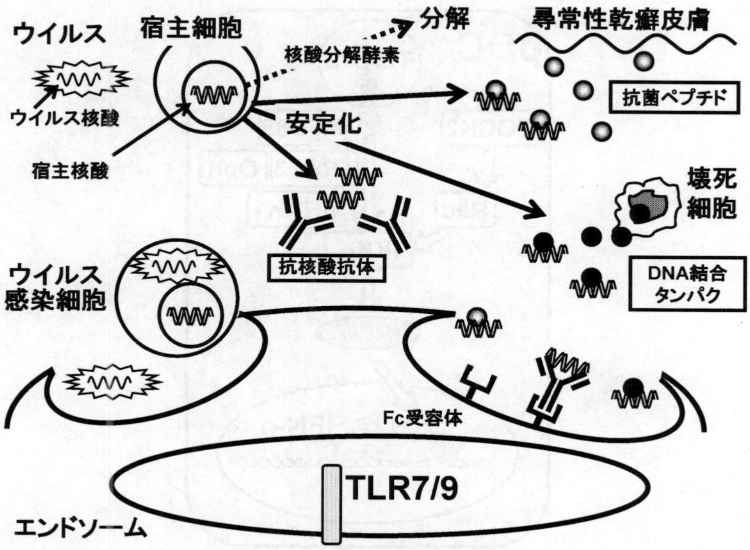

図1　TLRによる宿主核酸認識
ウイルス由来の核酸は，ウイルス，あるいはウイルス感染細胞としてエンドソームに到達する。通常，宿主由来の核酸は分解されやすく，エンドソーム内へ到達する可能性は低い。しかし，核酸分解酵素の活性低下や，抗核酸抗体の生成により，宿主核酸が安定化すると，血中濃度が高くなり，樹状細胞のエンドソーム，すなわちTLR7，TLR9へ到達する可能性が高くなる。宿主核酸の安定化は，壊死細胞由来のDNA結合たんぱくや抗菌ペプチドなど，核酸と結合する内因性分子の産生が増大することによっても，引き起こされる。

んど機能していない。すなわち，pDCは，核酸成分をTLR7，TLR9を介して認識し，I型IFNを産生する樹状細胞サブセットであると考えることができる。SLE，尋常性乾癬患者の皮膚病変には活性化pDCが認められる。また，尋常性感染患者の皮膚をマウスへ移植することにより皮膚炎が発症すること，さらにその発症に，pDCからのI型IFN産生が必須であることも報告されている[8)]。

4. 2. 4　形質細胞様樹状細胞におけるTLR7，TLR9のシグナル伝達機構

TLR7/9のシグナルは，I型IFNや炎症性サイトカインを誘導するが，この誘導能は，すべてTLRと会合する細胞質内アダプター分子MyD88が必須である（図2）。このMyD88の下流では，NF-κBを活性化し，炎症性サイトカイン産生誘導に至る経路とInterferon reguloatory factor（IRF）-7を活性化し，I型IFN産生誘導に至る経路が活性化される[9)]。2種類のIκBキナーゼ（IκB kinase，IKK），IKKα，IKKβがこの2本の経路で機能している（図1）。IKKβは，IκBをリン酸化することによりNF-κBの活性化に必須の役割を果たしている。一方，IKKαは，IRF-7と会合し，IRF-7をリン酸化することにより，I型IFN産生誘導に関与している[10)]。IKKαの他にも，セリンスレオニンキナーゼIRAK-1，アダプター分子であるTRAF3，Osteopontin（Opn）などもIRF-7活性化を介したI型IFN産生誘導に必須であることが，遺伝子欠損マウス

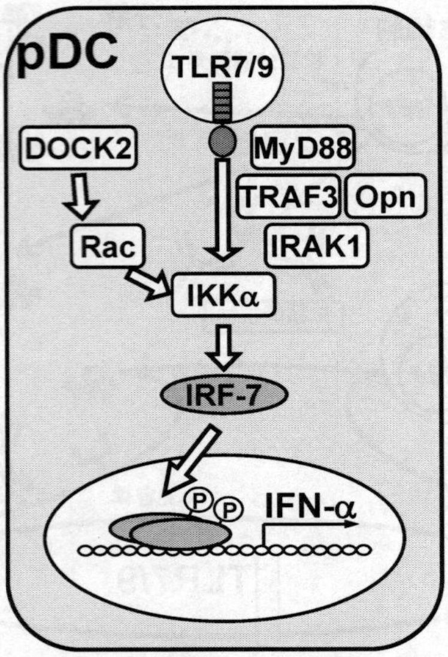

図2　pDCにおけるTLR7，TLR9シグナルによるI型IFN産生誘導機構
pDCでは，TLR7/9刺激により，アダプター分子MyD88の下流で，IRF-7が活性化され，IFN-αをはじめとしたI型IFN産生が誘導される。種々の機能分子がIRF-7活性化に関与することが報告されている。DOCK2からのシグナルはIKKαを介してこの経路に関与している。ここでは，MyD88からNF-κBの活性化，炎症性サイトカイン産生誘導に至る経路は示されていない。

を用いて，明らかにされている[11]。

最近，TLR7，TLR9によるI型IFN産生誘導にDOCK2が必須であることが明らかになった[12]。DOCK2は，低分子量GTP結合蛋白質（Rac）を活性化することで，細胞骨格の制御に関与する機能分子である。DOCK2欠損pDCにおいて，TLR7/9刺激による炎症性サイトカインの産生誘導は正常であったが，I型IFN産生誘導が選択的に障害されていた。DOCK2欠損pDCでは，Racの活性化，およびアクチン重合が障害されていたが，さらに，TLR9刺激によるIRF-7の核移行，および，IKKαのリン酸化に著明な障害が認められた。一方，IRAK-1，PI-3キナーゼ，MAPキナーゼなど他のシグナル伝達分子の活性化には異常が認められなかった。これらのことから，DOCK2によるRacの活性化が，IKKα活性化，IRF-7の核移行を介して，I型IFN遺伝子発現誘導に関与していると考えられる。また，興味あることに，IKKαの活性化は，TLR9依存性であったが，Racの活性化はTLR9非依存性であった。このように，IKKαは，TLR9シグナル伝達経路とDOCK2-Racシグナル伝達経路の接点であると考えられる。

4.2.5　クロスプレゼンテーション能を有する樹状細胞サブセット

マウス脾臓cDCは，CD4，CD8の発現パターンから，CD4陽性，CD8陽性，CD4，8共に陰性の3種類のcDCに分類される[13]。このうちCD8陽性cDCは，アポトーシスを起こした細胞や死細胞を取り込む能力が高い[14, 15]。この能力は，腫瘍やウイルス感染に対処する細胞障害性免疫応答の基盤となる[14]。多くの腫瘍細胞は，抗原提示能を持たないし，ウイルス感染の際には，抗原提示細胞に必ずしもウイルスが感染するとは限らない。また，ウイルス感染を受けた抗原提示細胞は，ウイルス由来因子により，抗原提示能，T細胞活性化能が低下されることもしばしば認められる。このような場合に，樹状細胞が，腫瘍細胞，ウイルス感染細胞を取り込んで，腫瘍やウイルス由来の抗原をT細胞へ提示し，細胞障害性T細胞の分化を誘導する，すなわちクロスプレゼンテーションを介して腫瘍免疫，抗ウイルス免疫を誘導することが生体防御面から非常に重要である。クロスプレゼンテーション能は，すべての樹状細胞サブセットで認められるが，特にCD8陽性cDCにおいてこの能力が高い。遺伝子発現プロフィールの解析から，このcDCでは，カルレチクリン，シスタチンなど，MHCクラスI依存性抗原提示のために機能する分子群の発現が高いことが明らかになっている[16]。

このCD8陽性cDCにおいて，2本鎖RNAを認識するTLR3が選択的に発現されている[17]。2本鎖RNAは，TLR3ばかりでなく，細胞質内センサーMDA5によっても認識されるが，この2つのセンサーにより誘導されるサイトカインは異なっている。すなわち，IL-12や炎症性サイトカインの誘導はTLR3に，IFN-αなどのI型IFN誘導はMDA5に主に依存している[18]。言い換えれば，TLR3シグナルは，I型IFNの産生誘導能は弱いものの，IL-6，TNFなどの炎症性サイトカインの産生誘導能は強い。また，TLR3 シグナルを介した刺激は，クロスプレゼンテーション能力を増強することによって，抗ウイルス免疫能を増強する[19]。

自己免疫疾患において，死細胞が生成され，自己核酸などの内因性免疫アジュバントが放出され，細胞障害性T細胞の分化が誘導されるシナリオが想定される。実際，TLR3が宿主由来の2本鎖RNAを認識し，炎症反応に関与していることが報告されている[20]。しかしながら，CD8陽性cDCがこのシナリオにどのように関与するかについてはまだよくわかっていない。

4.2.6　CD8陽性cDC優位に発現するケモカイン受容体

最近，Xcr1が，このCD8陽性cDCに選択的に発現する，ユニークなケモカイン受容体であることが明らかになった[21]。ケモカインは，N末端に存在するシステインの数や位置により，4つのサブファミリーに分類されている。XCサブファミリーは，N末端のシステインが1個しかない唯一のサブファミリーであり，そのメンバーもマウスではXcl1のみで，ヒトでは構造の酷似したXcl1，Xcl2しかない。Xcr1は，このXCケモカインの受容体である。

Xcr1以外のケモカイン受容体にはこのような発現特異性はみとめられなかった。また，Xcr1は，pDCなど他の樹状細胞サブセットばかりでなく，B細胞，T細胞など他の血球系の細胞にもほとんど発現されていなかった。ヒト末梢血の樹状細胞には，pDCと骨髄系樹状細胞（mDC）が含まれる。mDCの約10％に認められるBDCA3陽性の細胞集団（BDCA3陽性DC）が，TLR3などを含む遺伝子の発現プロフィールから，マウスCD8陽性cDCに相当すると考えられている。このBDCA3陽性DCにおいて，ヒトXcr1が非常に強く選択的に発現されていた[22~24]（図3，4）。

一方，Xcl1は，マウス脾臓の中では，NK細胞に優位に発現されていた。この発現はIL-2の

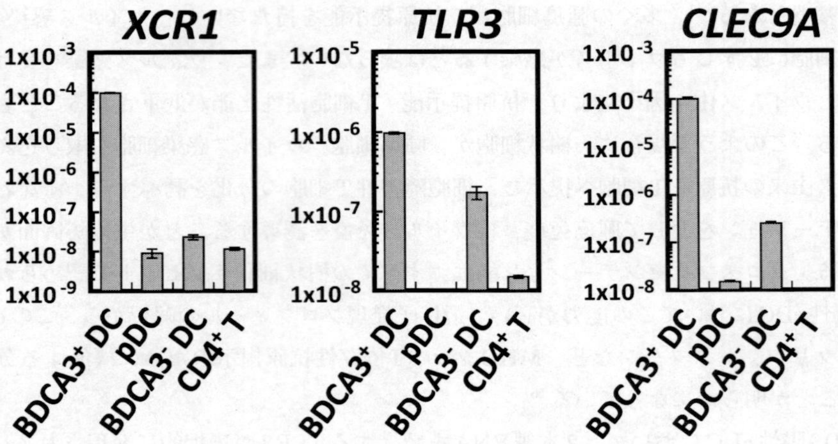

図3　ヒトにおけるXcr1の発現

ヒト末梢血から種々の細胞を調整し，遺伝子発現をRT-PCRにより解析した[22]。Tlr3，C型レクチンClec9aの発現もBDCA3陽性DC優位であるが，Xcr1はさらに強いBDCA3陽性DC発現特異性を示した。

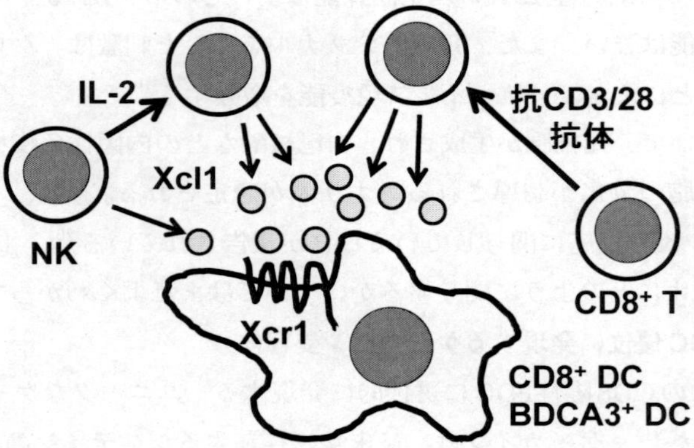

図4　Xcr1/Xcl1の発現様式

マウスでは，ケモカイン受容体Xcr1はCD8陽性cDCに優位に発現し，そのリガンドXcl1は，NK細胞優位に発現している。NK細胞の発現はIL-2刺激により増強する。また，CD8陽性T細胞は，非刺激ではほとんどXcl1を産生しないが，抗CD3/28抗体による活性化に伴い，早期に大量のXcl1を産生する。ヒトでは，Xcr1の発現はBDCA3陽性DC優位に認められ，Xcl1の発現もほぼマウスと同様の細胞に認められる。

添加により増強された。また，CD8陽性T細胞は，非刺激の状態ではほとんどXcl1を発現していなかったが，活性化により早期に大量のXcl1を産生した。一方，CD4陽性T細胞は活性化されてもほとんどXcl1を産生しなかった。これらのマウス細胞における発現パターン，すなわち，NK細胞優位の発現，IL-2による発現増強，活性化CD8陽性T細胞からの産生などの特性は，ヒト細胞においても同様に認められた[22~24]（図4）。このように，Xcr1，Xcl1は，ヒト，マウスに共通した機構に関与するケモカインシステムであると考えられる。これまでにXcl1遺伝子欠損マウスにおいて，CD8陽性T細胞のメモリー応答障害や抑制性T細胞の生成障害が報告されている[21, 25]。

4. 2. 7　おわりに

近年，種々の樹状細胞サブセットが報告されているが，TLR7，TLR9に応答するI型IFN産生能，クロスプレゼンテーションといった樹状細胞サブセットの機能的特性，特に，ヒト，マウスで共通する特性，機能分子に焦点を当てることが重要であると考えられる。我々は，マウスにおけるIKKαの機能的意義に基づき，IKK阻害剤の効果をヒトpDCで検討し，マウスと同様に，TLR7/9刺激によるI型IFN産生誘導が選択的に阻害され，その際にIRF-7の核内移行が阻害されていることを見出した[26]。さらに興味あることに，高脂血症治療薬スタチンにもIKK阻害剤と同様にpDCの機能を阻害する活性が認められた[27]。このように，ヒト，マウスで共通した特性，分子機構をマウスで研究を進めつつ，ヒトのシステムで検証していくことは非常に意義深いと考えられる。

文　　献

1) Beutler B, *et al., Nat Rev Immunol*; **7**, 753 (2007).
2) Haas T, *et al., Immunity*; **28**, 315 (2008).
3) Means TK, *et al., J Clin Invest*; **115**, 407 (2005).
4) Lande R, *et al., Nature*; **449**, 564 (2007).
5) Tian J, *et al., Nat Immunol*; **8**, 487 (2007).
6) Banchereau J, *et al., Immunity*; **25**, 383 (2006).
7) Liu YJ. *Annu Rev Immunol*; **23**, 275 (2005).
8) Gilliet M, *et al., J Exp Med*; **195**, 953 (2002).
9) Honda K, *et al., Nature*; **434**, 1035 (2005).
10) Hoshino K, *et al., Nature*; **440**, 949 (2006).
11) Kawai T, *et al., Nat Immunol*; **11**, 373 (2010).
12) Gotoh K, *et al., J Exp Med*; **207**, 721 (2010).
13) Shortman K, *et al., Nat Rev Immunol*; **7**, 19 (2007).
14) Heath WR, *et al., Immunol Rev*; **199**, 9 (2004).
15) Iyoda T, *et al., J Exp Med*; **195**, 1289 (2002).
16) Dudziak D, *et al., Science*; **315**, 107 (2007).
17) Naik SH, *et al., J Immunol*; **174**, 6592 (2005).
18) Kato H, *et al., Nature*; **441**, 101 (2006).
19) Schulz O, *et al., Nature*; **433**, 887 (2005).
20) Cavassani KA, *et al., J Exp Med*; **205**, 2609 (2008).
21) Dorner BG, *et al., Immunity*; **31**, 823 (2009).

22) Yamazaki C, *et al., Biochem Biophys Res Commun*; **397**, 756 (2010).
23) Bachem A, *et al., J Exp Med* (2010).
24) Crozat K, *et al., J Exp Med* (2010).
25) Lei Y, *et al., J Exp Med*; **208**, 383 (2011).
26) Miyamoto R, *et al., Arthritis Research Therapy* (2010).
27) Amuro H, *et al., Arthritis Rheum*; **62**, 2073 (2010).

4.3 CpG DNAの立体化によるアジュバント効果の増強

西川元也*1，高倉喜信*2

4.3.1 はじめに

地球上の生命体は，自己複製する，あるいは次世代に遺伝情報を伝達するためのツールとして核酸－DNAまたはRNA－を利用する。この核酸に格納される全ての遺伝情報－ゲノム－から機能性RNAやタンパク質が実働分子として産生されることで，絶えることのない生命活動が続けられる。ウイルスからヒトに至るまで全ての「生命体」で共通の分子が用いられていることは，その起源の共通性が示唆される点で興味深いことに加えて，その有用性の高さをも意味するものと考えられる。水素結合による特異的な塩基対形成により情報伝達が正確に行われることで，個体の生命活動ならびに次世代への情報伝達が実現される。

自然免疫に関する研究の進展により，核酸は，個体内及び次世代への情報伝達物質としてだけではなく，自然免疫を活性化する非常に重要なシグナル伝達物質としても機能することが明らかとされた。この核酸認識に関与するタンパク質としては，膜タンパク質であるToll様レセプター(TLR）に加えてRIG-IやMDA5，DAIなどの細胞質タンパク質が知られている。ほ乳類の免疫担当細胞に発現するTLR9は，メチル化されていないシトシン—グアニン（CpG）配列のうち，CpGモチーフと総称されるある条件を満たす塩基配列を特異的に認識し，MyD88（myeloid differentiation primary response gene 88）を介してI型インターフェロン（IFN）及びTh1型サイトカインを産生することで自然免疫に加えて獲得免疫をも活性化する。そこで，このCpGモチーフを含むDNA（CpG DNA）による免疫活性化を，癌やウイルス感染症，さらには鼻炎やアトピー性皮膚炎などのアレルギー疾患に対する治療に利用する試みが進められている(図1)[1, 2]。

CpG DNAを利用した免疫活性化においては，天然型DNAの安定性改善が必須とされ，様々な特徴の人工核酸が開発されてきた。代表的なものには，ホスホジエステル（PO）結合をホスホロチオエート（PS）結合に変換したPSオリゴデオキシヌクレオチド（ODN）が挙げられる。こうした安定化核酸は，CpG DNAの効果を増強できる反面，細胞毒性などの安全性に問題があることも指摘されている。従って，ホスホジエステル結合の天然型構造を保持したままでCpG DNAの免疫活性を増強することが，有効かつ安全な免疫活性化システムの開発に繋がるものと考えられる。近年，相補鎖と2本鎖を形成する核酸の機能を利用して，設計図通りに核酸を立体的に配置する方法論が提唱され，DNAナノテクノロジーと総称される新たな研究領域として発展しつつある[3～6]。筆者らは，こうした技術を利用して構築した立体化CpG DNAを用いた検討から，CpG DNAの免疫活性が配列や安定性だけでなく，その立体構造にも依存することを見出し，高い免疫活性を有するCpG DNA構造体の開発に成功した。本稿では，CpG DNAの立体構造と免疫活性との相関について，筆者らの知見をもとに概説する。

＊1　Makiya Nishikawa　京都大学　大学院薬学研究科　病態情報薬学分野　准教授
＊2　Yoshinobu Takakura　京都大学　大学院薬学研究科　病態情報薬学分野　教授

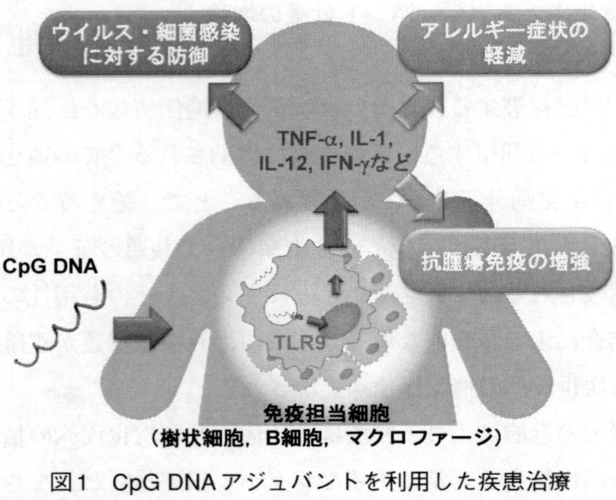

図1　CpG DNAアジュバントを利用した疾患治療
CpGモチーフを含むDNA（CpG DNA）は免疫担当細胞に発現するTLR9に認識されることで，種々のサイトカイン産生を誘導する。ウイルスや細菌感染に対する防御，抗腫瘍免疫の増強，アレルギー症状の軽減などへの応用が検討されている。

4.3.2　多足型DNAの開発

ヒトゲノムDNAがそうであるように，核酸は相補的な配列と2本鎖を形成する。合成核酸の場合，塩基配列を自由に設計できることから，例えばお互いに半分ずつが相補的な3種類のODNを設計することでY型のDNA（Y-DNA）が構築可能である（図2）。同様に4種類以上のODNを用いることで，4本足（X-DNA）やそれ以上の数の足構造を持つDNA構造体も設計可能である。筆者らは，齧歯類で最も活性が高いとされる5'-GACGTT-3'配列のCpGモチーフを選択し，これを用いてY-DNA及びX-DNAが構築可能であることを示した[7]。こうした多足型構造DNAは，基本的には通常の2本鎖DNAと類似の構造であると想定される。実際，予備的な検討からは，2本鎖部分はB型DNA構造であることが示唆されている。通常の2本鎖DNAとの違いは，3本あるいは4本の2本鎖部分が一点で互いに繋がっていることであり，これにより2本鎖DNAよりも立体的な構造を形成しているものと考えられる。DNAを長さによって分離可能なゲル電気泳動では，こうした多足型構造を形成したDNAは，塩基数から想定される距離よりもはるかに短い位置に泳動されることが示されている（図3）。このことは，こうした多足型DNAが，直鎖状ではなく，より嵩高い立体構造を形成していることの証左と考えられる。

TLR9を発現するマウスマクロファージ様細胞株RAW264.7を用いて，腫瘍壊死因子（TNF）-αまたはインターロイキン（IL）-6の産生を指標に評価したCpG DNAの免疫活性は，Y-DNAとした場合に有意に高いことが示された（図4）。CpG DNAの免疫活性の強度は，TLR9との相互作用の程度に依存すると考えられ，これにはDNAの安定性と細胞による取り込み量が関与する。血清やDNA分解酵素を利用した検討からは，多足型DNAが2本鎖DNAよりも分解されやすいことが判明している。その理由としては，構造当たりの末端数が多いこと（2本鎖DNAで2，

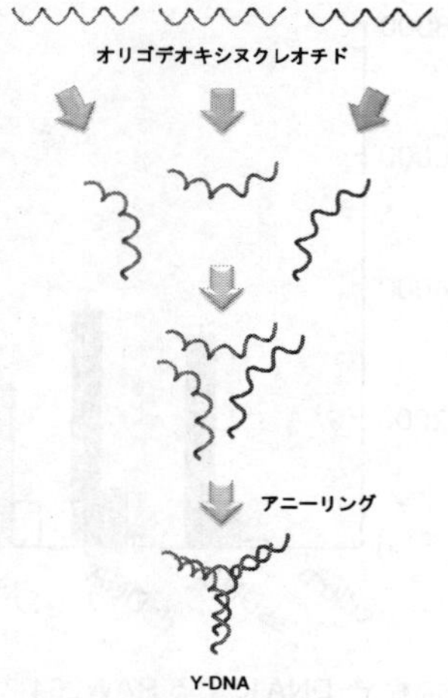

図2　Y-DNAの形成
それぞれ半分ずつが相補的な3本のODNを設計し，同時にアニーリングすることでY型構造のDNAが形成可能である。

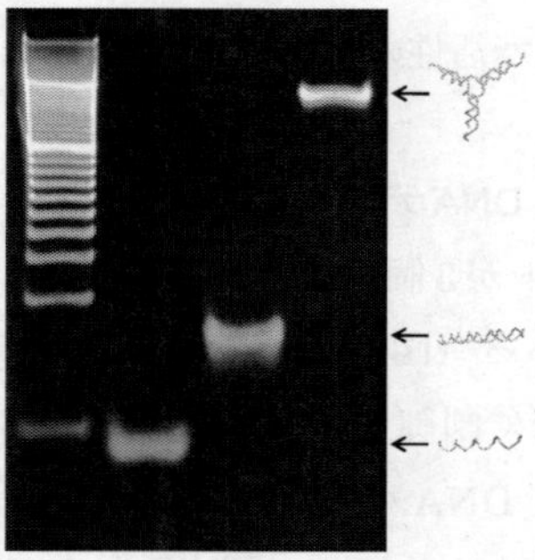

図3　Y-DNAのポリアクリルアミド電気泳動像
30塩基のODNを用いて調製した1本鎖DNA（ssDNA），2本鎖DNA（dsDNA），Y-DNAのポリアクリルアミドゲル電気泳動像を示す。レーン1：20 bp ladder，レーン2：ssDNA，レーン3：dsDNA，レーン4：Y-DNA。

Y-DNAで3）や，相補鎖の長さが短くなることによる低い熱安定性が関与する可能性が挙げられる。一方，細胞への取り込みについては，足の数が増加するにつれて取り込み量が増える傾向が示された。この詳細な原因は不明であるが，嵩高い構造が細胞との接触機会を増大し，結果的に細胞による取り込みが促進されるのではないかと推察される。これとは別に，多足型DNAの高い免疫活性に関わると想定されるもう一つの性質として熱安定性の低さが考えられる。CpGモチーフ部分が相補鎖と結合した2本鎖DNAは1本鎖CpG DNAと比較して非常に免疫活性化能が弱いことが報告されており[8)]，その要因としてTLR9への結合性の違いが挙げられる[9)]。従って，熱安定性の低い多足型DNAの場合，細胞との相互作用の過程において1本鎖のCpG DNA

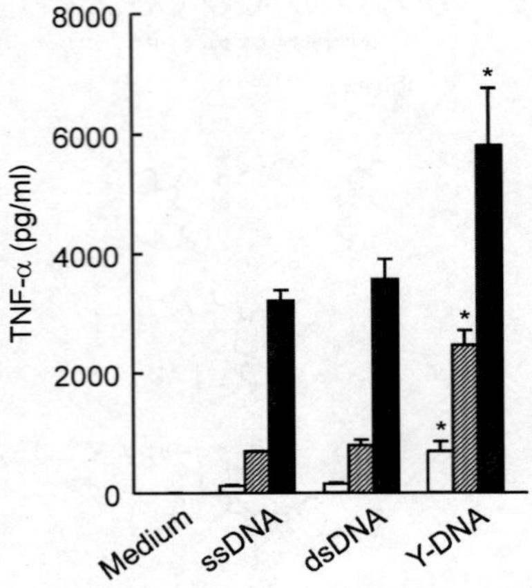

図4　CpGモチーフを含むY-DNAによるRAW264.7細胞からのTNF-α産生
CpGモチーフを含むssDNA，dsDNA，Y-DNAをRAW264.7細胞に添加したときに産生されるマウスTNF-α濃度を示す。(□) 2μg/ml，(▨) 6μg/ml，(■) 18μg/ml。*P＜0.05（他群との比較）。

が形成されやすいことが，高い免疫活性の一因と想定される。その詳細なメカニズムに関しては今後の検討が必要である。

4.3.3　多足型DNAの連結によるDNAデンドリマー化

多足型DNAはモノマーユニットが3個以上の末端を有しており，DNAリガーゼを利用することで接着末端同士を連結可能である（図5）。接着末端の配列を設計することで種々の構造体を構築可能であり，連結位置を厳密に制御することでDNAデンドリマーが，また非常に多くのモノマーユニットを連結することでDNAハイドロゲルが開発されている。多足型DNAでは，足の数の増加につれて免疫活性は増大する傾向が認められたが，同時に熱安定性も大きく低下し，安定な構造体が形成できないことも見出されている。従って，適度な足の数の多足型DNAを連結することで，熱安定性を低下させずに免疫活性を増大することも可能である。

筆者らは，DNAリガーゼを用いてY-DNAを連結することで第1世代（G1）から第3世代（G3）までのDNAデンドリマーを構築し，その物性ならびに免疫活性を評価した[10]。Y-DNA同士が確実に連結され，DNAデンドリマーが形成されていることはアガロースゲル電気泳動により確認された。このときの見かけの粒子サイズはG1で約12nm，G3では約36nmであった。これは，体内動態制御に有用とされるナノサイズDDSとしても適したサイズであり，DNAデンドリマーが免疫担当細胞に対する高い親和性に加えて，体内動態制御にも適した物性を有することを示す結果である。RAW264.7細胞での検討からは，DNAデンドリマーを構成するCpGモチーフを含むY-DNAと比較して，G2あるいはG3のDNAデンドリマーは圧倒的に多いサイトカイン産生を誘導可能であることが示されている（図6）。ここに示す検討では，最外殻のY-DNAだけがそれぞれ2個ずつのCpGモチーフを含む設計になっているが，この配置や数による活性

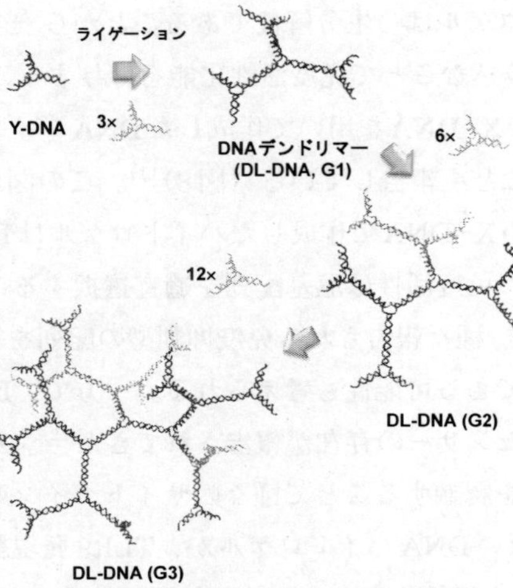

図5　DNAデンドリマーの構築
Y-DNAをDNAリガーゼを用いて連結することで構築可能なDNAデンドリマーの推定模式図。

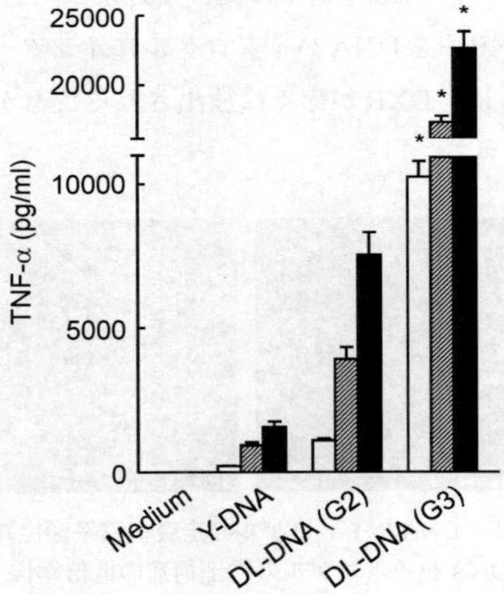

図6　CpGモチーフを含むDNAデンドリマーによるRAW264.7細胞からのTNF-α産生
CpGモチーフを含むY-DNA，第2世代DNAデンドリマー（DL-DNA（G2）），第3世代DNAデンドリマー（DL-DNA（G3））をRAW264.7細胞に添加したときに産生されるマウスTNF-α濃度を示す。(□) 2μg/ml，(▨) 6μg/ml，(■) 18μg/ml。*$P < 0.05$（他群との比較）。

変動も十分に予測される。このデンドリマー化によっても細胞取り込みは増大したが，多足型DNAの場合同様，その増加は活性化に関する増大に比較すると小さく，活性の増大には取り込み以外の要因も重要であることが示唆されている。

4.3.4　DNAハイドロゲルを基盤とする化学・免疫療法システムの開発

ハイドロゲルは，薬物や抗原を徐放可能な担体として臨床においてもその有用性が証明されている。DNAからなるハイドロゲルは，生分解性であることから安全性に優れると考えられ，前述のCpGモチーフなどを組み込むことで免疫活性化能を付与することも可能である（図7）。筆者らは，CpGモチーフを含むX-DNAを用いて作成したDNAハイドロゲルが，マウス樹状細胞株DC2.4細胞を活性化することを報告している（図8）[11]。この図に示されるように，X-DNAにCpGモチーフが含まれないX-DNAで作成したハイドロゲルはDC2.4細胞を活性化しないことから，DNAハイドロゲルの免疫活性は塩基配列を適宜選択することで調節可能であることも明らかとなっている。従って，種々報告される免疫抑制型の配列を組み込むことで，免疫抑制型のDNAハイドロゲルを開発できる可能性も考えられる。一方で，DNA認識に関しては，TLR9に加えて種々の細胞質DNAセンサーの存在が報告されてきた[12]。その多くは配列非依存的であり，細胞質に移行したDNAを認識することで種々のサイトカイン産生のシグナルを伝えるとされる。CpGモチーフを含まないDNAハイドロゲルが，TLR9発現細胞に添加してもほとんどサイトカインを産生せず，細胞を活性化しないという結果は，ハイドロゲルとして添加したDNAがTLR9には認識される一方で，細胞質DNAセンサーとは相互作用しないことを示唆するものと考えられる。意図しない免疫活性化は治療システム開発において大きな問題となりうることから，この結果はDNAハイドロゲルの臨床応用に向けて好ましいものと思われる。

抗癌剤ドキソルビシン（DXR）をDNAハイドロゲルにインターカレートすることで調製したDXR/DNAハイドロゲルからは，DXRが徐々に放出されることが示された[11]。この抗癌剤を内

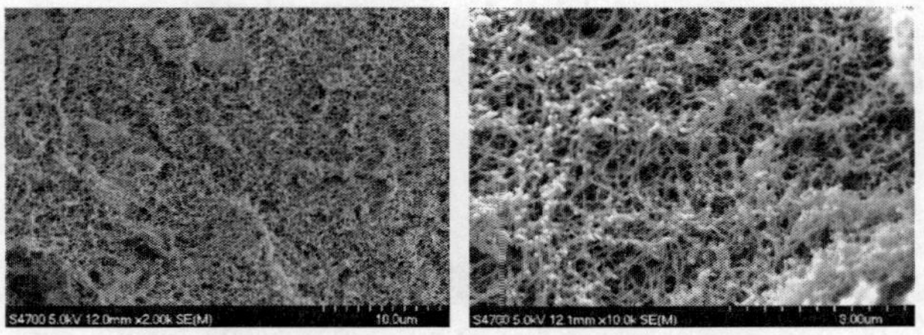

図7　DNAハイドロゲルの走査型電子顕微鏡像

走査型電子顕微鏡で観察したDNAハイドロゲルの内部構造の低倍率像（左），高倍率像（右）を示す。

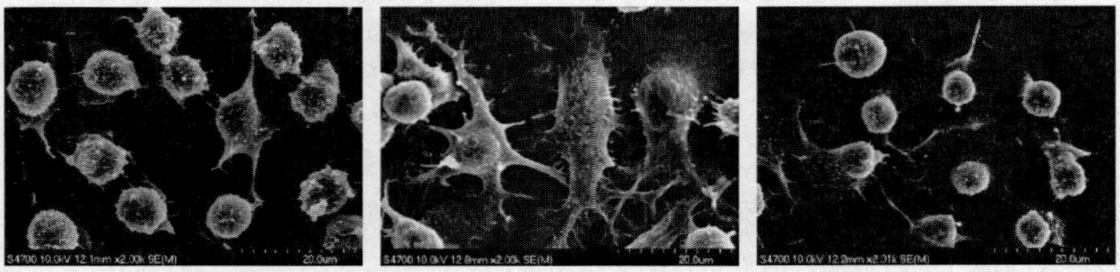

図8　DNAハイドロゲル添加によるマウス樹状細胞株DC2.4細胞の形態変化

DC2.4細胞に対し，DNAハイドロゲル非添加（左），CpGモチーフを含むDNAハイドロゲル（20μg/ml）添加（中央），CpGモチーフを含まないDNAハイドロゲル（20μg/ml）添加（右）処理を行い，8時間後に細胞形態を走査型電子顕微鏡で観察した。

包したシステムを担癌マウスに投与することで，DXR単独やCpGモチーフを含まないDXR/DNAハイドロゲルなどと比較して高い抗腫瘍効果が示されている。これは，CpG DNAを含むDNAハイドロゲルが免疫活性化システムとしての効果に加えて，DXRの徐放化システムとしても有用であることを示す結果である。今後，抗原ペプチドなどを利用したシステム開発が期待される。

4.3.5　おわりに

本稿では，筆者らがこれまで検討してきたCpGモチーフを含む多足型構造を有するDNAを基盤として構築可能な立体型DNA構造体に関する研究成果を中心に論を進めた。ここではDNAの2本鎖形成能だけを利用したシステムを紹介したが，G quartetや3本鎖形成ODNなどの利用も可能である。また，ポリヘドラ構造などもDNAで構築可能であることが報告されており，多足型DNAとは異なる構造的特徴のDNAナノシステムの利用も考えられる。今回は，天然型DNAだけから形成されるものについて紹介したが，塩基対形成に関与するRNAや修飾核酸を使うことで，システムのさらなる機能制御も可能である。多足型DNAやDNAデンドリマーのようなナノシステムとしての利用に加えて，DNAハイドロゲルで実証された薬物徐放性担体としての開発も可能と考えられることから，立体化DNAはCpG DNAのアジュバント活性増強だけでなく，薬物や抗原デリバリーなどに幅広く応用できる可能性を秘めると期待する。

文　献

1) D. M. Klinman, *Nat. Rev. Immunol.*, **4**, 249 (2004)
2) A. M. Krieg, *Nat. Rev. Drug Discov.*, **5**, 471 (2006)
3) P. W. Rothemund, *Nature*, **440**, 297 (2006)
4) S. H. Um *et al.*, *Nat. Mater.*, **5**, 797 (2006)
5) Y. He *et al.*, *Nature*, **452**, 198 (2008)
6) S. M. Douglas *et al.*, *Nature*, **459**, 414 (2009)
7) M. Nishikawa *et al.*, *Immunology*, **124**, 247 (2008)
8) S. Zelenay *et al.*, *Eur. J. Immunol.*, **33**, 1382 (2003)
9) M. Rutz *et al.*, *Eur. J. Immunol.*, **34**, 2541 (2004)
10) S. Rattanakiat *et al.*, *Biomaterials*, **30**, 5701 (2009)
11) M. Nishikawa *et al.*, *Biomaterials*, **32**, 488 (2011)
12) H. Yanai *et al.*, *Curr. Opin. Immunol.*, **21**, 17 (2009)

5　宿主因子によるアジュバント

5.1　アジュバントとしてのサイトカインおよびその機能性変異体

角田慎一[*1]，堤　康央[*2]

5.1.1　はじめに

ワクチンアジュバントが具備すべき条件は，効率よくかつ安全に免疫を誘導することであり，その点，内在性因子であって免疫制御の中心を担うサイトカインはアジュバントとして有望である。これまでに，インターフェロンやインターロイキンをはじめとするサイトカインアジュバントの有用性が報告されており（表1），筆者らも各種サイトカインのアジュバント効果を体系的に解析し，腫瘍壊死因子（TNF-α）やIL-1ファミリーサイトカインがワクチンアジュバントとして非常に有望であることを見出している[1, 2]。本項では，各種サイトカインの中でも免疫応答制御に主要な役割を担うTNF-αを中心に，次世代型ワクチンとして特に注目されている粘膜ワクチンのアジュバントとしての応用について紹介する。

5.1.2　粘膜ワクチン

腸管や鼻腔等の粘膜組織は，外界に対する物理的なバリアーであるとともに，多数の免疫担当細胞を要する免疫組織であり，パイエル板，鼻咽頭関連リンパ組織（nasopharynx-associated lymphoid tissue：NALT）と呼ばれる粘膜固有のリンパ組織を核に，生体防御の第一線として機能している[3]。近年，このような粘膜免疫システムの特性を利用した次世代型のワクチンとして粘膜投与型ワクチン（粘膜ワクチン）に大きな期待が寄せられている。粘膜ワクチンは，注射を用いない非侵襲的な投与が可能であるという利点を有するとともに，全身レベルの免疫を誘導可能であり，さらに病原体の主な侵入部位である粘膜面において抗原特異的なIgA抗体をも誘導可能であるため，二段構えの防御免疫を構築できる[4]。とりわけ昨今，世界的流行を起こしている新型インフルエンザウイルスに対する感染予防対策として，有効性・安全性・簡便性に優れた

表1　各種サイトカインのワクチンアジュバントとしての応用例

サイトカイン	アジュバントとしての応用例
TNF-α	Kayamuro H. *et al., Biomaterials*（2009）
IL-1	Staats H. F. *et al., J. Immunol.*（1999）
IL-18	Kayamuro H. *et al., J. Virol.*（2010）
IL-12	Metzger D. W., *Vaccine*（1999）
IFN-α	Couch R. B. *et al., Vaccine*（2009）
GM-CSF	Loudon P. T. *et al., PLoS One*（2010）

＊1　Shin-ichi Tsunoda　㈱医薬基盤研究所　バイオ創薬プロジェクト　プロジェクトリーダー

＊2　Yasuo Tsutsumi　大阪大学　大学院薬学研究科　毒性学分野　教授

粘膜ワクチンへの期待が益々高まっている。

粘膜ワクチンは，ポリオやインフルエンザウイルスの弱毒生ワクチンで臨床応用されているが，高病原性の病原体では生ワクチンの適用は難しく，スプリットワクチンや成分ワクチンでの応用が望まれる。しかし，スプリットワクチンや成分ワクチンは安全性に優れるものの，抗原単独で経粘膜投与しても，感染防御に十分な免疫を誘導出来ないことが明らかとなっている[5)]。したがって，粘膜ワクチン効果を最大限に発揮するためには，ワクチン抗原に対する抗原特異的な免疫を効率よく誘導できるアジュバントの併用が必須である。これまでに粘膜ワクチンのためのアジュバント（粘膜アジュバント）として，コレラ毒素（cholera toxin：CT）や大腸菌易熱性毒素（heat labile enterotoxin：LT）が見出され，臨床応用も試みられてきた。しかし，これら細菌毒素由来のアジュバントは，粘膜面および全身面に効率よく免疫を誘導しうるものの，顔面神経麻痺（Bell's palsy）をはじめとする重篤な副作用を呈することが明らかとなり，臨床応用は断念されている[6)]。そこで筆者らは，有効性と安全性を兼ね備えた粘膜アジュバントの開発を念頭に，免疫活性化能に優れた内在性因子であるサイトカインに着目して粘膜アジュバントとしての有用性を検討した[7)]。

5.1.3　アジュバントとしてのTNF-αとその機能向上技術

サイトカインを用いた粘膜アジュバント開発を念頭に，サイトカインの中でも特に免疫活性化能に優れたTNFスパーファミリーに着目し，粘膜アジュバントとしての可能性を検証した。モデル抗原（ニワトリ卵白アルブミンOVA）とともに，16種類のTNFスーパーファミリータンパク質をアジュバントとしてマウスに経鼻投与し，その後の免疫応答を測定したところ，TNF-α，TL1A，APRILが特に効率よく液性免疫（血清IgG，粘膜IgA抗体）を誘導できることが判明した[8)]。しかし，サイトカインは一般に，強力な免疫誘導能を有する反面，体内安定性に乏しいため，粘膜面に分泌されるタンパク分解酵素等により速やかに分解されてしまう。したがって，サイトカインのポテンシャルを十分に引き出し，有効な粘膜アジュバントとして開発するためには，体内不安定性を克服する必要がある。筆者らは，これまでに様々な機能改変タンパク質を迅速かつ自在に創出可能な“機能性タンパク質変異体創製技術”を確立してきた[9)]。本技術は，ファージ表面提示法を活用して作製したアミノ酸改変タンパク質ライブラリの中から，目的機能を有する変異体を迅速に単離可能とするものである。そこで本技術をTNF-αに適用し，TNF-α分子中の全6個のリジン残基を他のアミノ酸で置換した変異体の創製を試みたところ，野生型TNF-α（wTNF）に比べて比活性が約10倍向上した変異体（mTNF-K90R）を得ることができた（図1）。このmTNF-K90Rは，塩基性のリジン残基が欠損した結果，等電点（pI）が低下（lowering pI）して血中半減期が延長し，さらにリジン残基を認識するタンパク分解酵素にも抵抗性となることで，生体内安定性が著しく向上していた。また興味深いことに，wTNFよりも高い比活性を示すmTNF-K90RのLD50値（マウスにおける50％致死量）は，wTNFよりも低減していることが判明した[10)]。以上の結果よりmTNF-K90Rは，安全性を確保しつつも粘膜面における生物活性を増強することで，粘膜免疫を強力に誘導しうる優れたアジュバントになるもの

a

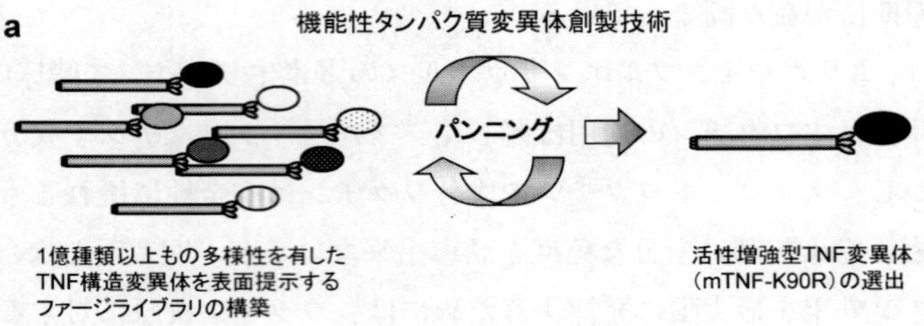

b　活性増強型TNF変異体の特性

	pI	LC_{50} (ng/ml)	LD_{50} (μg protein/kg)
wTNF	7.44	0.17	390
mTNF-K90R	4.96	0.03	510

pI：タンパク質の等電点
LC50：in vitro生物活性(50%細胞傷害活性発現濃度)
LD50：in vivo安全性(50%マウス致死量)

図1　機能性タンパク質変異体創製技術による活性増強型TNFの創製
機能性タンパク質変異体創製技術の概略(a)と活性増強型TNF変異体mTNF-K90Rの特性(b)を示す。

と考えられた。

5.1.4　活性増強型TNF変異体の粘膜アジュバントへの応用

そこで次に，mTNF-K90Rの粘膜ワクチンアジュバントとしての有用性を評価するため，モデル抗原OVAと共に，mTNF-K90Rをアジュバントとしてマウスに経鼻投与し，OVA特異的抗体の誘導を検討した。OVAを単独で投与した場合，血清中でのOVA特異的IgG抗体の誘導は殆ど認められなかったが，wTNFを共投与したマウスにおいては，OVA特異的抗体の産生が増強されていた。さらに，mTNF-K90R共投与による抗原特異的IgGの誘導は，wTNFの投与の場合と比べて有意に増強され，粘膜免疫誘導活性に優れていることで知られるコレラ毒素Bサブユニット（CTB）と同程度のアジュバント活性を示した（図2a）。次に，OVAとmTNF-K90Rを併用投与したマウスから回収した鼻腔洗浄液，膣洗浄液，糞便抽出液中におけるOVA特異的IgAを測定した。その結果，OVA単独投与群と比較してwTNF併用投与群では，各粘膜面でOVA特異的IgAが強く誘導されていた（図2b）。また，mTNF-K90R併用投与群ではその効果がさらに向上しており，投与局所である鼻粘膜面のみならず，腸管および膣といった遠隔の粘膜面においても顕著な抗体産生が認められた。以上の結果より，mTNF-K90Rは，ワクチン抗原特異的な抗体を粘膜面（IgA）と全身面（IgG）に効率良く誘導可能な，優れた粘膜アジュバントになり得ることが示された。一方で，mTNF-K90Rの粘膜ワクチンアジュバントとしての安全性を評価する目的で，投与局所における組織傷害の有無を組織病理学的に解析した。その結果，mTNF-K90Rを上記効果が認められた投与量の25倍にあたる過剰量を複数回投与した場合でも，鼻粘膜に組織傷害等の異常所見は認められなかった。以上の結果を総合すると，mTNF-

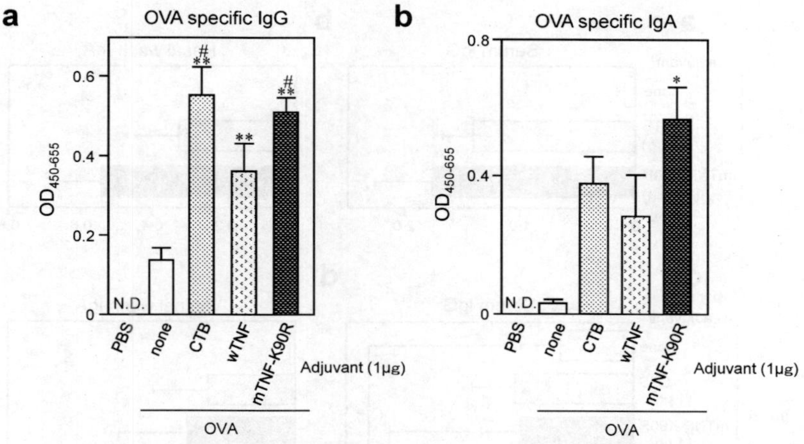

図2　mTNF-K90Rを粘膜アジュバントとした際の液性免疫誘導
BALB/cマウスにモデル抗原OVA（100μg）と共に各アジュバントCTB，wTNF，mTNF-K90Rを1週間間隔で3回経鼻投与し，最終免疫から1週間後の血清中のOVA特異的IgG(a)，および鼻腔洗浄液中のOVA特異的IgA(b)をELISAにより評価した（* $p < 0.05$，** $p < 0.01$：OVA単独投与群との比較，# $p < 0.05$：wTNF併用投与群との比較）。

K90Rは，投与局所の粘膜面に毒性を示すことなく，抗原特異的な免疫応答を強力に誘導可能であり，効果的かつ安全な粘膜アジュバントになりうるものと期待される。

5.1.5　抗ウイルスワクチン用粘膜アジュバントとしてのTNF変異体

次に，上記mTNF-K90Rの抗ウイルスワクチン用アジュバントとしての有効性を検証する目的で，インフルエンザウイルス（H1N1：Aソ連型）のHAタンパク質，およびHIV-1エンベロープタンパク質であるgp120をワクチン抗原とした場合のウイルス特異的抗体の誘導能を評価した。その結果，HAタンパク質と共にmTNF-K90Rを経鼻投与したマウスにおいては，HAタンパク質を単独で投与したマウス，およびCTBを併用投与したマウスと比較して，血清中におけるHA特異的IgG抗体産生，ならびに鼻腔洗浄液中，唾液中におけるIgA抗体産生ともに増強されていた（図3）。また，gp120をワクチン抗原として用いた場合においても，mTNF-K90Rによる粘膜アジュバント効果が認められ，全身面と膣粘膜面ともに抗原特異的IgGおよびIgA抗体を誘導可能であった。以上の結果より，mTNF-K90Rは，インフルエンザやHIVを始めとするウイルス感染症予防のための粘膜ワクチンアジュバント候補として大いに期待される。

5.1.6　おわりに

新型インフルエンザH1N1 2009ウイルスによるパンデミックでは，ワクチンの製造・供給に時間を要し，世界中で大きな混乱を招いた。今後は，できるだけ少ない抗原量でワクチン効果を発揮させるという観点でもアジュバントが重要となってくる[11]。また，パンデミックの際には，ワクチン接種を行う医師の数も不足することから，注射を必要とせず，簡便に投与が可能な粘膜ワクチンは，医師が常時不足している発展途上国等でのワクチン適用にも大きな意味を持つ。こ

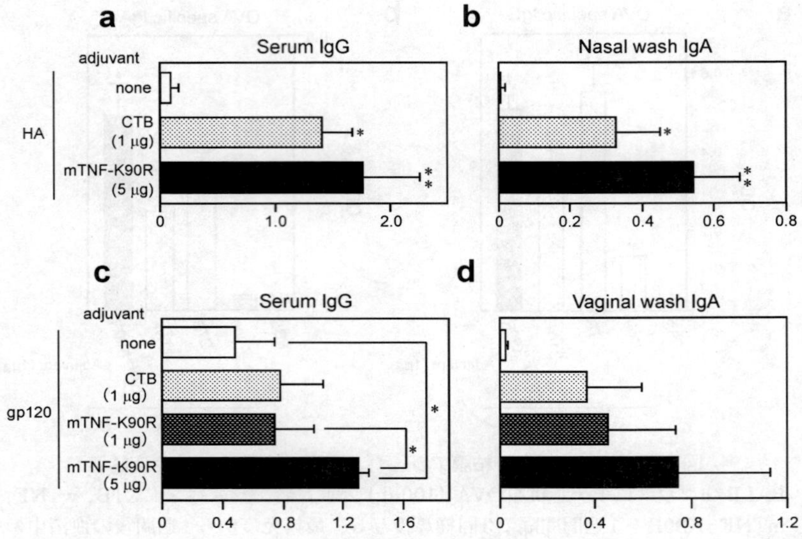

図3　ウイルス抗原に対する液性免疫誘導

(a)(b)：BALB/cマウスにインフルエンザ抗原HA（1μg）と共にアジュバントCTB，mTNF-K90R（1μg），mTNF-K90R（5μg）を4週間間隔で2回投与し，最終免疫から2週間後の血清中のHA特異的IgG(a)，および鼻腔洗浄液中のHA特異的IgA(b)をELISAにより評価した（* $p<0.05$，** $p<0.01$：HA単独投与群との比較）。

(c)(d)：BALB/cマウスにHIV抗原gp120（5μg）と共にアジュバントCTB，mTNF-K90R（1μg），mTNF-K90R（5μg）を1週間間隔で3回経鼻投与し，最終免疫から1週間後の血清中のgp120特異的IgG(c)，および膣洗浄液中のgp120特異的IgA(d)をELISAにより評価した（* $p<0.05$：gp120単独投与群との比較）。

のような背景から，粘膜ワクチンの実用化，そしてそのための安全性と有効性に優れたアジュバントの開発が急がれる。TNF-αをはじめとするサイトカインは，内在性の免疫制御を担う分子であり，作用機序も明確であることなどから，有効性・安全性の両観点から最も有望なアジュバント候補の一つといえる。今後，TNF-αをはじめとするサイトカイン，あるいはその機能改変体の実用化が期待される。

文　　献

1) N. Aoi *et al., J. Allergy Clin. Immunol.*, **117**, 1359-1366 (2006)
2) H. Kayamuro *et al., J.Virol.*, **84**, 12703-12712 (2010)
3) K. Fujihashi *et al., Trends.Immunol.*, **30**, 334-343 (2009)
4) J. Kunisawa *et al., Yakugaku Zasshi*, **127**, 319-326 (2007)
5) G. Ada, *N. Engl. J. Med.*, **345**, 1042-1053 (2001)

6）M. Mutsch *et al., N. Engl. J. Med.*, **350**, 896-903（2004）
7）H. Kayamuro *et al., Biomaterials*, **30**, 5869-5876（2009）
8）H. Kayamuro *et al., Biochem. Biophys. Res. Commun.*, **384**, 296-300（2009）
9）Y. Yamamoto *et al., Nat. Biotechnol.*, **21**, 546-552（2003）
10）H. Shibata *et al., Clin. Cancer Res.*, **10**, 8293-8300（2004）
11）I. Leroux-Roels *et al., Lancet*, **370**, 580-589（2007）

5.2 IL-15による記憶免疫活性化—アジュバントとしてのIL-15への期待—

吉開泰信*

5.2.1 はじめに

インターロイキン15（IL-15）は1994年サルの腎臓上皮細胞株からT細胞増殖因子として遺伝子クローニングされた。遺伝子はヒトで4q31，マウスで8の染色体に位置する[1,2]。ともにアミノ酸114個，15-17kDaの糖蛋白質で4α-helix bundle familyに属する[3,4]。IL-15のレセプター（IL-15R）はIL-15にユニークなIL-15Rα鎖とIL-2Rと共通のβ鎖と共通γ鎖（γc）からなり，その生物活性はIL-2と類似している。IL-15はNK細胞と，NKT細胞や上皮系$\gamma\delta$型Tリンパ球などの記憶形質をもつ自然免疫Tリンパ球や抗原特異的メモリー型$CD8^+$T細胞の増殖維持因子として重要な役割を担うことが明らかとなり，ワクチンアジュバントとしての有用性が注目されている[5,6]。

5.2.2 IL-15/IL-15Rの概要

IL-15遺伝子はヒトで4q31，マウスで8の染色体に位置する。ヒト，マウスともに8個のエクソンと7個のイントロンからなる。エクソン1-3は非翻訳領域，エクソン4.5はシグナルペプチド，5-8までがIL-15タンパク質をコードする[7]。

IL-15遺伝子の5'上流プロモーター領域にはSP-1，NF-κB，NF-IL-6，GASやISREなどの転写因子結合領域が存在しており[8,9]，IL-15m RNAは胎盤，骨格筋，腎臓などの種々の組織に構成的に発現し，さらにリポ多糖体（LPS）とγインターフェロン（IFN-γ）でその発現が上昇する。IL-15mRNAには選択的スプライシング（Alternatingsplicing）によるアイソフォームが存在する。full length mRNAに加えてexon2を欠損したアイソフォーム，本来のexon5の5'上流でスプライシングした長いexon5をもつアイソフォーム，エクソン7を欠くアイソフォームがある[10~12]。マウス，ヒトIL-15ともにアミノ酸114個，15-17kDaの糖蛋白質で4α-helix bundle familyに属する。IL-15は2つのN結合型糖鎖（N-linked glycosylation）サイトが存在する（図1）。

IL-15RはIL-15Rα鎖とIL-2Rと共通のβ鎖と共通γ鎖（γc）からなる。IL-15RαはN末端を細胞表面に発現するI型膜蛋白質であり，32のアミノ酸からなるシグナルペプチド，173個のアミノ酸からなる細胞外ドメイン，21個のアミノ酸からなる細胞膜貫通領域，37個のアミノ酸からなる細胞内領域を有する。多数のO，N結合型糖鎖（O-linked，N-linked glycosylation）サイトをもつ。IL-2Rαと同様にsushiドメインをもち，また同様な遺伝子構造（エクソン，イントロン）をもつ。IL-15Rαの主な役割はIL-15との結合であり，単独で高親和性を示し，IL-2Rβ/γc陽性細胞にシグナルを伝える。これをトランスプレゼンテーション（transpresentation）とよぶ。IL-15Rαには選択的スプライシングによって，エクソン2，3欠損，エクソン7のスプライシングの変異などアイソフォームがある。エクソン2の欠損型ではIL-15との結合性が失われる。IL-15Rαには核内移行シグナル（NLS）が存在しており，その

* Yasunobu Yoshikai　九州大学　生体防御医学研究所　感染制御学分野　教授

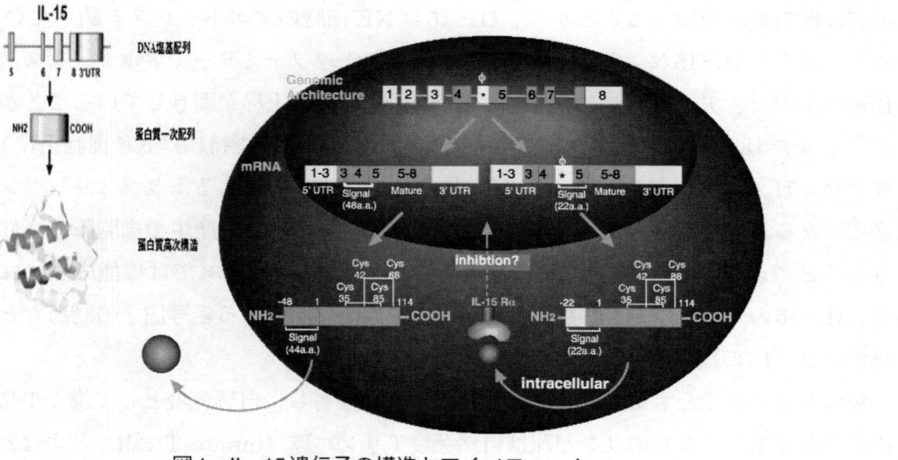

図1　IL-15遺伝子の構造とアイソフォーム

IL-15遺伝子は8個のエクソンと7個のイントロンからなる。エクソン1，2，3は5'非翻訳領域(UTR)，エクソン3，4，5はリーダーペプチドをコードし，エクソン5，6，7，8がIL-15成熟蛋白，エクソン8が3' UTRをコードする。蛋白質はα-helix bundle構造をとる。

分布は細胞表面のみならず，核膜や核内にも認められる。IL-15Rαの発現細胞は幅広く認められるがアイソフォームによる分布の違いやその役割は不明である。IL-15Rのシグナル伝達はIL-2Rβとγ鎖が担う。IL2Rβ鎖にはJAK1，γ鎖にはJAK3が会合しており，STAT3とSTAT5のリン酸化を行う。さらにsrc関連チロシンキナーゼの活性化によってBCL-2の誘導，RAS/RAF/MAPKの経路からJNKの活性化がおこる。また好中球ではNFκBの活性化，マスト細胞ではJAK2/STAT5，TYK2/STAT6の活性化がおこる[13~15]。IL-15Rαの細胞内ドメインは長く，SYKなどのチロシンキナーゼが結合してIL-15Rαからもシグナル伝達を担っている可能性がある。

5.2.3　IL-15の記憶細胞免疫活性化における役割

IL-15やIL-15Rαは胸腺細胞に発現されていることから胸腺細胞の分化に関与していると考えられていたが，IL-15KOマウスでは胸腺細胞減少も顕著ではなく，CD4$^+$T細胞とCD8$^+$T細胞の分化は正常である。正の選択や負の選択にも影響がないと考えられている[5, 6, 16, 17]。我々は雄抗原HY自己反応性CD8$^+$T細胞の胸腺での正および負の選択におけるIL-15の役割をIL-15KOマウスで調べたが，ともに変化をみとめず，IL-15の胸腺でのT細胞レパートアー選択での一次的役割はないと考えられる[18]。

NK細胞はIL-12/IL-15Rβ鎖とγc鎖を発現しており，IL-15に反応して，増殖，活性化される[19]。NK細胞を骨髄や胎生期胸腺の器官培養の系でIL-15添加により分化させることができる。IL-15KOマウスではNK細胞の分化が阻害され，成熟NK細胞はほとんど認められない[20]。またNKレセプターであるLy49レセプターの誘導にもIL-15が関与しており，NK細胞の維持とは別にIL-15がNKレセプターの発現に関与する[21]。BCL-2の強制発現でIL-15KOマウスでのNK細胞数が増加することから，IL-15はNK細胞のアポトーシスを防いでいると考えられる[22)]。さらにIL-15によるNK細胞の維持にはBC-2ファミリーでアポトーシス誘導に関与するBimの減少と，アポトーシスを抑制するMCL-1発現の上昇が関与していることが明らかとなった[26)]。またIL-15RαKOマウスでの研究から，NK細胞の維持にはNK細胞上にIL-15Rαは必要でなくIL-15産生細胞上のIL-15Rαに結合したIL-15によるトランスプレゼンテーションが必要であることがわかった[24, 25)]。IL-15はNK細胞のIFN-γ産生や細胞障害活性の誘導にも関与すると考えられる。実際BCL-2発現させたIL-15KOマウスでは機能成熟には阻害されており，IL-15のシグナルがIL-12Rの発現増強や機能に関与する転写因子の誘導など，生存維持とは別のIL-15の役割が考えられる[22)]。

免疫していなくともあらかじめ記憶細胞の特徴を有し，自然免疫として働くTリンパ球が生体内に存在する。これらのリンパ球は自然免疫Tリンパ球（innate T cell）とよばれ，通常のTリンパ球（conventional T cell）と区別される[26)]。自然免疫T細胞は，胸腺で特異的な分化経路を有し，CD1，H2M3（マウス）などの多型性のないMHCクラスI様分子に提示された自己のミトコンドリアと細菌に共通する糖脂質やペプチドを認識し，メモリー型のフェノタイプを示す。CD1拘束性$CD4^+$または$CD4^-CD8^-$natural killer T（NKT）細胞[27)]，$CD8\alpha\alpha^+$上皮間Tリンパ球（intra-epithelial lymphocyte: IEL）[28, 29)]，H2-M3-拘束性$CD8^+$T細胞，MR1（MHC class I related）特異的$CD4^-CD8^-$mucosal-invariant T（MAIT）細胞がこのT細胞に相当すると考えられる[26)]。このうちNKT細胞と一部のγδ型T細胞およびCD8ααIELはIL-15KOマウスで著しく減少しており，これらに自然免疫T細胞はその分化維持にIL-15が重要であることがわかる（図2）。

IL-15KOマウスで$CD44^+$，$CD69^-$，$Ly6c^+$メモリータイプの$CD8^+$T細胞が末梢リンパ組織で有意に低下している[6, 7, 30, 31)]。メモリー型CD8T細胞はさらに$CD62L^+CD127^{high}KLRG^{low}$のセントラルメモリータイプ（long-lived）と$CD62L^+CD127^{low}KLRG^{high}$のエフェクターメモリーCD8T細胞（short lived）に分類されるが，エフェクターメモリー型CD8T細胞はIL-15に，セントラルメモリー型CD8T細胞はIL-7により反応して増殖する。IL-15KOマウスでは両方のメモリー型$CD8^+$T細胞が減少している。IL-15はおもにメモリーCD8T細胞の増殖，維持に働き，IL-7はnaïve型，memory型，CD4，CD8T細胞の両方の増殖，維持因子として重要な役割を担う[32)]（図3）。

IL-15は$CD4^+$T細胞とくにメモリー型$CD4^+$T細胞の維持にも関与していると考えられているが，IL-15KOマウスではとくにこれらの$CD4^+$T細胞の減少は認められていない。$CD4^+$T細胞はIL-7への依存性がIL-15より高く，また他の分子がその生存やhomaostatic proliferationに関与していると考えられる。Th1細胞やTh17細胞の誘導にIL-15が関わっているが，これも直接のシグナルではなく樹状細胞（DC）への影響やNK細胞の欠損などの環境因子のちがいで説明できる[33～35)]。

活性化B細胞はIL-15に反応して増殖し，またCD40Lとの組み合わせでIgGやIgAを産生す

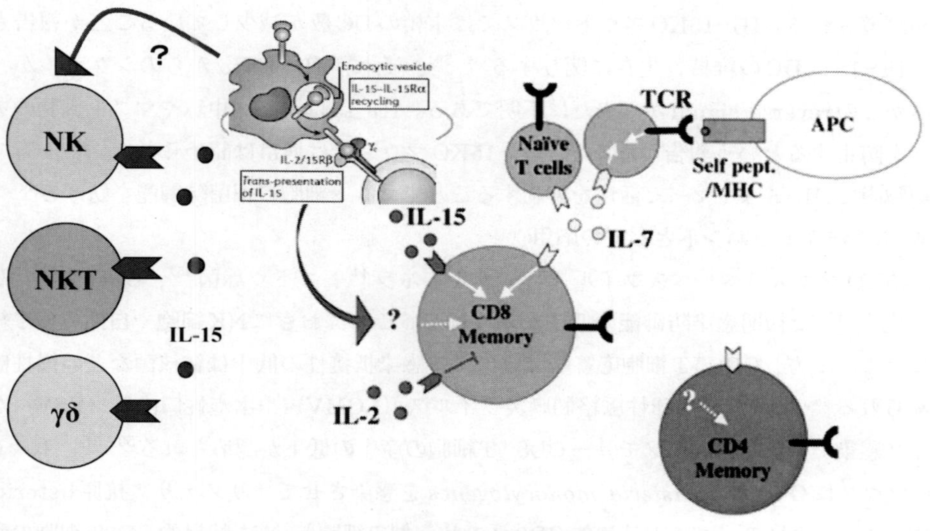

図2　IL-15の記憶細胞活性化

ストローマ細胞，上皮細胞，マクロファージから産生されるIL-15はIL-15Rαの発する樹状細胞でトラップされて記憶細胞にトランスプレゼンテーションされる。NK細胞，NKT細胞，上皮間$\gamma\delta$型Tリンパ球の増殖維持に働くとともに，メモリーCD8T細胞のhomeostatic proliferationを誘導する。IL-7はナイーブT 細胞 とメモリーT細胞 の両方のhomeostasisに重要であり，IL-15はmemory CD8 T細胞の維持に選択的に働くと推定される。

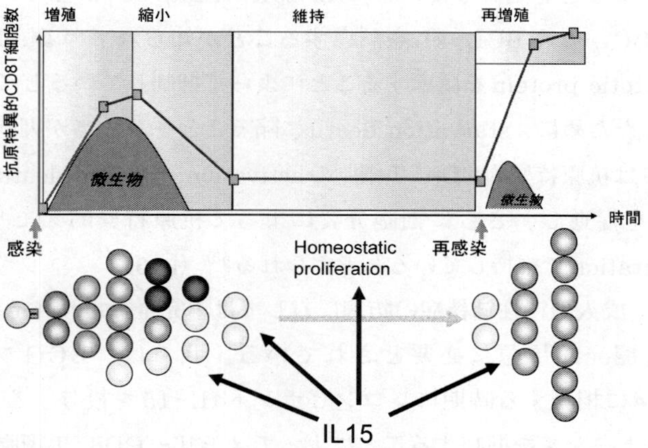

図3　IL-15によるメモリー型CD8T細胞維持機構

IL-15は抗原特異的CD8T細胞のactivation-induced deathを防いで，メモリーCD8T細胞の産生を促進し，さらに細胞分裂によって抗原特異的メモリー型CD8T細胞をhomeostatic proliferationで維持していると考えられる。

ることが報告されているが，IL15-KOマウスではB細胞の数や質には変化は認められない[36, 37]。

IL-15はマクロファージに加えると，貪食能が高まり，IL-8やMCP-1などのサイトカイン産生が誘導される。IL-15KOアウトマウスでは末梢のDC数が減少していることが報告されており，IL-15はDCの維持，生存に関与する[38, 39]。それがIL-15Rαからのシグナルか，膜型IL-15からのreverse signalかは未だに不明である。IL-15はまた好中球やマスト細胞のアポトーシスを防止するという報告があるが，IL-15KOマウスでは異常は認められない。一方で，マスト細胞内でIIL-5はキマーゼ活性を抑制することでマスト細胞の細菌防御能を妨げる[41, 42]。

5.2.4 IL-15アジュバントとしての応用

IL-15KOマウスはヘルペスウイルス[43]，サルモネラ[44]，ブドウ球菌[45]，BCGやマラリア原虫感染症[46, 47]で初期感染防御能の低下がみられる。これはおもにNK細胞や自然免疫T細胞の減少による。一方，CD8$^+$T細胞応答の減弱による感染抵抗性の低下は結核菌などの慢性感染症で認められる[48, 49]。リンパ球性脈絡髄膜炎ウイルス（LCMV）や水泡性口内炎（VSV）などのウイルス感染での抗原特異的メモリーCD8$^+$T細胞の産生の低下が認められる[50, 51]。我々はIL-15KOマウスにOVA発現*Listeria monocytogenes*を感染させて，リステリア抗原listeriolysin（LLO）91-99番目のペプチド特異的CD8メモリー型T細胞とOVA特異的CD8T細胞の動態を調べたところ，リステリア感染後7日目での抗原特異的CD8T細胞の産生にはコントロールマウスの差をみとめられなかったが，それ以降では，抗原特異的CD8T細胞が著しく減少することを見い出した[52]。このことはIL-15は抗原特異的CD8T細胞の維持に重要であることを示唆する。活性化された活性化T細胞の大部分はFasやTNFRを介してアポトーシスに陥り，抗原排除後の過剰な炎症が持続することを制御している。IL-15R/IL2Rβ/Cγからのシグナルは，抗アポトーシス蛋白であるBCL-2やBCL-xLを誘導することが知られている。IL-15がactivation deathをanti-apoptotic proteinを誘導することによって抑制していると考えられる。また増殖因子の産生が低下したために，starvation deathに陥ることをIL-15が抑制している可能性が考えられよう。IL-15は抗原特異的CD8$^+$T細胞のactivation-induced deathを防いで，メモリーCD8T細胞の産生を促進し，さらに細胞分裂によって抗原特異的メモリー型CD8T細胞をhomeostatic proliferationで維持していると考えられる[53]（図3）。

BCGワクチンは，成人の慢性結核症の防御に対しては不完全であり，それゆえ，BCGに代わる結核ワクチンの開発が早急に必要とされている。我々は，BCGワクチンを接種してcontraction phaseに相当する時期にレコンビナントIL-15を投与することでエフェクターCD8$^+$T細胞のアポトーシスを抑制することによってメモリーCD8$^+$T細胞の産生を促進できるか，さらに結核気道感染におけるBCGワクチン効果を増強できるかを検討した。BCGワクチン投与後のcontraction phaseでのIL-15の投与はマイコバクテリア抗原特異的メモリーCD8$^+$T細胞を有意に増加させたが，強い結核防御を誘導することには不十分であると考えられた[54]。そこで我々は結核菌由来の防御抗原であるAg85BとIL-15の融合蛋白質を分泌するレコンビナント（r）BCGワクチンを作成して，IL-15/Ag85B融合蛋白質産生rBCGワクチンの結核感染に対する防御効果をマウスで検討した。IL-15/Ag85B融合蛋白質産生rBCGワクチンはマイコバクテリア抗原特異的メモリーCD8$^+$T細胞のみならず抗原特異的メモリーCD4$^+$T細胞数を有意に増加させ，その結果，強い結核防御を誘導することが明らかとなった[55]。rBCG-Ag85B-IL15はH2-M3拘束性TB2特異的CD8$^+$T細胞およびMHCクラスIa拘束性MPT64$_{190-198}$特異的CD8$^+$T細胞ともに産生を増強させた。これはIL-15がCD8$^+$T細胞に直接働いてエフェクタータイプCD8$^+$T細胞のアポトーシスを抑制し，メモリータイプCD8$^+$T細胞の増殖を誘導すると考えられる。一方，rBCG-Ag85B-IL15はPPD特異的CD4$^+$T細胞，peptide 25特異的CD4$^+$T細胞数を増加させることがわかった。IL-15が直接CD4$^+$T細胞に作用しているかは不明である。IL-15は樹状細胞（DC）を活性化して抗原提示能力が増強したためとも考えられる。

IL-15のワクチンアジュバントとしての効果をBCG以外でも動物実験で確かめられている。原虫のトリパのゾーマクルーズのDNAワクチンにIL-15DNAを同時に投与することによってCD8$^+$記憶T細胞のみならずCD4$^+$Th1細胞応答を増強させ，強い防御効果を誘導することが報告されている[56]。人および猿免疫不全ウイルスHIV/SIVに対するワクチンでもgagをコードするDNAワクチンとIL-15DNAを同時に投与することによって記憶CD8$^+$T細胞のIFN-γの産生とキラー活性を増強させることが報告された[57, 58]。インフルエンザウイルス[59]，トキソプラズマ[60]，単純ヘルペス[61]に対してもIL-15の記憶免疫へのアジュバント効果が認められている。

癌免疫ではNK細胞とCD8$^+$T細胞が重要な抗腫瘍防御機構を担っており，動物実験で，IL-15のアジュバント効果により抗腫瘍効果がメラノーマ[62]，大腸がん[63]，乳がん[64]，前立腺がんなどに[65, 66]対して増強することが報告されている。またアロの骨髄幹細胞の移入による移植片対抗白血病効果（Ggraft vrsus leukemia: GVL）をIL-15は増強する[67]。一方で人での臨床応用はIL-15Rを発現する腫瘍細胞（large granular leukemiay）やCLL. ALL. 腎臓がん細胞などが存在することやTreg細胞活性化や自己免疫病の増悪や移植片対宿主反応の増加などが危惧され，進んでいない[68]。

5.2.5　おわりに

IL-15はNK細胞，自然免疫T細胞（NKT細胞，$\gamma\delta$型T細胞，腸管IEL）および抗原特異的メモリー型CD8T細胞の増殖維持因子として働くことは，結核，HIV，癌に対するワクチンの効率を高めるワクチンアジュバンドとしての有用性を示唆する。今後の応用研究に期待される。

文　献

1）Grabstein KH *et al., Science*（Wash. DC）. **264**: 965-968, 1994

2）Bamford RN *et al., Proc. Natl. Acad. Sci. U S A* **91**: 4940-4944, 1994

3）Waldmann TA *et al., Annu. Rev. Immunol*. **17**: 19-49, 1999

4）Fehniger TA *et al., Blood* **97**: 14-32, 2001

5）Lodolce JP *et al., Immunity*. **9**: 669-675, 1998

6) Kennedy MK *et al., J. Exp. Med.* **191**: 771, 2000
7) Anderson DM *et al., Genomics* **110**: 701-6, 1995
8) Washizu J *et al., Immunogenetics* **48**: 1-7, 1997
9) Azimi N *et al., J. Virol* **74**: 7338-7348, 2000
10) Nishimura H *et al., J. Immunol.* **60**: 936-942, 1998
11) Bamford RN *et al., J. Immunol.* **60**: 4418-4426, 1998
12) Onu A *et al., J. Immunol.* **158**: 255-262, 1997
13) Wang X *et al., Annu Rev Immunol.* **27**: 29-60, 2009
14) Bulfone-Paus S *et al., Bioessays.* **28**: 362-77, 2006
15) Mortier E *et al., Immunity.* **31**: 811-22, 2009
16) Waldmann TA *Nat Rev Immunol.* **6**: 595-601, 2006
17) Ma A *et al., Annu Rev Immunol.* **24**: 657-79, 2006
18) Itsumi M *et al., Eur J. Immunol.* **39**: 1784-93, 2009
19) Ranson T *et al., Proc Natl Acad Sci U S A* **100**: 2663-8, 2003
20) Ranson T *et al., Blood* **101**: 4887-93, 2003
21) Kawamura T *et al., J Immunol* **171**: 5085-90, 2003
22) Nakazato K *et al., J Immunol* **178**: 757-64, 2007
23) Huntington ND *et al., Nat Immunol.* **8**: 856-863, 2007
24) Mortier E *et al., J Exp Med.* **205**: 1213-25, 2008
25) Lucas M *et al., Immunity* **26**: 503-17, 2007
26) Prince AL *et al., Immunol Rev.* **228**: 115-31, 2009
27) Matsuda JL *et al., Nat Immunol* **3**: 966-74, 2002
28) Zhao H *et al., Nat Immunol* **6**: 1263-71, 2005
29) Inagaki-Ohara K *et al., Eur J Immunol* **27**: 2885-91, 1997
30) Dubois S *et al., Proc Natl Acad Sci U S A* **103**: 12075-80, 2006
31) Stonier SW *et al., Blood* **112**: 4546-54, 2008
32) Tan JT *et al., Proc Natl Acad Sci U S A* **98**: 8732-7, 2001
33) Combe CL *et al., Proc Natl Acad Sci U S A* **103**: 6635-40, 2006
34) Ohteki T *et al., Nat Immunol* **2**: 1138-43, 2001
35) Purton JF *et al., J Exp Med* **204**: 951-61, 2007
36) Park CS *et al., J Immunol* **173**: 6676-83, 2004
37) Hart G *et al., Blood* **111**: 50-9, 2008
38) Dubois SP *et al., Proc Natl Acad Sci U S A* **102**: 8662-7, 2005
39) Ohteki T *et al., J Exp Med* **203**: 2329-38, 2006
40) Kuwajima S *et al., Nat Immunol* **7**: 740-6, 2006
41) Masuda A *et al., J.Biol. Chem.* **276**: 26107-26113, 2001
42) Orinska Z *et al., Nat Med* **13**: 927-34, 2007
43) Gill N *et al., J Virol* **79**: 4470-8, 2005
44) Ashkar AA *et al., Infect Immun* **77**: 214-22, 2009
45) Small CL *et al., J Immunol* **180**: 5558-68, 2008
46) Ing R *et al., Infect Immun* **77**: 770-82, 2009

47） Ing R *et al., Infect Immun* **73**: 3172-7, 2005
48） Saito K *et al., J Immunol* **76**: 2496-504, 2006
49） Lazarevic V *et al., Infect Immun* **73**: 2910-22, 2005
50） Schluns KS *et al., J. Immunol.* **168**: 4827-31, 2002
51） Becker TC *et al., J. Exp. Med.* **195**: 1541-48, 2002
52） Yajima T *et al., J Immunol* **176**: 507-15, 2006
53） Rubinstein MP *et al., Blood* **112**: 3704-12, 2008
54） Tang C *et al., J. Leuko Biol.* **86**: 187-94, 2009
55） Tang C *et al., J.Infectious Dis* **197**: 1263-1274, 2008
56） Eickhoff CS *et al., PLoS Negl Trop Dis.* **8**: e983, 2011
57） Ramanathan MP *et al., Vaccine* **27**: 4370-4380, 2009
58） Boyer JD *et al., Proc Natl Acad Sci USA* **104**: 18648-18653, 2007
59） Kutzler MA *et al., J Immunol.* **175**: 112-23, 2005
60） Khan IA *et al., J Immunol* **163**: 4503-4509, 1999
61） Toka FN *et al., J Leukoc Biol* **78**: 178-186, 2005
62） Zhang M *et al, Proc Natl Acad Sci USA* **106**: 7513-7518, 2009
63） Ugen KE *et al., Cancer Gene Ther* **13**: 969-974, 2006
64） Epardaud M *et al., Cancer Res* **68**: 2972-2983, 2008
65） King JW *et al., Clin Cancer Res* **15**: 1145-1154, 2009
66） Teague RM *et al., Nat Med* **12**: 335-341, 2006
67） Alpdogan O *et al., Blood* **105**: 865-873, 2005
68） Capitini CM *et al., Am J. Immunol.* **5**: 65-83, 2009

6　アジュバントのかたち

6.1　新規細胞透過性シグナルポリペプチドを利用したアジュバント開発

小檜山康司*1，石井　健*2

6.1.1　はじめに

Protein transduction domainを用いた技術はドラッグデリバリーシステム，そして新たな治療手段としても臨床応用が期待されている。その名の通り，Protein transduction domainは数アミノ酸から成る短いペプチドであり，細胞膜を通過し細胞内へと到達する。この機能を用いる事で様々な分子（カーゴ）を細胞外から細胞内へと到達させる事が出来る。実際に，通過する事が難しいとされている血液脳関門さえも通過し得る事から，他の様々な組織や細胞への導入の可能性が広がっている。また，リコンビナントタンパクとの融合タンパクを用いる事により，直接細胞内シグナル伝達を調節する事も可能となり，その応用範囲も広域である。一方で，ワクチン抗原やアジュバントと組み合わせる事により，より最適な部位に輸送する事も可能となり，抗原の免疫原性を増強させる事も出来る。これまでに，リコンビナントタンパクのみではなく他の様々な高分子を細胞内に導入する事も可能となり，様々な分野で開発研究が行われている。今回我々は，細胞透過性ポリペプチドを利用し，新規自然免疫シグナル活性化分子を作製した。そして，この細胞透過性ポリペプチドがワクチンアジュバントとして有用である事を明らかとした。そこで本稿では，我々の研究成果と共にPTDに関して広く解説したい。

6.1.2　Protein transduction domainの発見とメカニズム

Protein Transduction Domain（PTD）は細胞外から細胞内へと自身で移行が可能な特異的配列であり，1988年にHuman Immunodeficiency virus（HIV）のtransactivator of transcription（Tat）からその性質が見いだされた[1,2]。またショウジョウバエのホメオドメインタンパクであるantennapediaからも同様の機能が報告され，その最小の配列であるTat（48-60），antennapedia（43-58）のみで細胞膜を通過し細胞内に移行することが出来る[3,4]。この現象の生物学的役割に関しては未だ不明な点が多いが，PTDは他の様々な病原体や哺乳類，植物までもが有している事が報告されている。また塩基性アミノ酸のアルギニンや，オルニチン，リジンなどをポリ化した合成ペプチドは外来タンパク質の細胞内移行を高める事が知られており，5アミノ酸のみでPTDとして機能する。これらのPTDで最も解析されているのがTatであり，1998年にTatとサイクリン依存性キナーゼ（cdk）のインヒビターの一つである$p27^{kip1}$を融合させたタンパク質が10分後にはほとんどの細胞に取り込まれているのが確認され，その結果

＊1　Kouji Kobiyama　㈱医薬基盤研究所　アジュバント開発プロジェクト　プロジェクト研究員

＊2　Ken J. Ishii　㈱医薬基盤研究所　アジュバント開発プロジェクト　プロジェクトリーダー；大阪大学　免疫学フロンティア研究センター　主任研究者

として$p27^{kip1}$を介したcdkの活性化を抑制し，細胞をG1期に同調させる事に成功した[5]。またDowdyらは，Tatにβガラクトシダーゼを融合させたタンパク質が血液脳関門を通過し，脳実質に移行する事を報告した[6,7]。この現象は静脈内投与，腹腔内投与，そして経口投与によっても確認された。それまでの研究成果では，血液脳関門は6アミノ酸以下しか通過が困難である事が知られており，PTDの技術を用いる事によって，それ自身では脳内に到達出来ない大きい分子をも到達させ得る可能性が浮上した。

PTDの細胞外から細胞内への取り込みの開始には，PTDと細胞膜上に存在するコンドロイチン硫酸プロテオグリカンやヘパラン硫酸プロテオグリカンとの結合が重要であると考えられている[8,9]。その後の取り込みに関しては，1）直接細胞膜を通過，2）リピッドラフトを介したマクロピノサイトーシス，3）クラスリンを介したエンドサイトーシスなどの様々な機序が報告されている（図1）[10～12]。取り込まれたPTDの多くは細胞質に広く分布する事が知られているが，Tatなどの一部のPTDは核にも局在する事が報告されており，それぞれ特性が異なっている[13]。また，エンドサイトーシスによって取り込まれたPTDはエンドソームエスケープによって細胞質に放出される事も報告されている[14]。一方で，KimらはPTDに類似したCTP（cytoplasmic transduction peptide）と呼ばれる細胞質にのみ局在するペプチドを作製した。このCTPは細胞質にのみカーゴ分子を運ぶ事が可能であり，生体内に投与した際には肝臓とリンパ節に分布しやすい特性を有している[15]。

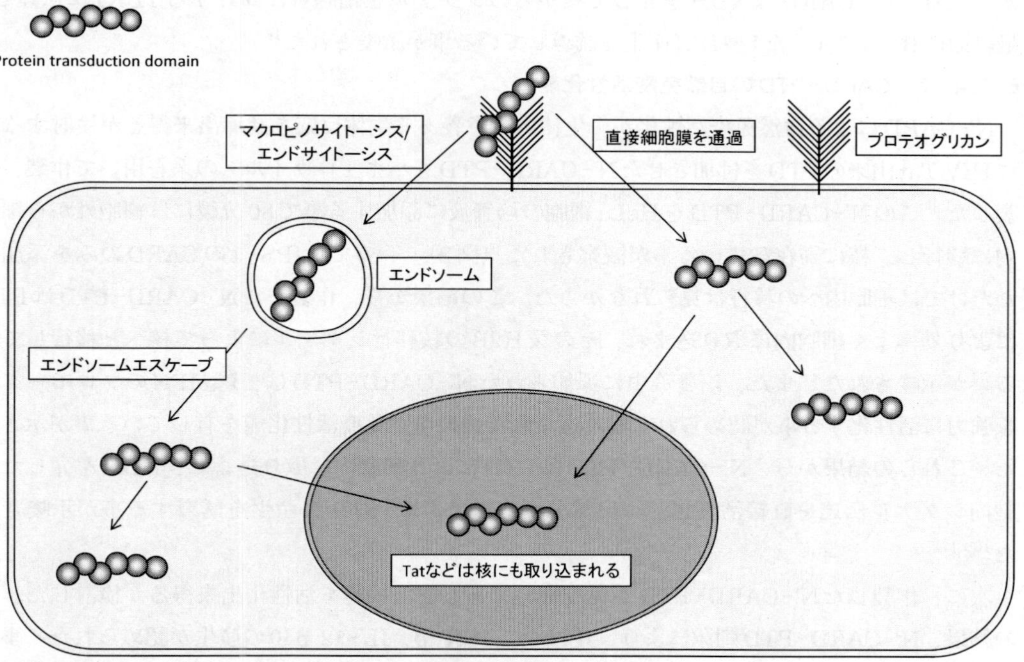

図1　PTDの細胞内以降のメカニズム
細胞内に取り込まれたPTDはそれぞれの性質により，核または細胞質に存在する。

またPTDの種類によって，輸送出来るカーゴの大きさも異なっている。実際に，Tatはβガラクトシダーゼ（～120 kD）などの大きな分子を輸送する事が可能だが，Penetratin（antennapedia PTD）は100アミノ酸以下の分子の輸送に適している事が示された[6, 7]。

6.1.3 新規自然免疫活性化分子のメカニズム

今回我々はTLR非依存的自然免疫応答に重要な役割を示すアダプター分子であるIFN-β promoter stimulator-1（IPS-1）を用いて免疫調節薬への応用を試みた。IPS-1はcaspase recuruitment domain（CARD）と呼ばれるドメインを有しており，このドメインが自然免疫応答に重要な役割を果たしている。初めに自然免疫シグナル伝達を調節する為の新たな試みとしてIPS-1のCARDに様々な細胞小器官移行シグナルを付加させた融合分子発現プラスミドを作製した。その中でヒストンH2Bの核移行シグナル（NLS）を付加させたN'-CARDが強力にI型IFNプロモーターの活性化を誘導した。実際にN'-CARDはヒストンH2BのNLSの付加によって，核に局在する事が示されたが，これまでに核からの自然免疫活性化機構は多くは知られていない。そこで，このN'-CARDによる自然免疫活性化の詳細なメカニズムを解析するために，N'-CARDに特異的に相互作用する分子をtamdem affinity精製法とTOF-MSを用いて網羅的に解析した。その結果，いくつかの核局在分子が同定され，その中でNDH（Nuclear DNA helicase II）と呼ばれる分子がN'-CARDを介したシグナル伝達への関与している事が，siRNAを用いた実験により明らかとなった。またNDHは細胞質でTBK1と相互作用している事が明らかとなり，N'-CARDはNDHを介して核からのシグナルを細胞質に局在するTBK1に伝達し，最終的にIRF3を介したI型IFN産生を誘導している事が示唆された[16, 17]。

6.1.4 N'-CARD-PTDの自然免疫活性化能

N'-CARDによる自然免疫活性化が，生体内で意義ある生体反応を誘導出来得るか検討する為にHIV Tat由来のPTDを付加させたN'-CARD-PTDをバキュロウイルスの系を用いて作製，精製した。このN'-CARD-PTDをHeLa細胞の培養液に添加する事で30分後には細胞外から細胞内に移行し，核に局在している事が観察された（図2）。一方で，IPS-1のCARDのみを添加しただけでは細胞内への移行は見られなかった。この結果から，作製したN'-CARD-PTDはPTDにより効率よく細胞内に取り込まれ，その後H2Bの核移行シグナルによって核へと移行している事が示唆された。また，培養液中に添加されたN'-CARD-PTDは，I型IFNのプロモーターを強力に活性化する事が認められ，取り込まれた後の自然免疫活性化能を有している事が示された。これらの結果から，N'-CARD-PTDはPTDにより細胞内に取り込まれ，NDHを介した細胞内シグナル伝達を直接活性化し，自然免疫応答であるI型IFN産生を誘導する事が示唆された[16, 17]。

次に，作製したN'-CARD-PTDが免疫細胞である樹状細胞を活性化出来得るか検討した。その結果，N'-CARD-PTD刺激により，IFN-α，IFN-β，IL-12 p40の産生が認められた。また樹状細胞のmaturationに関してもN'-CARD-PTDによって樹状細胞上のmaturationマーカーの発現量が上昇している事が確認された。この現象はIFNRノックアウトでは見られなかった事

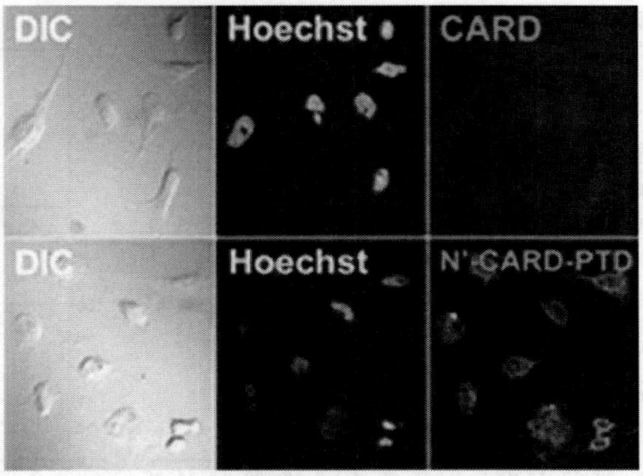

図2　N'-CARD-PTDは細胞内に効率よく取り込まれる
HeLa細胞の培養液中にN'-CARD-PTDまたはCARDを添加し30分後の細胞内の局在を確認した。

から，N'-CARD-PTDによる樹状細胞の活性化はI型IFNに依存的である事が示唆された。一方で，Toll様受容体（TLR）のアダプター分子であるMyD88とTRIFのダブルノックアウトマウス由来の樹状細胞を用いて同様の実験を行ったところ樹状細胞の活性化に変化は見られなかった事から，N'-CARD-PTDはTLR非依存的に免疫細胞を活性化している事が示唆された[16, 17]。

6.1.5　N'-CARD-PTDにおけるアジュバント効果

N'-CARD-PTDによる自然免疫活性化能が実際の生体への影響，アジュバント効果について検討するために，マウスインフルエンザ感染モデルを用いて検討を行った。インフルエンザワクチンであるsplitワクチン（Flu vax）とN'-CARD-PTDを免疫する事で，splitワクチンのみ免疫した群に比べ強く抗インフルエンザウイルス抗体の産生が誘導された。また，抗体反応がTh2型からTh1型にシフトしている事が確認された。実際に，免疫後のマウスに致死量のインフルエンザを感染させた結果，splitワクチン単独ではほとんど防御効果が確認されなかったのに対して，N'-CARD-PTDをアジュバントとして加える事によって強い防御効果が確認された（図3）。これらの結果から，N'-CARD-PTDはTh1型アジュバント効果を有しており，インフルエンザウイルスワクチンのアジュバントとしても有用である事が示唆された[16, 17]。

次に腫瘍抗原であるE7のペプチドを用いてN'-CARD-PTDのアジュバント効果を検討した。マウスに腫瘍抗原であるE7ペプチドをN'-CARD-PTDと免疫し，その後マウスにTC-1細胞（ヒトパピローマウイルス16のE7抗原を腫瘍抗原として発現）を移植し，その後の腫瘤の大きさを測定した。その結果，E7ペプチドと共にN'-CARD-PTDを免疫する事で，著しい腫瘤の退縮がみられた（図4）。実際に，E7ペプチドと共に免疫する事により，CD8 T細胞からのIFN-γ産生も増強している事から，おそらく細胞傷害性T細胞を誘導することで腫瘤の退縮を促進している事が示唆された[16, 17]。

これらの結果から，N'-CARD-PTDはI型IFN産生を誘導する事で免疫細胞を活性化し，結

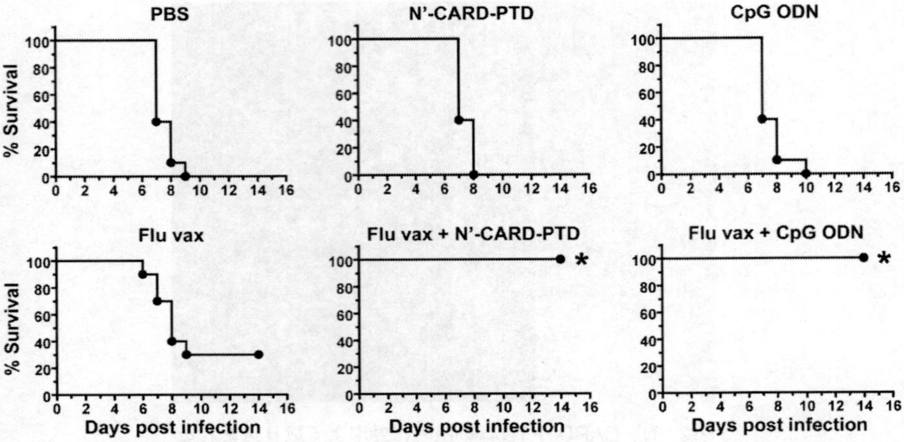

図3　N'-CARD-PTDのインフルエンザワクチンアジュバントへの応用
マウスにPBS，N'-CARD-PTD（5μg），CpG ODN（5μg），Flu vax（0.7μg），Flu vax＋N'-CARD-PTD，Flu vax＋CpG ODNを2回免疫し，致死量のインフルエンザウイルスを経鼻感染させ，その後の生存率を観察した。

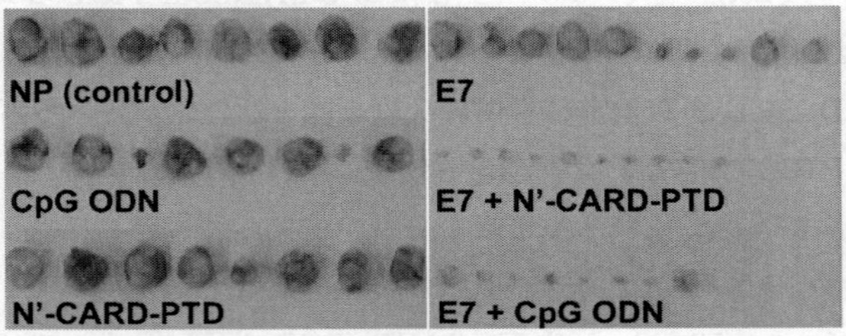

図4　N'-CARD-PTDは腫瘍に対してもアジュバント活性を有している
マウスにTC-1細胞を皮下に移植後，3，4，5，6，7日目にNP peptide（3μg），E7 peptide（3μg），N'-CARD-PTD（5μg），CpG ODN（5μg），E7＋N'-CARD-PTD，E7＋CpG ODNを免疫した。16日目の腫瘤を摘出し撮影した。

果としてTh1型の免疫反応を誘導している事，そしてワクチンアジュバントとして有用であることが示唆された[16, 17]。また，N'-CARD-PTDの自然免疫反応に必須なNDHはほとんどの細胞に発現している事が報告されており，免疫細胞などの特異的な細胞だけではなく，様々な細胞に作用する事が考えられる。

6.1.6　まとめ

このように従来の方法では困難である細胞外から細胞内への移行が，PTDやCTPを付加する事によって研究室レベルでは可能となった。実際に，PTDを付加する事で，リポソームやsiRNA，ウイルスベクターの輸送も可能になる[18～22]。また，PTDを用いて先天性の酵素欠損症に対する細胞内酵素の補充[23, 24]，糖尿病や抗炎症作用[25]，アルツハイマー病などの神経疾患[26]，抗癌剤[27]，そして再生医療[28]へと様々な分野で応用が試みられている。現在，アズリンと呼ばれる細菌の酸化還元タンパク質の臨床試験が試みられている[27)]。アズリンはヒトのがん細胞に移行する事で，アポトーシスを誘導し，がん細胞の増殖を抑える事が可能である。ワクチン抗原に関しては，PTDを付加させる事で抗原提示能が増強される事が報告されている事から，PTDのみでもアジュバント効果があると考えられる。アジュバントに関しては未だ他の報告はないが，生体内での取り込みが困難な時や，より特異的な細胞への取り込みを強めたい時，そしてPTDはエンドソームからエスケープ出来るといった報告もあることから，より安定して細胞内への到達が必要な際には有用ではないかと考えられる。Tatなどの PTDの多くは高濃度でMAPKの活性化を誘導する事が報告されているが，実際に生体内に投与する量は，PTDを付加させる事で効率よく取り込まれる事から，低濃度におさえ副作用を回避する事も可能であろう。未だ細胞内移行のメカニズムなど不明な点は多く残されているが，短時間で効率よく細胞内に取り込まれる事が出来る事から，ワクチンやアジュバントのみならず，様々な分野での応用に期待したい。

文　献

1) Frankel AD, Pabo CO. Cellular uptake of the tat protein from human immunodeficiency virus. *Cell*. 1988 Dec 23; **55** (6): 1189-93.

2) Green M, Loewenstein PM. Autonomous functional domains of chemically synthesized human immunodeficiency virus tat trans-activator protein. *Cell*. 1988 Dec 23; **55** (6): 1179-88.

3) Derossi D, Joliot AH, Chassaing G, Prochiantz A. The third helix of the Antennapedia homeodomain translocates through biological membranes. *The Journal of biological chemistry*. 1994 Apr 8; **269** (14): 10444-50.

4) Vives E, Brodin P, Lebleu B. A truncated HIV-1 Tat protein basic domain rapidly translocates through the plasma membrane and accumulates in the cell nucleus. *The Journal of biological chemistry*. 1997 Jun 20; **272** (25): 16010-7.

5) Nagahara H, Vocero-Akbani AM, Snyder EL, Ho A, Latham DG, Lissy NA, Becker-Hapak M, Ezhevsky SA, Dowdy SF. Transduction of full-length TAT fusion proteins into mammalian cells: TAT-p27Kip1 induces cell migration. *Nature medicine*. 1998 Dec; **4** (12): 1449-52.

6) Cai SR, Xu G, Becker-Hapak M, Ma M, Dowdy SF, McLeod HL. The kinetics and tissue distribution of protein transduction in mice. *Eur J Pharm Sci*. 2006 Mar; **27** (4): 311-9.

7) Schwarze SR, Ho A, Vocero-Akbani A, Dowdy SF. In vivo protein transduction: delivery of a biologically active protein into the mouse. *Science* (New York, NY. 1999 Sep 3; **285** (5433): 1569-72.

8) Noguchi H, Ueda M, Matsumoto S, Kobayashi N, Hayashi S. BETA2/NeuroD protein

transduction requires cell surface heparan sulfate proteoglycans. *Human gene therapy*. 2007 Jan; **18** (1): 10-7.

9) Tyagi M, Rusnati M, Presta M, Giacca M. Internalization of HIV-1 tat requires cell surface heparan sulfate proteoglycans. *The Journal of biological chemistry*. 2001 Feb 2; **276** (5): 3254-61.

10) Wadia JS, Stan RV, Dowdy SF. Transducible TAT-HA fusogenic peptide enhances escape of TAT-fusion proteins after lipid raft macropinocytosis. *Nature medicine*. 2004 Mar; **10** (3): 310-5.

11) Console S, Marty C, Garcia-Echeverria C, Schwendener R, Ballmer-Hofer K. Antennapedia and HIV transactivator of transcription (TAT) "protein transduction domains" promote endocytosis of high molecular weight cargo upon binding to cell surface glycosaminoglycans. *The Journal of biological chemistry*. 2003 Sep 12; **278** (37): 35109-14.

12) Richard JP, Melikov K, Brooks H, Prevot P, Lebleu B, Chernomordik LV. Cellular uptake of unconjugated TAT peptide involves clathrin-dependent endocytosis and heparan sulfate receptors. *The Journal of biological chemistry*. 2005 Apr 15; **280** (15): 15300-6.

13) Chauhan A, Tikoo A, Kapur AK, Singh M. The taming of the cell penetrating domain of the HIV Tat: myths and realities. J Control Release. 2007 Feb 12; **117** (2): 148-62.

14) Fischer R, Kohler K, Fotin-Mleczek M, Brock R. A stepwise dissection of the intracellular fate of cationic cell-penetrating peptides. *The Journal of biological chemistry*. 2004 Mar 26; 279 (13): 12625-35.

15) Kim D, Jeon C, Kim JH, Kim MS, Yoon CH, Choi IS, Kim SH, Bae YS. Cytoplasmic transduction peptide (CTP): new approach for the delivery of biomolecules into cytoplasm in vitro and in vivo. *Experimental cell research*. 2006 May 1; **312** (8): 1277-88.

16) Kobiyama K, Takeshita F, Ishii KJ, Koyama S, Aoshi T, Akira S, Sakaue-Sawano A, Miyawaki A, Yamanaka Y, Hirano H, Suzuki K, Okuda K. A signaling polypeptide derived from an innate immune adaptor molecule can be harnessed as a new class of vaccine adjuvant. *J Immunol*. 2009 Feb 1; **182** (3): 1593-601.

17) Kobiyama K, Jounai N, Ishii KJ, Horii T, Suzuki K, Ryo A, Takeshita F. Modulation of intracellular signaling using protein-transduction technology. Critical reviews in immunology. **30** (5): 395-421.

18) Torchilin VP, Rammohan R, Weissig V, Levchenko TS. TAT peptide on the surface of liposomes affords their efficient intracellular delivery even at low temperature and in the presence of metabolic inhibitors. Proceedings of the National Academy of Sciences of the United States of America. 2001 Jul 17; **98** (15): 8786-91.

19) Kumar P, Wu H, McBride JL, Jung KE, Kim MH, Davidson BL, Lee SK, Shankar P, Manjunath N. Transvascular delivery of small interfering RNA to the central nervous system. *Nature*. 2007 Jul 5; **448** (7149): 39-43.

20) Eguchi A, Meade BR, Chang YC, Fredrickson CT, Willert K, Puri N, Dowdy SF.

Efficient siRNA delivery into primary cells by a peptide transduction domain-dsRNA binding domain fusion protein. *Nature biotechnology*. 2009 Jun; **27** (6): 567-71.

21) Liu S, Mao Q, Zhang W, Zheng X, Bian Y, Wang D, Li H, Chai L, Zhao J, Xia H. Genetically modified adenoviral vector with the protein transduction domain of Tat improves gene transfer to CAR-deficient cells. *Bioscience reports*. 2009 Apr; **29** (2): 103-9.

22) Youn JI, Park SH, Jin HT, Lee CG, Seo SH, Song MY, Lee CW, Sung YC. Enhanced delivery efficiency of recombinant adenovirus into tumor and mesenchymal stem cells by a novel PTD. *Cancer gene therapy*. 2008 Nov; **15** (11): 703-12.

23) Toro A, Grunebaum E. TAT-mediated intracellular delivery of purine nucleoside phosphorylase corrects its deficiency in mice. *The Journal of clinical investigation*. 2006 Oct; **116** (10): 2717-26.

24) Zhang XY, Dinh A, Cronin J, Li SC, Reiser J. Cellular uptake and lysosomal delivery of galactocerebrosidase tagged with the HIV Tat protein transduction domain. *Journal of neurochemistry*. 2008 Feb; **104** (4): 1055-64.

25) Kilk K, Magzoub M, Pooga M, Eriksson LE, Langel U, Graslund A. Cellular internalization of a cargo complex with a novel peptide derived from the third helix of the islet-1 homeodomain. Comparison with the penetratin peptide. *Bioconjugate chemistry*. 2001 Nov-Dec; **12** (6): 911-6.

26) Zhou JP, Feng ZG, Yuan BL, Yu SZ, Li Q, Qu HY, Sun MJ. Transduced PTD-BDNF fusion protein protects against beta amyloid peptide-induced learning and memory deficits in mice. *Brain research*. 2008 Jan 29; **1191**: 12-9.

27) Taylor BN, Mehta RR, Yamada T, Lekmine F, Christov K, Chakrabarty AM, Green A, Bratescu L, Shilkaitis A, Beattie CW, Das Gupta TK. Noncationic peptides obtained from azurin preferentially enter cancer cells. *Cancer research*. 2009 Jan 15; **69** (2): 537-46.

28) Amsellem S, Pflumio F, Bardinet D, Izac B, Charneau P, Romeo PH, Dubart-Kupperschmitt A, Fichelson S. Ex vivo expansion of human hematopoietic stem cells by direct delivery of the HOXB4 homeoprotein. *Nature medicine*. 2003 Nov; **9** (11): 1423-7.

6.2 Drug Delivery Systemとしてのリポソーム類

内田哲也*

6.2.1 リポソーム結合抗原はIgE抗体産生を誘導しない

リポソームをワクチン抗原の担体として用い，ワクチン創製に応用することを目的とした検討は1970年代から行われており[1]，それ以来数多くの研究者によって報告がなされているが[2~7]，その多くは抗原をリポソームの内水相に内包するものである。これに対し，我々は，抗原をリポソームの表面に化学結合する方法を取った（図1）。この方法の利点としては，抗原を内包した場合と比較してリポソームへの抗原の結合効率が高いこと，および，リポソーム表面に抗原を結合することにより抗原提供細胞によって異物として認識され易くなり，その結果として免疫効率が高まること[8]が挙げられる。さらに，リポソーム結合抗原をマウスに免疫すると抗原特異的なIgG抗体産生が誘導される一方で，IgE抗体産生が抑制されることが明らかとなった[9]。卵白アルブミン（Ovalbumin: OVA）を現行のワクチンに使用されているアルミニウムアジュバントとともにマウスに免疫すると，抗OVA IgG抗体とともにIgE抗体が産生されるが，OVAをリポソームに結合させたものを免疫すると，抗OVA IgG抗体は産生されるがIgE抗体は産生されない（図2）。病原体に対して中和抗体として作用するのは主としてIgG抗体であり，IgE抗体はワクチン抗原に対するアレルギー反応に関与し，ワクチン接種における副反応の原因のひとつとなっている。アルミニウムアジュバントはワクチン抗原に特異的なIgE抗体の産生を高効率に誘導することが知られていることから[10]，IgE抗体産生を誘導しないリポソーム結合抗原はアレルギー反応を惹起しにくいワクチンとしての応用が期待された[11]。

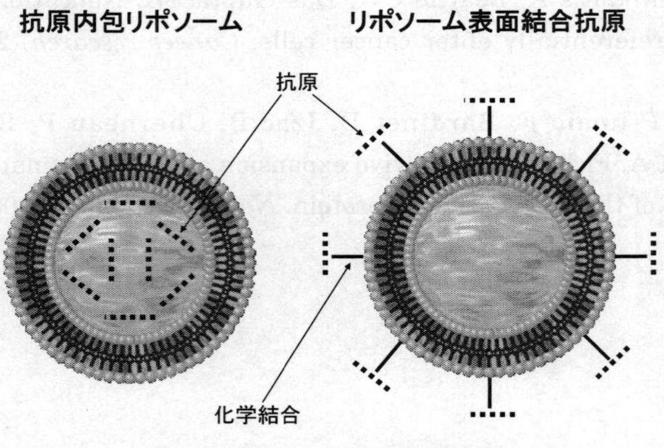

図1　リポソーム表面結合抗原
これまでに行われたリポソームを臨床応用するための検討の多くにおいて抗原がリポソームに内包されていた（図-左）のに対し，我々は抗原をリポソーム表面に化学結合する方法を取った（図-右）。

---

* Tetsuya Uchida　国立感染症研究所　血液・安全性研究部　主任研究官

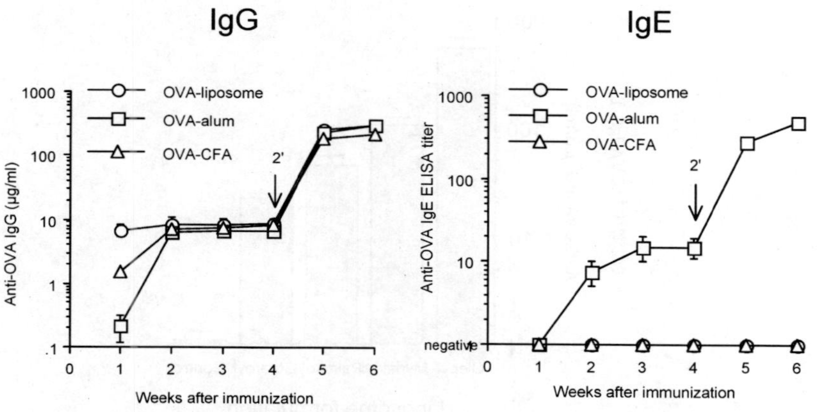

図2　OVA免疫マウスにおける抗OVA抗体産生
BALB/cマウスに3種類の異なるアジュバントを用いてOVAを0週，4週の2回免疫し，血清中の抗OVA IgGおよびIgE抗体をELISAを用いて測定した。

6.2.2　細胞性免疫を誘導するリポソーム結合抗原

リポソームのアジュバント効果はリポソームの脂質組成によって顕著に異なることが明らかとなった[12]。リポソームの膜流動性と抗体産生の誘導効率とが良く相関し，リポソームを構成する脂質のアシル鎖の鎖長（炭素数）が短いほどリポソームの膜流動性が増加し，これと相関して抗体産生の誘導効率が高まることが確かめられた（図3）。さらに，不飽和脂肪酸からなるリポソームは飽和脂肪酸からなるリポソームと比較して顕著に膜流動性が高く，従って抗体産生の誘導効率も高いことがわかった。これに加えて，不飽和脂肪酸からなるリポソームに結合した抗原はCD4陽性T細胞だけでなくMHC class Iを介してCD8陽性T細胞にも提示されることが明らかになり[13]，このリポソームに腫瘍特異抗原を結合してマウスに投与することによって抗原特異的CTLによる腫瘍拒絶が誘導されることが確かめられた（図4）。不飽和脂肪酸からなるリポソームに結合した抗原によってCTLが誘導される機序の詳細については現在検討が進められているが，これまでに，通常の外来抗原は主としてphagocytosis（食作用）によって生体内の抗原提供細胞に取り込まれるのに対して，不飽和脂肪酸リポソームに結合した抗原はpinocytosis（飲作用）によっても取り込まれることが確かめられており[14]，このことがMHC class Iを介した抗原提供～CD8陽性T細胞の活性化～CTL誘導へと繋がるのではないかと考えている。このように，抗原の担体として粒径200nmの不飽和脂肪酸からなるリポソームを使用し，その表面に抗原を化学結合することにより生体内の抗原提供細胞において細胞性免疫を誘導する経路に抗原を送達することを可能にしていることから，我々はこのリポソーム結合抗原を狭義の（CTLを誘導することの出来る）DDSと位置付け，このリポソーム処方を用いてCTL誘導型ウイルスワクチンを創製することを試みている[15]。

6.2.3　細胞性免疫誘導型インフルエンザワクチンの開発

CTL誘導型リポソームワクチンの有効性は先ずマウスモデルを用いた実験において確認され

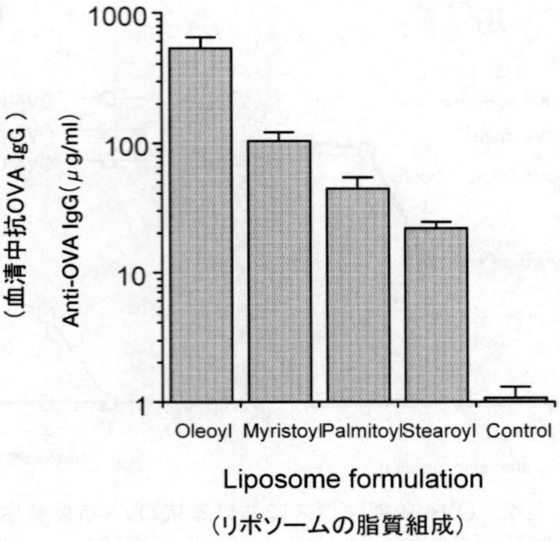

図3　脂質組成の異なるリポソームと結合したOVAによって誘導される抗OVA IgG抗体産生
オレイン酸，ミリスチン酸，パルミチン酸，ステアリン酸からなるリポソームにOVAを結合させ，BALB/cマウスに0週，4週の2回免疫した。図は初回免疫後6週における血清中抗OVA IgG抗体価を示す。

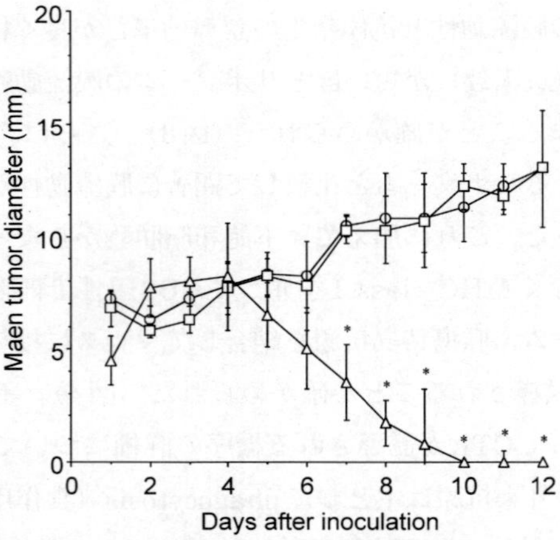

図4　腫瘍抗原ペプチドを投与したマウスにおける腫瘍拒絶
C57BL/6マウスにE.G7を移植し，腫瘍径が約5mmとなった時に腫瘍の周囲にOVAペプチド結合リポソームをCpG，抗IL-10モノクローナル抗体と共に投与して腫瘍径の変化を観察した。
（○：CpG，抗IL-10モノクローナル抗体のみ投与，□：ペプチド溶液をCpG，抗IL-10モノクローナル抗体とともに投与，△：ペプチド結合リポソームをCpG，抗IL-10モノクローナル抗体とともに投与）

た[16]。インフルエンザウイルス核蛋白（NP）由来のCTLエピトープである$NP_{366-374}$を結合したリポソームをTLR9のリガンドであるCpGとともにC57BL/6マウスに免疫し，インフルエンザウイルスを経鼻感染させたところ，肺におけるウイルス増殖が顕著に抑制された。そこで，次

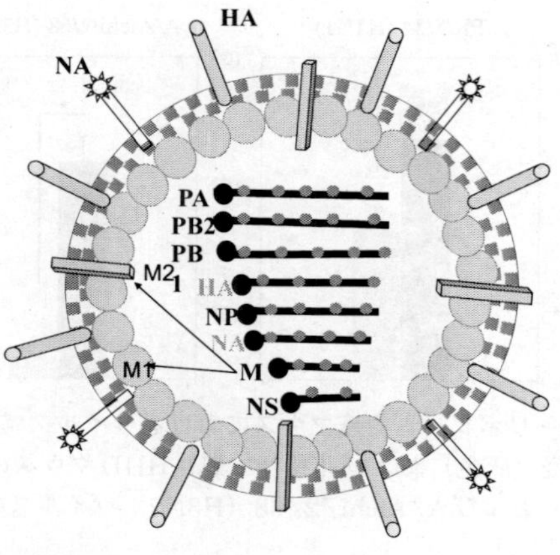

図5　インフルエンザウイルスの構造
インフルエンザウイルスのゲノムを構成する8分節のうち，HA，NA以外の6分節からCTLの標的となりうるエピトープを検索した。

にヒトMHC class Iに拘束性のインフルエンザウイルス由来CTLエピトープを同定し，ヒトに応用可能なインフルエンザワクチンの開発を行った[17]。

インフルエンザウイルスのゲノムを構成する8分節のうち，HA，NA以外の6分節からCTLの標的となりうるエピトープを検索し（図5），このエピトープをもつペプチドとリポソームとの結合物を作製した。ヒトMHCクラスI（HLA-A2）を発現したトランスジェニックマウス（HHDマウス）にペプチド-リポソーム結合物を免疫してCTL誘導能を検討したところ，複数のペプチドに高いCTL誘導活性が認められ，その多くが季節性インフルエンザウイルスH1N1型，H3N2型，新型インフルエンザウイルスH1N1型，および高病原性鳥インフルエンザウイルスH5N1型に共通に含まれるものであった。

このようにして同定されたCTLエピトープを用いて作製したペプチド-リポソーム結合物がインフルエンザワクチンとして有効であるためには，①これらのCTLエピトープが実際にインフルエンザウイルスに感染した細胞の表面にMHCクラスIを介して提示され，②ウイルス感染細胞がCTLによって破壊・除去され，③宿主においてウイルス感染抵抗性が誘導されること，が求められる。そこで，ペプチド-リポソーム結合物を免疫したHHDマウスにインフルエンザウイルスを感染させ，ウイルス感染抵抗性が誘導されるか否かについて検討を行ったところ，免疫マウスにおいてはH1N1型およびH3N2型インフルエンザウイルスの肺における増殖が顕著に抑制されることが確かめられた（図6）。このことから，インフルエンザウイルス由来の内部構造タンパクから同定されたCTLエピトープペプチドを用いたCTL誘導型リポソームワクチンがインフルエンザウイルス感染細胞を排除し，ウイルスの複製を阻止することによって異なる亜型のインフルエンザウイルスに対して感染抵抗性を誘導することが確かめられた[18]。

これまでに，NP，M1，NS1等のインフルエンザウイルス内部タンパク由来のCTLエピトー

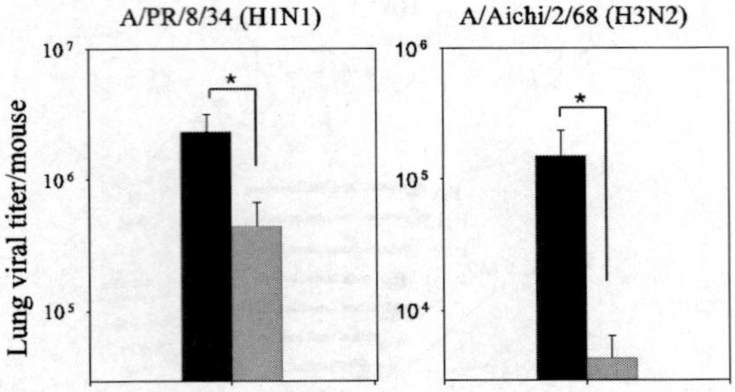

図6　ペプチド-リポソーム免疫マウスにおけるウイルス感染抵抗性の誘導
ペプチド-リポソーム免疫（灰色）および非免疫（黒）HHDマウスの肺におけるインフルエンザA/PR/8/34（H1N1）およびA/Aichi/2/68（H3N2）ウイルスの増殖。（* $p < 0.05$）

プが数多くの研究者によって報告されている[19~21]。これらのCTLエピトープを用いてインフルエンザウイルスの亜型・変異体に幅広く有効性を発揮できるワクチンを創製することが期待されているが，これまでに報告されたCTL誘導型ワクチンの候補物質による感染抵抗性の誘導は部分的なものに留まっている[22]ことから，CTL誘導型インフルエンザワクチンは現行のインフルエンザワクチンが奏功しない新型インフルエンザによって惹き起こされる症状を緩和するものと位置づけられている[20~22]。これに対し，我々が開発したCTL誘導型リポソームワクチンは高効率にCTLを誘導し，このワクチンの投与により肺におけるウイルス増殖を顕著に抑制することがヒトMHCクラスIを遺伝子導入したマウスにおいて確かめられている。これに加え，リポソームワクチンは免疫1週間後に感染抵抗性を誘導することが可能であることから，インフルエンザパンデミックに対する発生時対応としても有効であると期待される。

CTL誘導型リポソームワクチンがこのように有効であることの理由として，リポソーム結合抗原が生体内の抗原提示細胞に高効率に認識され[8]，かつ抗原提示細胞においてMHCクラスIを介してCD8陽性T細胞に提示される[13]という性質が挙げられる。さらに，このリポソームワクチンは長期間持続可能な記憶CD8陽性T細胞を誘導するので[18]，現行の抗体誘導型インフルエンザワクチン同様，免疫後少なくとも1シーズンは効果が持続することが期待される。従来，記憶CD8陽性T細胞の誘導にはCD4陽性T細胞によるヘルプが必須であると言われてきたが[23~27]，我々のリポソームワクチンはCD4陽性T細胞のエピトープを含んでおらず，免疫効率の高い免疫方法を用いればCD4陽性T細胞によるヘルプなしに記憶CD8陽性メモリーT細胞を誘導・維持することが可能であることが近年の検討の結果から示唆されている[28]。

6.2.4　CTL誘導型リポソームワクチンの臨床応用可能性

我々が開発したCTL誘導型リポソームワクチンは，従来の抗体誘導型ワクチンの欠点を補完することが出来るという点において特に有意義である。この観点から，頻繁に遺伝子変異をおこすことによって表面抗原の構造を変え，抗体による免疫応答から逃れるタイプのウイルス（インフルエンザウイルスの他，エイズウイルス，SARSウイルス，C型肝炎ウイルス等）に対するワクチンの創製への応用が期待される。

文　　献

1） A. G. Allison *et al., Nature* **252**, 252（1974）
2） C. R. Alving *et al., Prog. Clin. Biol. Res.* **47**, 339（1980）
3） G. Gregoriadis, *Immunol. Today* **11**, 89（1990）
4） N. M. Wassef *et al., Immunomethods* **4**, 217（1994）
5） C. R. Alving *et al., Immunol. Rev.* **145**, 5（1995）
6） A. De Haan, *Vaccine* **13**, 1320（1995）
7） R. Gluck, *Pharm. Biotechnol.* **6**, 325（1995）
8） Y. Tanaka *et al., Bioconj. Chem.* **15**, 35（2004）
9） M. Taneichi *et al., J. Immunol.* **169**, 4246（2002）
10） H. Aggrebeck *et al., Vaccine* **14**, 1265（1996）
11） T. Uchida, *Curr. Drug Targets* **3**, 119（2003）
12） Y. Nakano *et al., Bioconj. Chem.* **12**, 391（2001）
13） M. Taneichi *et al., J. Immunol.* **177**, 2324（2006）
14） Y. Tanaka *et al., PLoS ONE* **5**, e15225（2010）
15） T. Uchida *et al., Mini-Rev. Med. Chem.* **8**, 184（2008）
16） T. Nagata *et al., Vaccine* **25**, 4914（2007）
17） T. Uchida, *Microbiol. Immunol.* **55**, 19（2011）
18） M. Matsui *et al., Biochem. Biophys. Res. Comm.* **391**, 1494（2010）
19） J. H. C. M. Kreijtz *et al., J. Virol.* **82**, 5161（2008）
20） S. L. Epstein *et al., Vaccine* **23**, 5404（2005）
21） F. Gotch *et al., J. Exp. Med.* **165**, 408（1987）
22） P. G. Thomas *et al., Emerg. Infect. Dis.* **12**, 48（2006）
23） M. Matloubian *et al., J. Virol.* **68**, 8056（1994）
24） G. T. Belz *et al., J. Virol.* **76**, 12388（2002）
25） E. M. Janssen *et al., Nature* **421**, 852（2003）
26） D. J. Shedlock *et al., Science* **300**, 337（2003）
27） J. C. Sun *et al., Nat. Immunol.* **5** 927（2004）
28） M. Taneichi *et al., PLoS ONE* **5**, e15091（2010）

6.3 ナノ粒子を応用したアジュバント開発研究の新展開

赤木隆美*1，明石　満*2

6.3.1 はじめに

ウイルスや細菌などの感染症に対する予防と治療には，免疫系の人為的な制御に基づくワクチン療法が有用である。また，感染症以外にもがんや自己免疫疾患などに対するワクチンの研究開発が盛んに行われている。近年，遺伝子・蛋白質工学の進歩により，蛋白質，ペプチド，DNA等の様々な抗原が同定・設計されており，次世代ワクチンとしての利用が期待されている。しかしながら，これらのコンポーネントワクチンは抗原単独で用いた場合，免疫誘導効果が弱いといった問題が生じる場合が多く，免疫効果を高めるためにアジュバントとの併用が求められる。アジュバントに求められる主な機能としては，免疫担当細胞の特異的・非特異的活性化（免疫賦活化）と，マクロファージや樹状細胞などの抗原提示細胞への抗原送達（抗原デリバリー）が挙げられる。高分子系ナノ粒子のドラッグデリバリーシステム（DDS）を応用したワクチン開発においては，抗原の標的細胞へのデリバリーとナノ粒子の材料設計による免疫賦活剤としての機能を付与することが可能であり，高機能・高活性なワクチンアジュバントとして有用である。ここではDDS技術を応用したナノ粒子ワクチンの開発とその作用メカニズムについて紹介する。

6.3.2 ワクチンキャリアとしてのナノ粒子

ワクチン開発の最も汎用的な手法としては，ウイルス・細菌の構成成分の一部である抗原蛋白やプラスミドDNAを用いたコンポーネントワクチンが挙げられる。このコンポーネントワクチンの免疫原性を高めるための手段として，合成および天然由来高分子からなる粒子状キャリアを用いたワクチン開発が行われている[1]。ナノ粒子キャリアとしては，ナノ微粒子，ミセル，ナノゲル粒子，中空ナノ粒子などがある。これらの粒子に抗原となる蛋白質，ペプチド，DNAをコンジュゲートさせて免疫原として用いる（図1）。粒子の材料としては，主にポリ乳酸，ポリアミノ酸，天然多糖などの生分解性高分子が利用され，臨床材料として用いられているポリ乳酸とグリコール酸の共重合体（PLGA）から調製される粒子は，最も研究が行われている材料である。PLGAは，そのポリマー溶液（有機溶媒）と抗原蛋白水溶液とのエマルションから抗原内包粒子を調製することができる（内包型）[2]。また，粒子の表面電荷や官能基を用いることで，粒子表面への抗原蛋白やプラスミドDNA等の吸着および化学固定も可能である（表面担持型）。内包型は，抗原が粒子内に存在していることからプロテアーゼ等による分解を受けにくいといった利点を有するが，抗原内包の際に蛋白質の変性や分解が引き起こされる可能性がある。また，物理吸着による表面担持型は，調製が容易であるが，分解酵素の影響を受けやすく，粒子からの抗原放出挙動を制御しにくいといった欠点が挙げられる。そのため，用いる抗原の種類，投与部位等により最適な粒子—抗原のコンジュゲーション形態を考慮する必要がある。

近年では高分子鎖の分子間および分子内での相互作用による自発的な会合を利用した粒子の調

＊1　Takami Akagi　大阪大学　大学院工学研究科　応用化学専攻　特任助教

＊2　Mitsuru Akashi　大阪大学　大学院工学研究科　応用化学専攻　教授

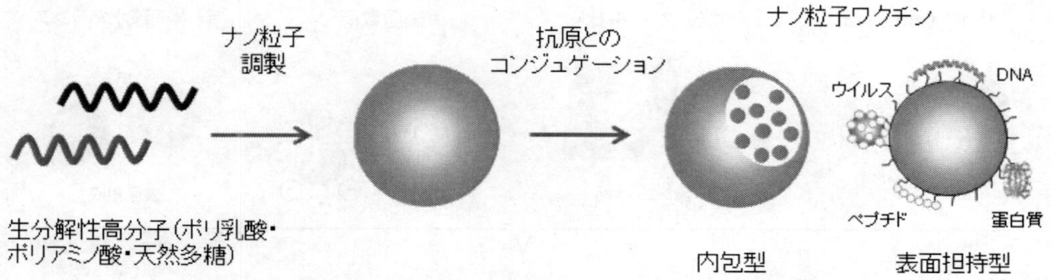

図1　抗原コンジュゲートナノ粒子（ナノ粒子ワクチン）の調製
粒子調製時に抗原を担持させる内包型と粒子を調製した後に，物理吸着もしくは化学結合により抗原を粒子表面に担持させる表面担持型の模式図。

製が試みられている。ここで働く相互作用としては，疎水性相互作用，静電的相互作用，水素結合，ファンデルワールス力などがあげられる。なかでも親水性セグメントと疎水性セグメントからなる両親媒性高分子は，水溶液中で自己集合し，その親水—疎水バランスにより多様な構造体を形成することが知られている。これらのナノ構造体のうち，ポリアミノ酸や天然多糖から調製される粒子は，ワクチンキャリアとして幅広い応用が期待されており，抗原の放出制御，細胞内・体内動態制御など高度に機能化されたナノ粒子の設計が注目されている。

6.3.3　ナノ粒子による抗原デリバリー

抗原蛋白やDNAのみを免疫原として生体内に投与しても，分解や拡散により目的とする組織や細胞への到達量が少なく，抗原提示細胞による十分な抗原認識と抗原特異的な免疫応答を得ることが困難である。抗原を担持したナノ粒子を用いたワクチンでは，抗原デリバリーに関して主に2つの効果が期待できる。①ナノ粒子から抗原が徐々に放出され，少量ずつ持続的に免疫系を刺激し，強い免疫応答が得られる。PLGAより調製されたナノ粒子では，その分解に伴う抗原の徐放化が可能であり，また共重合体の分子量や組成比を制御することで，分解率をコントロールできる利点を有しており，ワクチンキャリアとして幅広く研究が行われている。一般的にPLGA共重合体中のグルコール酸含量が高く，分子量が小さいほど，分解率および抗原放出速度が高くなる[3)]。②粒子状キャリアを用いることで，免疫応答に最も重要な役割を果たしている樹状細胞やマクロファージに積極的に取込まれ，効率のよい免疫誘導が可能となる。一般的に，樹状細胞やマクロファージによる異物（キャリア）の取込みは粒径，形状，表面電荷・性状に大きく依存することが知られている（図2）。細胞自身は負電荷を有しているため正電荷を有する粒子はその取込み効率が高くなり，ポリスチレン粒子を用いた系においては500nm以下のナノ粒子において高い取込み効率が示されている[4)]。形状に関しては，アスペクト比が小さく球状に近いものがよく取込まれる[5)]。また，樹状細胞以外にも，粘膜上皮細胞でありながら抗原を積極的に取込む機能を有するM細胞を標的とした，レクチン固定化ナノ粒子の調製も報告されている[6)]。さらに，樹状細胞に発現しているCD205を認識する抗CD205抗体をナノ粒子にコンジュゲートし，抗原を細胞選択的にデリバリーすることで高い免疫誘導効果が得られることが報告されてお

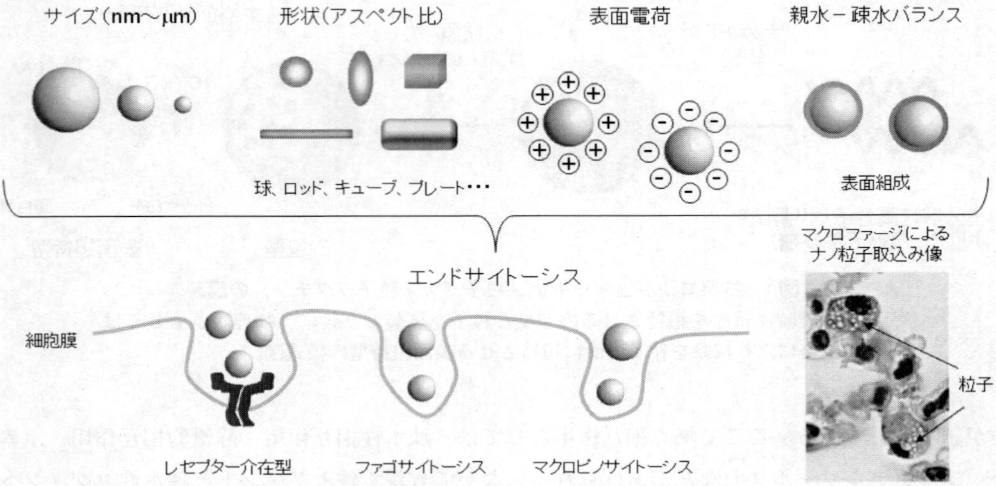

図2　抗原提示細胞による異物取込みに関連する粒子状キャリアの性状
一般的に，ナノメートルサイズ，球状，正電荷，親水性＜疎水性のものが樹状細胞やマクロファージに取込まれやすい。

り[7]，ナノ粒子キャリアを用いたワクチン開発では，粒子表面を修飾することで，様々な機能性ナノ粒子の調製が可能となる。

6.3.4　ナノ粒子による抗原の細胞内動態制御

近年，樹状細胞が自然免疫や獲得免疫などの免疫応答の始動および増幅を含め，免疫監視機構を多方面から制御する抗原提示細胞であることが明らかとなり，感染症やがんを対象とした免疫療法開発における標的細胞として注目を集めている[8]。未熟な樹状細胞は貪食能が高く，細菌・ウイルス等を取込み，抗原ペプチドを主要組織適合複合体（MHC）クラスIおよびII分子の両方に提示し，抗原特異的なT細胞を活性化する。そのためナノ粒子ワクチンにおいては，この樹状細胞への抗原デリバリーと抗原の細胞内動態制御が重要となってくる。樹状細胞によりエンドサイトーシス経路によって取込まれた抗原は，エンドソーム／リソソームで分解後，その抗原ペプチドがMHCクラスII分子を介して提示され，液性免疫による抗原特異的な抗体産生が誘導される。また，細胞性免疫を誘導するためには，MHCクラスI分子を介した抗原ペプチドの提示が必要とされるが，通常外来性抗原では効率的な細胞性免疫の誘導は困難とされている。この細胞性免疫の誘導のためには，エンドソーム内に取込まれた抗原が細胞質に脱出し，MHCクラスI分子により提示されなければならない（図3）。この外来性抗原によるMHCクラスI提示はワクチン開発において重要な課題であり，ナノ粒子ワクチンによる抗原提示能の制御が試みられている。樹状細胞に抗原内包PLGAナノ粒子を作用させ，MHCクラスI分子への抗原提示能を評価すると，抗原のみと比較して1000倍以上，抗原提示効率が高くなることが報告されている[9]。これは，粒子化抗原が細胞内の抗原動態に深く関連していることを示唆している。細胞質はpH 7程度の中性であるのに対して，エンドソーム内はpH 5程度の弱酸性を示す。このpH勾配を利

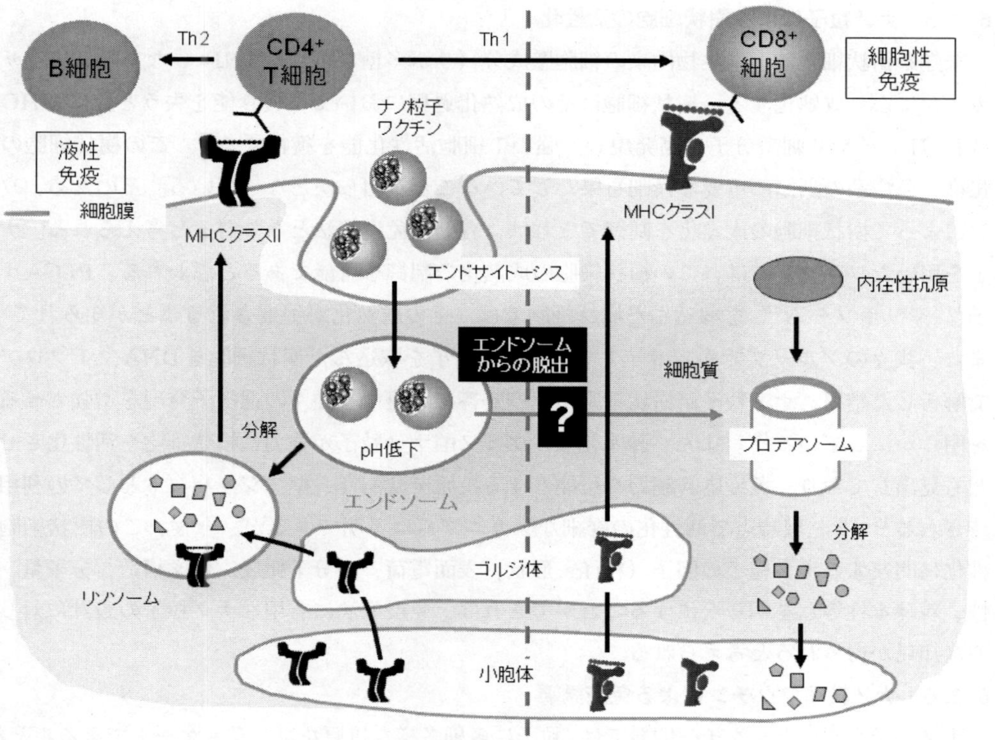

図3　ナノ粒子ワクチンの細胞内動態

ナノ粒子ワクチンでは，エンドサイトーシスにより細胞内に取込まれた後，抗原がエンドソームから抜け出すことで抗原特異的な細胞性免疫が誘導される。

用した抗原のエンドソームからの脱出を目指したpH応答性の粒子の設計が行われている。酸性条件下で分解するような高分子ナノ粒子を設計することで，エンドソーム内での粒子分解に伴うコロイド浸透圧の増加によりエンドソーム膜を脆弱化させる方法が用いられている[10]。また，pH低下に伴い，疎水性が増加する高分子を用いることで，エンドソーム膜と高分子との疎水性相互作用により膜が脆弱化され，その作用でエンドソーム内の抗原が細胞質側に移行することが報告されている[11]。高分子ナノ粒子は，高分子鎖の設計によりpH，熱，光等に対する刺激応答性を付与することができるため，これらを利用することで抗原の細胞内動態を自在に制御できると考えられる。

また，ナノ粒子が細胞内での抗原分解性に影響を与えることが知られている。抗原蛋白を内包したPLGA粒子を樹状細胞に取込ませると，フリーの抗原蛋白では6日後には完全に分解されたのに対して，粒子に内包されたものは，その分解率が40％程度まで抑えられることが報告されている[12]。さらに，ポリスチレン粒子を用いた系では，粒子表面に担持された抗原の細胞内分解性が粒径に依存することが明らかとなっており[13]，ナノ粒子ワクチンを用いることで細胞内での抗原分解が抑制され，長期間，抗原刺激を持続できると期待される。

6.3.5 ナノ粒子による樹状細胞の活性化

未熟な樹状細胞は，微生物由来の細胞壁成分（リポ多糖など）やTNF-αなどの炎症性サイトカインにより成熟化する。樹状細胞はその成熟化過程において，貪食能を失うと伴にMHCクラスI，II分子や共刺激分子を高発現し，強いT細胞活性化能を獲得する[8]。この樹状細胞の成熟化は，免疫系の調節に重要な役割を果たしていることが明らかとなっている。そのため，ワクチンによって樹状細胞の成熟化を制御できれば，有効な免疫療法となり得ると考えられる。ナノ粒子を用いたワクチンでは，この樹状細胞の成熟化の制御も可能であると思われる。PLGAナノ粒子[14]やリポソーム[15]を取込んだ樹状細胞では，その成熟化が促進されることが知られている。また，我々のグループでも，ポリスチレンナノ粒子を取込んだ樹状細胞をDNAマイクロアレイで解析した結果，ナノ粒子が樹状細胞の免疫応答に関連する種々の遺伝子発現を増強させることを明らかにしている[16]。また，疎水化ポリアミノ酸ナノ粒子が強力に樹状細胞を活性化させることも見出しており，免疫応答制御を可能とする抗原デリバリー型アジュバントとしての利用が期待される[17, 18]。現時点で活性化の詳細なメカニズムは不明であるが，今後，この樹状細胞の活性化に関連するナノ粒子の因子（粒径，形状，表面電荷，高分子組成，化学構造，分子量，分解性，親疎水性等）を明らかにすることができれば，免疫療法に有用なナノ粒子の設計に対して重要な知見が得られると考えられる。

6.3.6 ナノ粒子ワクチンによる免疫誘導

ナノ粒子を用いたワクチン開発では，粒子に多種多様な抗原をコンジュゲートできることから，様々な感染症に対してナノ粒子ワクチンの応用が試みられている。ワクチンとして粒子状キャリアを用いた場合，粒径が免疫応答に大きな影響を与えることが*in vivo*の系において報告されている。抗原を内包したポリ乳酸ナノ粒子（200-600nm）およびマイクロ粒子（2-8μm）をラットに投与すると，ナノサイズでは感染細胞やがん細胞の殺傷に関与する細胞性免疫が，マイクロサイズでは抗原特異的な抗体を産生する液性免疫が優位に誘導される。この結果は，マクロファージによる粒子取込み挙動の違いにより説明されている[19]。また，ポリスチレンスルフィドナノ粒子（25および100nm）をマウス皮内に投与すると，25nmの粒子では効率よくリンパ節まで送達され，高い免疫誘導効果を示すことが示されている[20]。このように粒子サイズを制御することで，粒子の細胞内および体内での動態を制御でき，免疫応答制御も可能となる。しかしながら，粒径の違いによる*in vivo*での免疫誘導効果については，一定の見解は得られていない[21]。これは，抗原の投与部位，粒子の化学構造，表面電荷，表面の親疎水性，添加したアジュバント種類等により，最適な粒径が異なることが原因であると思われる。

感染症以外にも，がんに対するワクチン開発の期待は大きい。がん治療には，外科療法，抗がん剤，放射線による治療が主に行われている。しかしながら，いずれの治療においても副作用，再発，転移の問題があり，免疫療法による治療と再発予防効果を兼ね備えたがんワクチンの開発が試みられている。免疫原としては，腫瘍関連抗原である蛋白質やペプチドが用いられているが，本手法ではがん細胞排除の実質的な担い手である細胞障害性T細胞（CTL）の誘導効果が乏しく，高いワクチン効果は得られていない。これら抗原をナノ粒子に担持させて免疫することで，抗原特異的な細胞性免疫の誘導による優れた抗腫瘍効果が示されている[22, 23]。このようなナノ粒子ワクチンによる免疫誘導効果は，前述したような，抗原提示細胞でのナノ粒子の取込みと活性化，ナノ粒子からの抗原徐放化，細胞内での抗原提示能の制御に伴う液性および細胞性免疫の誘導に起因していると考えられる。また，疎水化多糖プルランからなるナノゲル粒子と癌抗原蛋白との複合体ワクチンでは国内での臨床応用が展開されており，ナノ粒子ワクチンの実用化が期待されている[24]。

ナノ粒子ワクチンでは，抗原以外にアジュバントとして機能する物質をコンジュゲートして使用する方法も試みられている。免疫賦活剤として知られているmonophosphoryl lipid A（MPL）やCpGオリゴヌクレオチドをキャリアに組み込み，抗原とアジュバントのデリバリーを同時に達成することで，強力な免疫誘導効果が得られることが報告されている[25, 26]。このようにナノ粒子キャリアは抗原のデリバリーだけでなく，アジュバント物質のデリバリーにも有効であり，様々な組合せによるナノ粒子ワクチンの創製が可能となる。

6.3.7　おわりに

高分子ナノ粒子ワクチンは，抗原提示細胞による抗原の取込み促進，表面修飾によるナノ粒子の細胞特異的ターゲティング，抗原の細胞内分解・動態制御，粒子および併用アジュバントによる免疫細胞の賦活化，ナノ粒子の体内動態制御（リンパ節移行性等），免疫応答制御（液性・細胞性免疫のバランス）を可能とするデバイスとして有用であると考えられる（図4）。高分子ナ

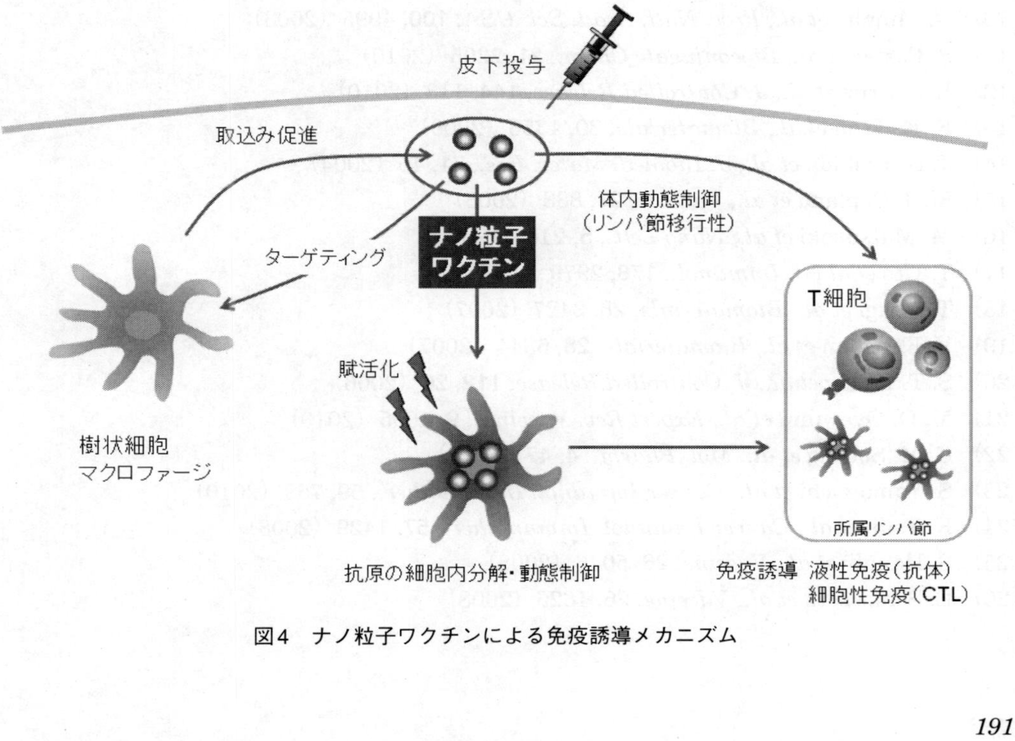

図4　ナノ粒子ワクチンによる免疫誘導メカニズム

ノ粒子は構成する高分子鎖の精密な分子設計および会合条件の制御により，多機能性材料の創製が可能であり，ワクチンキャリアとして求められる機能を付与することができる。近年，免疫学および細胞分子生物学の発展により，これまで経験則で用いられてきたワクチンアジュバントの作用機序，分子メカニズムが明らかになってきている。そのため，生物学的なアプローチからのアジュバント開発に加え，工学的観点からの高安全性，高活性なナノ粒子アジュバントの開発は，次世代ワクチンの有望なツールになると期待される。近い将来，高分子系ナノ粒子を用いたナノメディシンがワクチンとして実用化されることを期待したい。

文　　献

1）A. C. Rice-Ficht *et al., Curr. Opin. Microbiol.*, **13**, 106（2010）
2）R. C. Mundargi *et al., J. Controlled Release*, **125**, 193（2008）
3）D. T. O'Hagan *et al., Int. J. Pharm.*, **103**, 37（1994）
4）C. Foged *et al., Int. J. Pharm.*, **298**, 315（2005）
5）Y. Jin-Wook *et al., Proc. Natl. Acad. Sci. USA*, **107**, 11205（2010）
6）M. Manocha *et al., Vaccine*, **23**, 5599（2005）
7）Y. J. Kwon *et al., Proc. Natl. Acad. Sci. USA*, **102**, 18264（2005）
8）J. Banchereau *et al., Nature*, **392**, 245（1998）
9）H. Shen *et al., Immunology*, **117**, 78（2006）
10）N. Murthy *et al., Proc. Natl. Acad. Sci. USA*, **100**, 4995（2003）
11）S. Foster *et al., Bioconjugate Chem.*, **21**, 2205（2010）
12）L. J. Cruz *et al., J. Controlled Release*, **144**, 118（2010）
13）K. K. Tran *et al., Biomaterials*, **30**, 1356（2009）
14）J. E. Yoshida *et al., J. Biomed. Mater. Res.*, **71**, 45（2004）
15）M. J. Copland *et al., Vaccine*, **21**, 883（2003）
16）M. Matsusaki *et al., Nano Lett.*, **5**, 2168（2005）
17）T. Uto *et al., J. Immunol.*, **178**, 2979（2007）
18）T. Akagi *et al., Biomaterials*, **28**, 3427（2007）
19）V. Kanchan *et al., Biomaterials*, **28**, 5344（2007）
20）S. T. Reddy *et al., J. Controlled Release*, **112**, 26（2006）
21）M. O. Oyewumi *et al., Expert Rev. Vaccines*, **9**, 1095（2010）
22）C. M. Solbrig *et al., Mol. Pharm.*, **4**, 47（2007）
23）S. Yamaguchi *et al., Cancer Immunol. Immunother.*, **59**, 759（2010）
24）K. Tsuji *et al., Cancer Immunol. Immunother.*, **57**, 1429（2008）
25）S. Hamdy *et al., Vaccine*, **26**, 5046（2008）
26）E. Schlossera *et al., Vaccine*, **26**, 1626（2008）

第4章　粘膜アジュバント

1　経鼻粘膜投与型インフルエンザワクチンアジュバントの開発

長谷川秀樹*

1.1　はじめに

インフルエンザウイルスを含む多くの病原微生物は粘膜を介して感染する。よって感染防御の為には粘膜上で感染を防ぐのが最も効率が良い。そこでわれわれの体の中では粘膜で病原微生物の侵入を防ぐ様々な機構が準備されている。粘膜局所はこれら病原微生物と宿主との最初の戦いの場となる。粘膜に病原微生物の感染が起こるとその認識に始まり局所での炎症反応，粘膜局所及び全身の獲得免疫応答が起こる。これらの生体防御機構を有効に活用して感染に備えるのが本稿で紹介する「経鼻粘膜投与型インフルエンザワクチン」とその「アジュバント」である。本ワクチンは特にインフルエンザウイルスの様な急性呼吸器感染症に対し粘膜で起こる免疫応答をワクチンにより誘導し，その長所を生かした感染防御方法となる。インフルエンザウイルスは2009年のパンデミックインフルエンザウイルスの感染拡大の速さを見ても，免疫をあまり持たない集団での感染拡大をコントロールするのは非常に難しく，有効性の高いワクチンが重要な働きをする。また東南アジアを中心に高病原性鳥インフルエンザウイルス（H5N1）の家禽からヒトへの感染が報告されその高い致死率（60％以上）と全身感染を呈する病態から注目されており，日本国内においても渡り鳥を介した高病原性鳥インフルエンザウイルスH5N1が秋季の北方からの渡りの季節としては初めて2010年に全国各地でみられヒトへの接触機会が増えている。インフルエンザのように感染力の高い感染症の流行予防には効果の高いワクチンが不可欠である。しかし流行株の予測が不可能な新型インフルエンザに対しては流行株予測に基づく現行の季節性インフルエンザワクチンと同じ接種方法ではその効果に限界がありより効果の高いワクチンの開発が望まれている。インフルエンザのような上気道の粘膜から感染する急性感染症の場合，粘膜からの感染によって誘導される粘膜免疫，特に分泌型のIgA抗体の働きが重要な意味を持つ。IgA抗体は粘膜上に分泌され粘液内に存在する為，ウイルスが粘膜に付着した際，粘膜表面で病原ウイルスに結合し感染を阻止する事が可能である。また，分泌型IgAの特徴として血清中のIgG抗体に比較し交叉反応性が有り抗原の変異に対しても対応できる特徴がある。ワクチンを利用して感染防御に有利な分泌型IgA抗体を誘導するには粘膜へのワクチン接種と同時に粘膜アジュバントが重要な働きをする。本稿ではインフルエンザワクチンにより粘膜免疫を誘導する為のアジュバントの開発について述べる。

＊ Hideki Hasegawa　国立感染症研究所　感染病理部

1.2 インフルエンザウイルス

インフルエンザウイルスはオルソミキソウイルス族（Orthomyxoviridae）に分類されヒトに感染し上気道炎や肺炎といった急性呼吸器症状及び小児における脳症を引起す。近年東南アジアを中心に高病原性鳥インフルエンザウイルスがヒトに感染し致死的な病気を起こしたりブタインフルエンザウイルス由来の株がヒトで流行し世界的な広がりを見せており今までヒトが感染した事のない抗原性を持つウイルスによるヒトへの感染が起こっている[1)]。インフルエンザウイルスの感染防御方法を考える時自然感染により誘導される免疫を明らかにしその機構を利用できれば効率の良い感染防御方法が考えられる。ウイルスの細胞への感染はウイルス表面に存在する糖タンパクであるヘマグルチニン（HA）分子が細胞膜表面のシアル酸に結合することにより起りエンドサイトーシスにより細胞内に取り込まれた後エンベロープ膜とエンドソーム膜との融合によりヌクレオカプシドが細胞質内に放出される。その際ウイルスのゲノムの一本鎖RNAがトール様受容体7（TLR-7）により認識され最初のウイルス感染の信号として伝えられる[2)]。その後マイナス鎖のウイルスゲノムRNAをテンプレートとしてウイルス由来のRNAポリメラーゼによりプラス鎖RNAが合成される。インフルエンザウイルスの感染後急盛期に感染の起っている上気道や血中にインターフェロンの分泌が見られる。インフルエンザウイルスの感染防御にはヘマグルチニン（HA）とノイラミニダーゼ（NA）に対する抗体が有効であるが初期感染の場合抗体が産生されるまでに少なくとも1週間以上はかかるので感染初期においては自然免疫が重要な働きをしていると考えられる。感染の1週間後以降に誘導されてくるヘマグルチニン（HA），ノイラミニダーゼ（NA）に対する粘膜上のIgA，血清中のIgGはその後の感染の防御とウイルスの排除に重要な働きをする。インフルエンザウイルスはヘマグルチニン（HA）とノイラミニダーゼ（NA）の抗原変異により毎年流行が繰り返されている。感染によって粘膜上引き起こされる応答を検証することによってインフルエンザウイルス感染の防御戦略を立てることができる。

1.3 ウイルス感染とアジュバント作用

ウイルスに感染した宿主が自然免疫を誘導する為の最初の信号はウイルスのゲノムを構成する一本鎖RNAやウイルスの増殖の過程で産生される二本鎖RNA（dsRNA）によって始まる。ウイルス感染後の宿主において感染に反応して感染防御に重要な働きをする分子にはインターフェロンα，βといった1型のインターフェロンやIL-6，IL-12等のサイトカインがあげられる。ウイルスが宿主に感染し増殖する過程で産生されるdsRNAが宿主細胞に認識される鍵となるmammalianの分子がR. Medzhitovらにより同定された[3)]。それは自然免疫反応に重要な働きをするトール（Toll）タンパクのヒト相同体であった。ヒトtollはtaypIの膜タンパクで細胞質内の構造はインターロイキン1の細胞質内領域と相同性を持ちその刺激はNF-kBを介しT-cellの活性化に必要なサイトカインであるIL-1，IL-6，IL-8を誘導しさらに獲得免疫誘導に必要である共刺激分子（co-stimulatory molecules）の発現を誘導する。このようにトール様受容体（toll-like receptor）はヒトにおいても自然免疫の担い手である事が明らかにされさらに獲得免疫への架け橋となる鍵の分子であることが示されてきた。これら感染に伴った自然免疫の活性化こそが感染に伴って免疫誘導を惹起させるアジュバント作用そのものに他ならない。これらtoll-like receptorとウイルス感染のシグナルであるdsRNAとの関連はAlexopoulouらのtoll-like receptor 3のノックアウトマウスを用いた実験で明らかとなった[4)]。TLR-3が合成dsRNAであるpoly（I:C）存在下に特異的にNF-kbを活性化させる事を示しdsRNAがTLR-3のリガンドでありその作用によりI型のIFNを誘導することを証明した。TLR-3ノックアウトマウスにおいてはdsRNAへの反応性は落ち，炎症性サイトカインの産生も減少した。また松本らはTLR-3に対するモノクローナル抗体による前処理によりTLR-3を発現する線維芽細胞でpoly（I:C）刺激によるIFN-β産生が阻害されたことによりTLR-3がdsRNAの認識に関与することを示した。dsRNAのレセプターがTLR-3であることが明らかとなりウイルス感染に対する自然免疫の入り口が明らかとなりそのメカニズムの解明にとって大きな前進であった。TLR-3以外にもウイルス感染を感知するトール様受容体（toll like receptor）は存在する。インフルエンザウイルスの感染時にそのゲノムRNAである一本鎖RNAを認識するTLR-7，TLR-8，またヘルペスウイルス等DNAウイルスのゲノムに存在するCpG DNAを認識するTLR-9等である。このようにウイルス感染を様々な形で監視するシステムが存在し感染初期に免疫誘導を起こし個体をウイルス感染から守っているのである。

ウイルス等病原体の感染時のアジュバント作用につながる機構はトール様受容体に限らず，2004年細胞質でのdsRNA認識に関わるあらたな分子としてRetinoic acid inducible gene (RIG)-Iと呼ばれるdsRNA 依存性RNAヘリカーゼが米山らにより同定された[5)]。RIG-Iの発現を抑制するとウイルス感染によるIFNの発現が抑制され，さらにRIG-I発現細胞は複数のウイルスに対して抵抗性を示す事からウイルス感染の信号の伝達に重要な働きをしていると考えられる。更に2009年一戸らはインフルエンザウイルスの感染認識にASC/Caspase-1により構成されるInflammasomeが重要な働きをしている事を示し，ウイルス特異的T細胞応答やウイルス特異的IgA産生に必須の働きをしている事を示した[6)]。

1.4　経鼻粘膜投与型インフルエンザワクチンとアジュバント

季節性インフルエンザワクチンは現在，流行予測に基づいて不活化ウイルス（“split-product” vaccines or “subunit” vaccine）を用いた皮下接種ワクチンが使われている。これは感染予防をするものではなく発症予防，重症化予防を目的としている。皮下接種ワクチンでは主に血中の中和抗体であるIgG抗体の誘導は見られるものの感染防御に働く粘膜上の分泌型IgA抗体の誘導は見られない。さらにIgG抗体は変異したウイルスに対する交叉防御能が低いためワクチン株と流行株に違いが有った場合はその有効性が低い。一方インフルエンザウイルスの感染により誘導される免疫には血中の中和抗体に加え気道粘膜上の分泌型IgA抗体がある。粘膜上に誘導されるIgA抗体には変異株に対しても有効である交叉防御能と感染前に働く点が防御上有利である。また抗体誘導部位が気道粘膜だけでなく全身の粘膜で誘導される点も有利な点である。高病原性鳥インフルエンザ（H5N1）のヒトでの感染では呼吸器に留まらず腸管をはじめ，他の臓器への感染が報告されており気道や腸管を含む粘膜で特異的分泌型IgA抗体が誘導されれば全身の粘膜での感染を防御する事が可能である。ワクチンを用いて自然感染と同様の分泌型IgA抗体に代表される粘膜免疫を誘導する事が感染防御には重要である。そのためには防御を必要とする粘膜部位へのワクチン投与と効果的に粘膜免疫を誘導する粘膜アジュバントが必要になる。不活化ウイルス抗原よりなるワクチンを経鼻噴霧することにより粘膜免疫を誘導するものであるがワクチン抗原のみを接種してもあらかじめ免疫を持たない個体において免疫応答はほとんど見られない。不活化抗原を用いて効率よく粘膜免疫を誘導する為には抗原と共に抗原提示細胞を刺激するアジュバントを投与する事が必要である。粘膜でのアジュバント効果があるものは生体に対してなんらかの感染の信号を伝える働きを持つ物質であり実験的にはコレラトキシンのBサブユニット（CTB）が使われ粘膜表面へのHA特異的分泌型IgAの誘導に成功しさらにそのIgA抗体がサブタイプの違うインフルエンザウイルスに対する交叉防御に非常に有効であることが示されてきた[7, 8)]。ところが細菌毒素系のアジュバントを用いたワクチンはその副作用によってヒトでの使用は認められていない。粘膜投与型ワクチンの開発にはより安全で効果的な粘膜アジュバントの開発が不可欠となっている。

粘膜免疫，とくに経鼻接種ワクチンを考える場合，抗原に加え抗原提示細胞の活性化物質であるアジュバントが必要である事を述べてきた。獲得免疫を得るためには抗原と共に自然免疫（Innate immunity）の刺激が必要である。ウイルス感染の信号を粘膜に存在する免疫細胞にワクチンを用いて伝える必要がある。ウイルス感染を模倣することにより感染時と同様に有効な獲得免疫が誘導される事が期待される。そこで実際にインフルエンザウイルスが宿主に感染したときに伝わる感染の信号を考えてみるとまず第一インフルエンザウイルスのゲノムを構成する一本鎖RNAによるトール様受容体7（TLR-7）への刺激やウイルスが増殖するときに産生する二本鎖RNA（dsRNA）によるトール様受容体3（TLR-3）への刺激はウイルス感染の信号を伝えるアジュバント作用を持ちうる。そこで，ウイルス粒子が持つRNAを活用する全粒子不活化ワクチンや不活化ワクチンに外からTLR-3やTLR-7のアゴニストを加える事によって免疫誘導を促す方法が考えられてきた。 合成二本鎖RNAであるpoly（I:C）をA/PR8インフルエンザワクチンと共に3週間の間隔で2回経鼻接種すると最終免疫から2週間後の鼻腔洗浄液中にはHA特異的分泌型IgAが誘導され，血清中には特異的IgGが誘導される。さらにワクチンとpoly（I:C）で経鼻免疫されたマウスは40LD_{50}のウイルスチャレンジ感染に対して抵抗性をしめし100％生存し，感染を完全に防御する事が可能である。誘導されたIgA抗体は交叉防御能を有しワクチン株とサブタイプの異なるウイルス株のワクチンを接種してもサブタイプの異なる株のウイルスに対し高い交叉反応性を示し致死量のウイルス攻撃感染に対して完全防御する[5)]。このようにTLR-3のリガンドであるdsRNAをワクチンと共に経鼻接種することによりワクチンのみでは誘導できなかった獲得免疫である粘膜免疫応答を誘導できTLR-3の刺激がウイルス感染時の鼻咽頭関連リンパ装置（NALT）での免疫応答スイッチであることが証明された[9)]。

ヒトで使用実績のある二本鎖RNA製剤Ampligen（polyI:polyC_{12}U）のH5N1ワクチンに対するアジュバント効果を調べるとベトナム株で作製した（NIBRG14）全粒子不活化ワクチンを皮下接種した時と経鼻接種した時で様々なcladeの異なるH5N1ウイルスに対する感染防御効果が異なる事が明らかとなった。実験結果を例に解説すると，ワクチン株と相同のベトナム株（A/Vietnam/1194/04）や 非相同の香港株（A/HK/483/97）やインドネシア株（A/Indonesia/6/05）のヒトから分離された高病原性H5N1インフルエンザウイルスで攻撃感染を行うと(図1)，相同株のワクチン接種群では皮下接種，経鼻接種共に100％の生存を示した。しかし感染3日目の鼻腔内のウイルス価は皮下接種群でコントロールの1/10に低下させたのみだったのに対し経

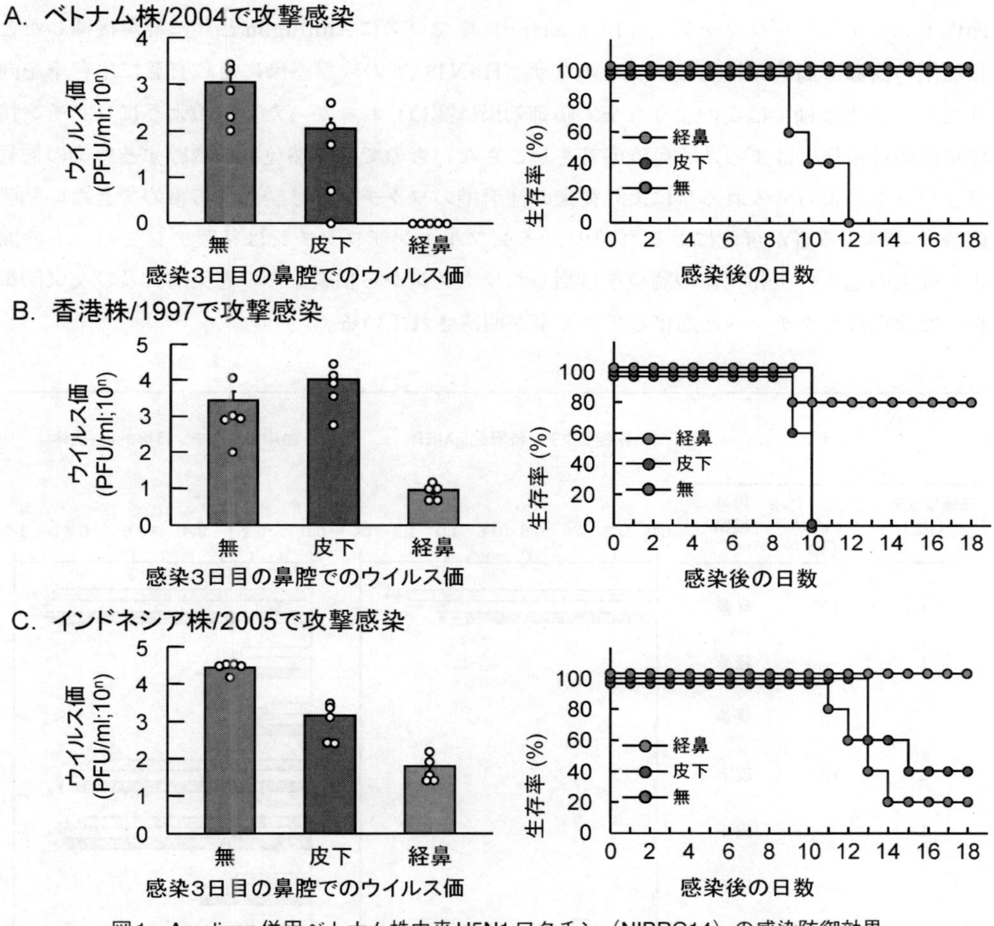

図1　Ampligen併用ベトナム株由来H5N1ワクチン（NIBRG14）の感染防御効果
BALB/cマウスにAmpligenと共にベトナム株であるH5N1インフルエンザワクチン（NIBRG14）を3週間隔で2回皮下接種又は経鼻接種し，最終免疫の2週間後にベトナム株/2004（A），香港株/1997（B），インドネシア株/2005（C）の高病原性鳥インフルエンザウイルスH5N1で攻撃感染を行った。感染3日目の鼻腔内でのウイルス価と感染後の生存率を示す。
（*Microbes Infect*, **9**, 1333-40（2007）より改変）

鼻接種群ではウイルスが全く認められない（図1A）。ここで皮下接種群は感染後の症状を緩和したのに対し経鼻接種群においては感染自体を防御した事を示す。ベトナム株（A/Vietnam/1194/04）の攻撃感染に対しコントロールの非免疫群は感染後12日までに全て死亡した。またワクチン株と非相同のヒトから分離された高病原性H5N1ウイルス株であるインドネシア株（A/Indonesia/6/05）及び香港株（A/HK/483/97）で攻撃感染した場合ワクチンの皮下接種群では共に生存率をほとんど改善しなかったが経鼻接種群ではインドネシア株では生存率を20％から100％に，香港株では0％から80％にそれぞれ改善した（図1B，C）。この事はH5N1インフルエンザワクチンの経鼻接種によって誘導される粘膜免疫が皮下接種によって誘導される免疫と比較して変異株に対しても交叉防御反応がある事を示している[10)]。さらに，05/06年の季節性インフルエンザワクチン（split vaccine）をマウスにAmpligenと共に経鼻接種したところ，亜型の異なる高病原性鳥インフルエンザ（H5N1）での攻撃感染に対し有意に生存率を向上させた[11)]。皮下接種ではこのような交叉防御効果は認められなかった。このようにワクチン抗原単体での経鼻接種ではまったく免疫応答を起こさないものでも自然免疫を誘導する感染の信号をアジュバントによって入れる事により従来の注射型のワクチンでは誘導する事のできない粘膜免疫応答を誘導する事が可能になる（図2）。インフルエンザワクチンは粘膜アジュバントの開発により従来の血中の中和抗体の誘導を目指したワクチンから粘膜上での感染防御及び交叉防御を目指した次世代ワクチンへと進化していく事が期待されている。

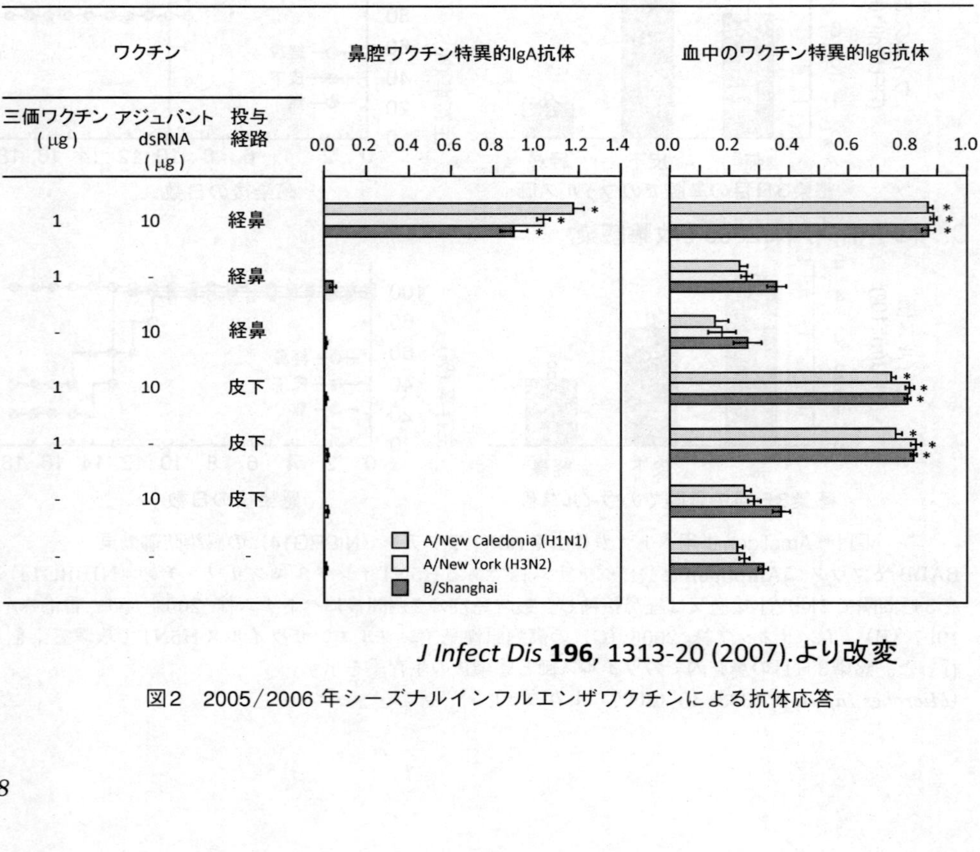

J Infect Dis **196**, 1313-20 (2007).より改変

図2　2005/2006年シーズナルインフルエンザワクチンによる抗体応答

文　　献

1) Peiris, J.S. *et al.* Re-emergence of fatal human influenza A subtype H5N1 disease. *Lancet* **363**, 617-9 (2004).
2) Diebold, S.S., Kaisho, T., Hemmi, H., Akira, S. & Reis e Sousa, C. Innate antiviral responses by means of TLR7-mediated recognition of single-stranded RNA. *Science* **303**, 1529-31 (2004).
3) Medzhitov, R., Preston-Hurlburt, P. & Janeway, C.A., Jr. A human homologue of the Drosophila Toll protein signals activation of adaptive immunity. *Nature* **388**, 394-7 (1997).
4) Alexopoulou, L., Holt, A.C., Medzhitov, R. & Flavell, R.A. Recognition of double-stranded RNA and activation of NF-kappaB by Toll-like receptor 3. *Nature* **413**, 732-8 (2001).
5) Yoneyama, M. *et al.* The RNA helicase RIG-I has an essential function in double-stranded RNA-induced innate antiviral responses. *Nat Immunol* **5**, 730-7 (2004).
6) Ichinohe, T., Lee, H.K., Ogura, Y., Flavell, R. & Iwasaki, A. Inflammasome recognition of influenza virus is essential for adaptive immune responses. *J Exp Med* **206**, 79-87 (2009).
7) Tamura, S.I. *et al.* Superior cross-protective effect of nasal vaccination to subcutaneous inoculation with influenza hemagglutinin vaccine. *Eur J Immunol* **22**, 477-81 (1992).
8) Tamura, S. *et al.* Cross-protection against influenza virus infection afforded by trivalent inactivated vaccines inoculated intranasally with cholera toxin B subunit. *J Immunol* **149**, 981-8 (1992).
9) Ichinohe, T. *et al.* Synthetic double-stranded RNA poly (I:C) combined with mucosal vaccine protects against influenza virus infection. *J Virol* **79**, 2910-9 (2005).
10) Ichinohe, T. *et al.* Intranasal immunization with H5N1 vaccine plus Poly I:Poly C12U, a Toll-like receptor agonist, protects mice against homologous and heterologous virus challenge. *Microbes Infect* **9**, 1333-40 (2007).
11) Ichinohe, T. *et al.* Cross-protection against H5N1 influenza virus infection is afforded by intranasal inoculation with seasonal trivalent inactivated influenza vaccine. *J Infect Dis* **196**, 1313-20 (2007).

2　小腸粘膜固有層における自然免疫活性化機構とアジュバント開発

植松　智*

サマリー

小腸粘膜固有層の細胞は，CD11cとCD11bの発現によって4つのサブセットに分かれる。その中で，$CD11c^{hi}CD11b^{hi}$の樹状細胞は，細菌の鞭毛構成成分フラジェリンを認識するTLR5を特異的に発現しており，TLR5依存的に自然免疫応答を誘導する。この樹状細胞はフラジェリン刺激に反応してナイーヴB細胞をIgA産生形質細胞に分化させ，またT細胞に働きかけ，抗原特異的なTh1細胞とTh17細胞を誘導する。これまで免疫の実効組織と考えられてきた粘膜固有層において，$CD11c^{hi}CD11b^{hi}$樹状細胞は腸管特異的な液性免疫と細胞性免疫を誘導・制御するユニークな細胞であることが明らかになった。今後，これらの樹状細胞を標的とした経口粘膜ワクチンをデザインすることによって，より感染防御効果の強いワクチンの開発が可能となるであろう。

2.1　はじめに

腸管は食物を吸収し消化する臓器であるため，常に異物に曝露されているとともに常在細菌叢と共生をしている。そのため，食餌性抗原や常在細菌叢に対して免疫寛容を誘導し不必要な免疫応答を抑制している。ところが，病原体の侵入に対してはそれを感知し，適切に排除を行う[1)]。感染防御において，まず粘液や上皮などの粘膜バリアーによって機械的な防御が行われる。粘膜バリアーを越えて病原体が腸管に侵入してくると腸管免疫が誘導されるが，その誘導・制御過程は，脾臓，骨髄，末梢リンパ節等の全身免疫とは異なっている。腸管にはパイエル板，孤立リンパ小節，腸間膜リンパ節などからなる腸管付属リンパ組織（GALT）が存在している。2量体の分泌型IgAが腸管免疫の主役であり，その誘導は主にGALTで行われる。一方，腸管粘膜固有層は，上皮と筋層の間に存在する腸管粘膜の実質である。元来，粘膜固有層は免疫の実効組織であって誘導組織ではないと考えられてきた。しかしながら，近年粘膜固有層の樹状細胞（dendritic cell; DC）が免疫の誘導に密接に関わっていることが明らかになり，粘膜固有層が免疫の実効組織だけでなく誘導組織としての役割を果たしていることが分かってきた。本稿では，粘膜固有層に存在する特殊なDCによる細胞性免疫や液性免疫の誘導機構を概説する。さらに，これらの樹状細胞におけるTLRファミリーの発現や経口粘膜ワクチンへの応用についても言及する。

2.2　粘膜固有層に存在する抗原提示細胞群

粘膜固有層では，これまでCD103を特異的に発現している樹状細胞とフラクタルカインの受

＊　Satoshi Uematsu　大阪大学　免疫学フロンティア研究センター　自然免疫学　特任准教授，微生物病研究所　自然免疫学分野

容体であるCX3CR1を発現しているDCがよく知られていた[2, 3]。粘膜固有層のCX3CR1$^+$DCはフラクタルカイン依存的に上皮間隙から樹状突起を伸ばして管腔内の細菌を捕捉する[4, 5]。しかしながら，CX3CR1$^+$DCは遊走せずT細胞の活性化能は低いことが報告された[6]。一方，CD103$^+$DCはケモカイン受容体のCCR7依存的にMLNへ移動し，ビタミンA誘導体のレチノイン酸の産生を介してFoxP3$^+$制御性T細胞を誘導することが報告された[7~10]。さらに，MLNにいるRA産生CD103$^+$DCは，腸管へのホーミング受容体である$\alpha 4\beta 7$インテグリンとCCR9をリンパ球に誘導することが報告された[11]。我々は，粘膜固有層の細胞が，CD11cとCD11bの発現パターンによって4つのサブセット，2種類のDC($CD11c^{hi}CD11b^{low}$と$CD11c^{hi}CD11b^{hi}$)，マクロファージ（$CD11c^{int}CD11b^{int}$）そして好酸球（$CD11c^{int}CD11b^{hi}$）に分かれることを明らかにした（図1a，b）。$CD11c^{hi}CD11b^{low}$と$CD11c^{hi}CD11b^{hi}$サブセットは（major histocompatibility）MHC classIIを高発現し，DEC-205$^+$CD80$^+$CD86$^+$である。これらの2つのサブセットはいずれもCD103/integrin-αEが陽性であった。興味深いことに，$CD11c^{hi}CD11b^{hi}$サブセットはマクロファージマーカーのF4/80も陽性で，マクロファージの性質をあわせ持つ樹状細胞である。$CD11c^{int}CD11b^{int}$サブセットは，MHC classII$^+$F4/80$^+$であるが，CD103/integrin-αEは陰性であり，CX3CR1$^+$DCに相当すると思われる。$CD11c^{int}CD11b^{hi}$サブセットは，分葉した核とエオジン好染性の顆粒を持つ好酸球で，CD80は発現していたがMHC classIIは陰性であった（図1b）[12]。以上のことから，小腸の粘膜固有層には2種類のCD103$^+$DCと1種類のマクロファージが抗原提示細胞として存在していた。

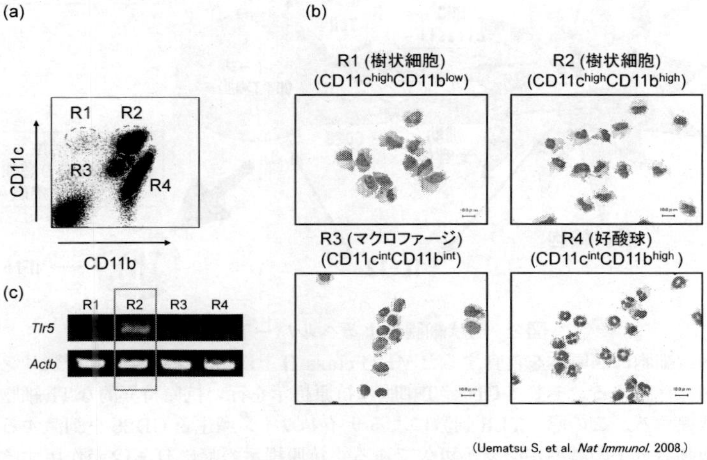

図1　小腸粘膜固有層の4つの抗原提示サブセット
a. 粘膜固有層の抗原提示細胞はCD11cとCD11bの発現によって4つのサブセットに分かれるb. May-Grunwald-Giemsa染色（Bar; 10μm）
c. TLR5の発現（RT-PCR）。*Actb*; b-actin

2.3 TLR5と腸管免疫

TLRは自然免疫における重要な受容体ファミリーで哺乳類では13種類が報告されている[13]。TLRはDCやマクロファージといった抗原提示細胞に良く発現しており，微生物が持つ特徴的な分子パターンを認識して自然免疫応答を誘導する。個々のTLRはリガンドを認識すると，固有のシグナル伝達経路を活性化し，DCの成熟，サイトカイン産生を介して獲得免疫を活性化する。これまで，腸管上皮細胞におけるTLRの役割については良く解析されてきたが，粘膜固有層の抗原提示細胞におけるTLRの役割は殆ど解析されてこなかった。TLR5は細菌の鞭毛の構成タンパクであるフラジェリンを認識する受容体である。マウスでは，TLR5は他のTLRファミリーメンバーと異なり脾臓のDCや腹腔マクロファージなどには発現しておらず，腸管のしかも粘膜固有層で高い発現が認められた。検索の結果，$CD11c^{hi}CD11b^{hi}$DCにおいてTLR5が特異的に発現していた（図1c）[12, 14]。$CD11c^{hi}CD11b^{hi}$DCはフラジェリン刺激に反応してTLR5依存的にIL-6やIL-12p40などの炎症性サイトカインを産生し，抑制性のサイトカインであるIL-10は産生しなかった。また，TNF-αやIL-23の産生は認めなかった（図2）。このように$CD11c^{hi}CD11b^{hi}$DCは，フラジェリン刺激によって炎症応答を誘導できる細胞であることが明らかになった[14]。

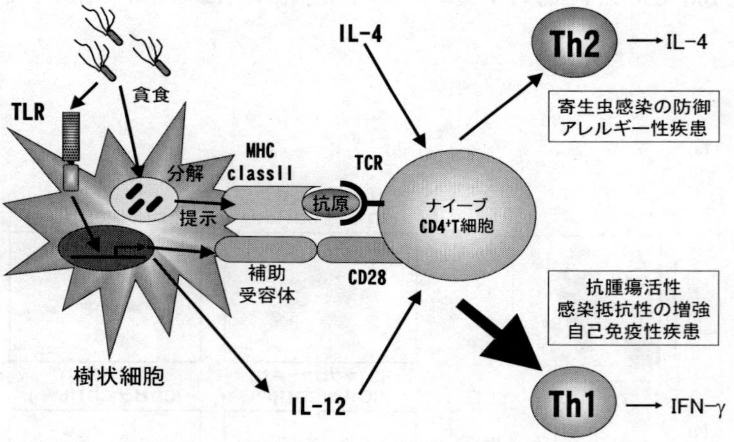

図2　樹状細胞によるヘルパーT細胞応答

樹状細胞は病原体を貪食するとMHC class II上に抗原を提示し，所属リンパ節に移動する。そして$CD4^+$T細胞に抗原提示を行い抗原特異的なTh細胞を誘導する。この際，TLR刺激によるサイトカイン産生とCD28を刺激する補助刺激分子の誘導が必要不可欠である。抗原提示の際にIL-12が作用するとIFN-γを産生するTh1細胞に分化し，抗腫瘍活性，感染抵抗性の増強が誘導される。Th1応答の結果，自己免疫疾患が誘導されることもある。一方，抗原提示の際にIL-4が作用すると，IL-4を分泌するTh2細胞に分化する。Th2応答は寄生虫の感染防御やアレルギー疾患に関わる。

2.4　$CD11c^{hi}CD11b^{hi}$DCによるヘルパーT細胞（Th）応答

樹状細胞は自然免疫応答を誘導するだけでなく，所属リンパ節に移動してT細胞に抗原提示を行い抗原特異的なTh細胞を誘導する。この際，TLR刺激によるサイトカイン産生と補助刺激分子の誘導が必要不可欠である（図2）。腸管粘膜固有層の$CD11c^{hi}CD11b^{hi}$DCもTh応答において重要な役割を果たしていた。脾臓のDCと同様に，$CD11c^{hi}CD11b^{hi}$DCはTLR刺激依存的にIL-12を産生して，Th1細胞を誘導した。とても興味深いことに，$CD11c^{hi}CD11b^{hi}$DCはTh1細胞だけでなくTh17細胞を誘導することが明らかになった。Th17細胞は最近同定された新しいヘルパーT細胞サブセットで，ある種の細胞外寄生菌に対する防御に必須であり，炎症や自己免疫疾患の発症に関わると考えられている。

Th17細胞の分化はTGF-βとIL-6によって誘導される。IL-6のシグナル伝達はStat3と分化決定因子であるRORγTを活性化する。RORαはもう一つのRORファミリーメンバーで，Stat3依存的に誘導され，RORγTと協調的に作用してTh17細胞を誘導する[15]。IL-21はIL-6刺激に応じて分化途上のTh17から分泌され，オートクラインに作用してこの細胞集団を増殖させる。

IL-23は分化したTh17細胞に作用し，増殖を促す[16]。ヒトでは，IL-1がTh17の誘導に関わっている[17]。最近の報告によるとinterferon regulatory factor（IRF）4，Runt-related transcription factor 1(Runx1）そしてaryl hydrocarbon receptor（AHR）がTh17細胞の分化に必要不可欠である[18~21]。小腸粘膜固有層ではTh17細胞が他の臓器に比べて多く存在しているが，どの様な細胞がTh17細胞を誘導するかは分かっていなかった。conventinal DCとは異なり，$CD11c^{hi}CD11b^{hi}$DCは*in vitro*において，TLR5刺激依存的にIL-6を産生して$ROR\gamma T^{+}$でIL-21を産生する機能的なTh17細胞を誘導した。さらに，フラジェリンで刺激した$CD11c^{hi}CD11b^{hi}$DCは*in vivo*においても抗原特異的なTh1細胞とTh17細胞を誘導した[12]。この様に，$CD11c^{hi}CD11b^{hi}$DCはフラジェリン刺激に依存して，Th1細胞とTh17細胞を誘導することが明らかになった。

2.5　$CD11c^{hi}CD11b^{hi}$DCによるTLR5依存的なIgA誘導

腸管は分泌型のIgAを大量に産生する臓器である。IgA産生細胞の主たる誘導場所はパイエル板，孤立リンパ小節，腸管膜リンパ節といったGALTである[22]。GALTにおけるIgA産生形質細胞の分化は，通常抗原依存的でT細胞及び胚中心の形成が必要である。前述したように，GALTに存在する$CD103^{+}$DCはレチノイン酸（retinoic acid; RA）を分泌でき，分化したIgA産生形質細胞にインテグリン$\alpha_4\beta_7$やC-C chemokine receptor（CCR）9などを誘導することによって，腸管へホーミングするように「刷り込み」を行う[11]。ところが，IgA産生形質細胞の誘導には必ずしもT細胞や胚中心の形成が必要なく，GALT DCの分泌するRAが，DCや他の細胞が誘導したサイトカインと協調的に働き，T細胞非依存的にIgA産生形質細胞を誘導できることが明らかになった[23]。また，腹腔に存在するB1細胞はsphingosine 1-phosphate（S1P）依存的に直接粘膜固有層に入り，ストローマ細胞の助けをかりてIgA産生形質細胞に分化することが明らかになった[24, 25]。また，腸管腔の常在細菌を取り込んだDCがIgAクラススィッチの誘導に必須の役割をすることも報告された[26]。興味深いことに，CD11c^{hi}CD11b^{hi}DCは，*in vitro*においてT細胞非依存的にナイーヴB細胞からIgA産生形質細胞を誘導することが出来た。この誘導にはフラジェリンによるTLR5の刺激が必要不可欠であった。一方，脾臓のDCはLPSで刺激をしても全くIgA産生形質細胞を誘導することが出来なかった。CD11c^{hi}CD11b^{hi}DCは，GALTのDCと同様にRA合成酵素RALDH2を発現しており，RA依存的にIgAのクラススイッチを誘導することが明らかになった[12]。

2.6 ワクチンターゲットとしてのCD11c^{hi}CD11b^{hi}DC

インフルエンザなどの感染力の強い病原体に対する感染予防には，効果の高いワクチン接種が必要不可欠である。ワクチンを開発する上で，病原体が自然感染する際の感染経路，増殖様式，潜伏形態などここの病原体の生活環を考慮に入れることが肝要である。とりわけ，粘膜組織を介して感染する病原体に対しては，IgGを中心とした全身系の免疫だけでなく，分泌型IgAを中心とした粘膜免疫応答がより強力な感染防御効果が得られると考えられている[27]。分泌型IgAは粘膜面に付着したウイルスに結合して侵入を抑制する。また，血清中のIgGに比較して分泌型IgAは交差反応性があり，インフルエンザウイルスの様に変異しやすいウイルスに対しても対応の幅が広い利点がある。この様なことから，粘膜に存在する樹状細胞をターゲットにしたワクチン開発が感染予防の観点から非常に注目されている。これまでの解析から，CD11c^{hi}CD11b^{hi}DCは，IgA誘導に関わることが示されている[12]。また，癌免疫や細胞内寄生菌に対する免疫応答に関わるTh1応答を誘導するだけでなく，細胞外寄生菌に対する免疫応答に関わるTh17応答も誘導することが出来る。これらのことから，CD11c^{hi}CD11b^{hi}DCを標的としたワクチンにより免疫応答を誘導することによって，非常に強い感染防御が期待出来る。樹状細胞を標的としたワクチンデザインにおいて，適切なアジュバントの選択は必要不可欠である。これまでの解析により，CD11c^{hi}CD11b^{hi}DCはフラジェリンを認識するTLR5だけでなく，強い免疫賦活化作用のあるCpG DNAを認識するTLR9を発現していた。CD11c^{hi}CD11b^{hi}DCは，CpG DNAに反応してフラジェリンと同様の免疫応答を誘導できた[12]。これらのことから，CD11c^{hi}CD11b^{hi}DCを標的とする際には，TLR5やTLR9を刺激することで効果的な獲得免疫応答の誘導が可能と考えられる。また，CD11c^{hi}CD11b^{hi}DCは粘膜固有層に存在するため，粘液や上皮細胞といった粘膜バリアーを越えて適切にこれらの細胞に効率的に抗原を取り込ませることも大事である。そのため，効率的な抗原送達システムの開発は大きな課題である。また，CD11c^{hi}CD11b^{hi}DC上の抗原取り込み受容体の検索も必須であろう。今後のさらなる解析によって，CD11c^{hi}CD11b^{hi}LPDCを利用した新しい経口ワクチンの開発につながると考えられる。

2.7 まとめ

これまで腸管粘膜固有層は免疫の実行組織であり，そこに存在する自然免疫細胞は主に免疫を

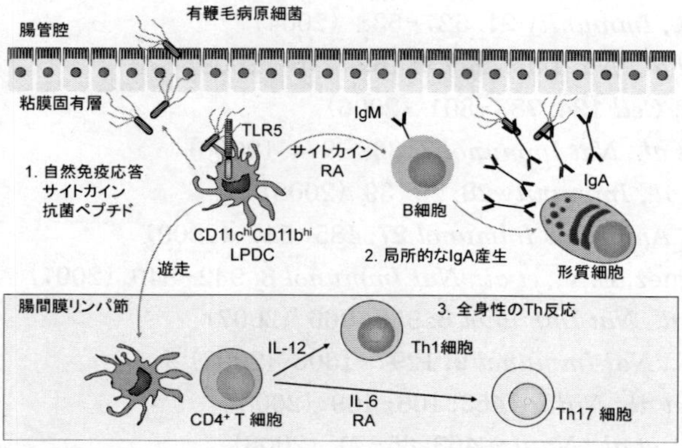

図3　CD11c^{hi} CD11b^{hi} DCによる腸管免疫の活性化
CD11c^{hi} CD11b^{hi} DCは侵入してくる細菌のフラジェリンに反応して炎症性サイトカインを誘導し，自然免疫応答を誘導する。またB細胞やT細胞に働きかけ，液性免疫と細胞性免疫を活性化する。

抑制すると考えられてきた。しかしながら，粘膜固有層のCD11c^{hi}CD11b^{hi}DCはフラジェリン刺激依存的にIgA産生形質細胞を誘導するとともに，抗原特異的なTh1細胞とTh17細胞を誘導するユニークな細胞であった（図3）。液性免疫，細胞性免疫を強力に活性化できることから，CD11c^{hi}CD11b^{hi}LPDCはワクチンのよい標的細胞になると思われる。今後はCD11c^{hi}CD11b^{hi}LPDCのヒトカウンターパートの同定と解析が必要不可欠である。マウスとヒトの解析を通じて得られた知見を相互にフィードバックすることによって，患者さんにとって好ましい経口による新規免疫ワクチンの開発が可能となるであろう。

文　　献

1）Steinman, R. M., *et al., Annu Rev Immunol* **21**: 685-711（2003）
2）Bogunovic, M., F. *et al., Immunity* **31**: 513-525（2009）
3）Varol, C., A. *et al., Immunity* **31**: 502-512（2009）
4）Rescigno, M., *et al., Nat Immunol* **2**: 361-367（2001）
5）Niess, J. H., *et al., Science* **307**: 254-258（2005）
6）Schulz, O., *et al., J Exp Med* **206**: 3101-3114（2009）
7）Annacker, O., *et al., J Exp Med* **202**: 1051-1061（2005）
8）Sun, C. M., *et al., J Exp Med* **204**: 1775-1785（2007）
9）Jang, M. H., *et al., J Immunol* **176**: 803-810（2006）
10）Coombes, J. L., *et al., J Exp Med* **204**: 1757-1764（2007）

11） Iwata, M., *et al., Immunity* **21**: 527-538（2004）
12） Uematsu, S., *et al., Nat Immunol* **9**: 769-776（2008）
13） Akira, S., *et al., Cell* **124**: 783-801（2006）
14） Uematsu, S., *et al., Nat Immunol* **7**: 868-874（2006）
15） Yang, X. O., *et al., Immunity* **28**: 29-39（2008）
16） Korn, T., *et al., Annu Rev Immunol* **27**: 485-517（2009）
17） Acosta-Rodriguez, E. V., *et al., Nat Immunol* **8**: 942-949（2007）
18） Brustle, A., *et al., Nat Immunol* **8**: 958-966（2007）
19） Zhang, F., *et al., Nat Immunol* **9**: 1297-1306（2008）
20） Veldhoen, M., *et al., Nature* **453**: 106-109（2008）
21） Quintana, F. J., *et al., Nature* **453**: 65-71（2008）
22） van Egmond, M., *et al., Trends Immunol* **22**: 205-211（2001）
23） Mora, J. R., *et al., Science* **314**: 1157-1160（2006）
24） Kunisawa, J., *et al., Blood* **109**: 3749-3756（2007）
25） Fagarasan, S. *et al., Nature* **413**: 639-643（2001）
26） Macpherson, A. J., *et al., Science* **303**: 1662-1665（2004）
27） McGhee, J. R., *et al., Trends Immunol* **28**: 150-153（2007）

第5章　アジュバントの臨床

1　感染症

1.1　肺炎球菌結合型ワクチンの実績と今後の展望―キャリアタンパクを利用した抗原修飾―

佐々木　津*

1.1.1　はじめに

肺炎球菌（*Streptococcus pneumoniae*）は小児感染症の主要な原因菌であり，細菌性髄膜炎，菌血症／敗血症などの重症感染症から，肺炎，急性中耳炎などのcommon diseaseまで多彩な病像を呈する（図1）。また，成人においては市中肺炎からもっとも高頻度に分離される病原体であると同時に，細菌性髄膜炎などの原因菌でもある。特に肺炎は，悪性新生物，心疾患，脳血管疾患に次いで本邦の死因別死亡数の第4位を占めており，公衆衛生上の重要な課題となっている。ペニシリン耐性肺炎球菌の増加により抗菌剤による治療選択肢が限られる現状を踏まえると，今後は小児，成人を問わずワクチンにより肺炎球菌感染症の予防を講じる重要性が増していくと考えられる。肺炎球菌に対するワクチンには，莢膜多糖体ワクチン，および莢膜多糖体にキャリアタンパクを結合させる免疫学的修飾を施した7価結合型ワクチンの2種類が本邦では市販されているが，本稿では結合型ワクチンに関する免疫学的な側面を概説する。次いで，結合型ワクチンの導入が肺炎球菌感染症の疫学にもたらした変化に触れたうえで，今後の展開についても述べたい。

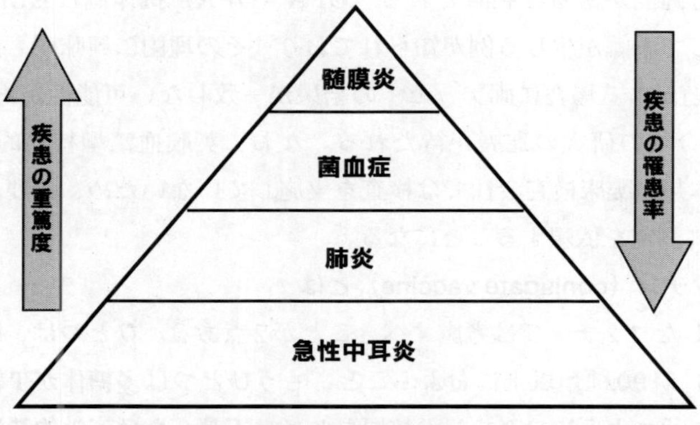

図1　肺炎球菌感染症の疾患スペクトラム

*　Shin Sasaki　ファイザー㈱　メディカルアフェアーズ統括部　ワクチン領域部　部長；横浜市立大学　医学部　微生物学　客員教授

1.1.2 肺炎球菌に対する防御抗体

肺炎球菌に対するワクチンを考える上で基本的な問いは，何を抗原としてどのような免疫応答を誘導すれば宿主を感染から防御することが出来るか，ということである。これまで臨床的に使用されてきた肺炎球菌ワクチンは，菌体の表面を覆う莢膜を構成する多糖体（ポリサッカライド）を抗原としてきた。その理由は，肺炎球菌は莢膜によって宿主の貪食細胞（好中球・マクロファージ）から保護されているが，莢膜多糖体に対する抗体と補体が菌に結合してオプソニン化されることにより，はじめて食菌が可能となるからである。つまり，多糖体に対する抗体は菌に対して直接的な中和抗体として機能するわけではないが，血液中に存在する貪食細胞と補体に，誘導された抗体が加わると三位一体で菌を捕捉・貪食して菌を排除することにつながる。そこで多糖体に対する抗体をいかに効率的に誘導できるかが，肺炎球菌ワクチンの免疫原性を評価する尺度となる。抗体価の指標として広く用いられているのは，ELISA法で測定された抗原特異的な免疫グロブリンの濃度であり，肺炎球菌ワクチンでも同様である。実際に英国で行なわれた血清疫学的研究[1]では，多糖体に対するIgG抗体濃度と肺炎球菌感染症の罹患率はおおむね逆相関を示しており，この抗体が感染防御に寄与していることを示している。しかしながら，一定のIgG抗体濃度があるにもかかわらず肺炎球菌に感染する例が特に高齢者で知られており，IgG抗体濃度のみで感染防御能を測ることはできない[2,3]。つまり，感染防御効果の予測には抗体の量のみならずその機能をも評価することが必要となり，そのために用いられるのがオプソニン貪食活性能アッセイ（Opsonophagocytic killing activity assay: OPAまたはOPKと略称される）である。このアッセイは段階的に希釈した抗体を含んだ血清，補体，および好中球由来細胞株を，肺炎球菌の入ったウェルに加えて，菌がどの程度貪食されて死滅するかを評価するバイオアッセイである[2]。OPA（OPK）抗体価は，50％の菌を死滅させることができた血清の希釈度で表現され，1：8以上で感染防御能があると判断される。OPA（OPK）抗体価とELISAにより測定したIgG濃度に，時として乖離が生じる例が知られており，その理由に興味がもたれている。抗体と補体の親和性に問題がある場合に両アッセイの結果が一致しない可能性があると考えられるが，この点については今後の研究の進展が待たれる。なお，莢膜血清型特異的なIgG濃度もOPA（OPK）抗体価も本邦の臨床検査会社では検査を実施していないため，必要な場合には大学などの研究機関に個別に測定を依頼することになる。

1.1.3 結合型ワクチン（conjugate vaccine）とは

多糖体を抗原としたワクチンでは考慮すべきことが2点ある。ひとつは，肺炎球菌の莢膜多糖体の種類（血清型）が90種類以上におよぶこと，もうひとつは多糖体がT細胞非依存性抗原であるために，表1に示すようにワクチンの抗原としては不都合な免疫学的特性[4,5]を持つことである。複数の血清型をカバーするにはワクチンに含まれる多糖体の種類（価数: valency）を増やすことで対応できるが，多糖体の免疫学的特性を変えて，より好ましい抗原とするには免疫学的な修飾が必要である。

そのためのアプローチが，多糖体にキャリアタンパクと呼ばれる抗原性のあるタンパク質を化

表1　莢膜多糖体（T細胞非依存性抗原）の特徴

1）2歳以下の乳幼児では十分な免疫応答が得られない
2）B細胞のaffinity maturationがおこらず，免疫記憶やアジュバントによる免疫応答増強も期待できない
3）産生される抗体のサブクラスは90％以上が脾臓由来のIgMである
4）莢膜多糖体ワクチンを2回接種すると，2回目接種後の抗体価は初回接種後の抗体価より低い（hyporesponsiveness）

学的に結合させることである。得られた複合体はT細胞依存性抗原となり，これにより，2歳以下の乳幼児でも免疫応答が誘導され，免疫記憶も賦与される[6)]。その結果，感染防御に必要なレベルの抗体を継続的に維持しておくことが可能となる[7)]。これは図2に示すように，多糖体にキャリアタンパクを結合させることで，B細胞にしか作用できなかった多糖体を，MHC class II分子を介してヘルパーT細胞を活性化できるように抗原性を変化させることに成功したためである。キャリアタンパクはアジュバントの範疇には含まれないが，抗原の性質を変えて免疫原性を修飾するという点で，近縁の概念といえる。莢膜多糖体にキャリアタンパクを結合させて免疫原性を改善するアプローチは，肺炎球菌のみならずb型インフルエンザ菌（*Haemophilus Influenzae* type b），髄膜炎菌（*Neisseria meningitides*）でも実用化されており，小児細菌感染症の制御に大きく貢献してきた[6, 7)]。莢膜多糖体をもつ上記以外の細菌である，チフス菌（*Salmonella typhi*），B群溶連菌（Group B streptococcus），黄色ブドウ球菌（*Staphylococcus aureus*）に対する結合型ワクチンの開発も行なわれており[4)]，実用化に向けた今後の進展が期待される。

キャリアタンパクとしては破傷風トキソイド（TT），ジフテリアトキソイド（DT），髄膜炎菌の外膜タンパク（OMP），無莢膜インフルエンザ菌のDタンパク（NTHi-PD），DTのアミノ酸を一箇所変異させたCRM197など，抗原性をもつ種々のタンパクが使われている。キャリアタンパクとしての性能は，どのタンパクを使っても同じというものではなく，結合させる多糖体の種類，結合型ワクチンを接種される時点における宿主のキャリアタンパクに対する抗体価，同時に投与されるキャリアタンパクの種類，ワクチンに含まれる多糖体とキャリアタンパクの用量比率などによって影響を受けることが知られている[8)]。したがって，どのキャリアタンパクを使えば至適な免疫応答が得られるか，という問いに答えるためには上記の種々の条件を特定したうえで論じる必要がある。これはキャリアタンパク，多糖体，宿主の免疫系の相互作用の帰結として免疫応答が誘導されるためであり，具体的にはcarrier-specific enhancement of T-cell help, carrier-induced epitopic suppression（CIES），bystander interferenceなど複数の機序を介して抗体産生量が影響を受けることが知られている[8)]。たとえば，TTに対する抗体が存在する状態でTTをキャリアに使った結合型ワクチンを接種すると，多糖体に対する十分な抗体が誘導されない（CIES）。DTについては同様の現象は観察されないものの，一般的にはTTよりもDTをキャリアとした場合のほうが免疫原性は低くなる。しかし，DTのアミノ酸を一箇所変異させて

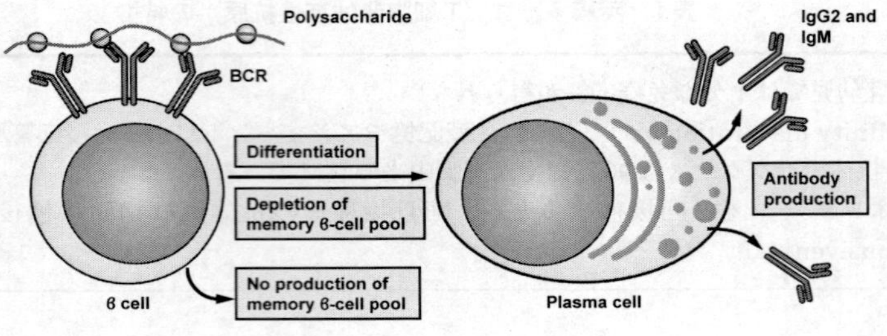

BCR=beta-cell receptor; Ig=immunoglobulin;
IgM=immunoglobulin M
Pollard AJ, et al. *Nat Rev Immunol.* 2009;9:213-220.

図2A　多糖体ワクチンに対する免疫応答

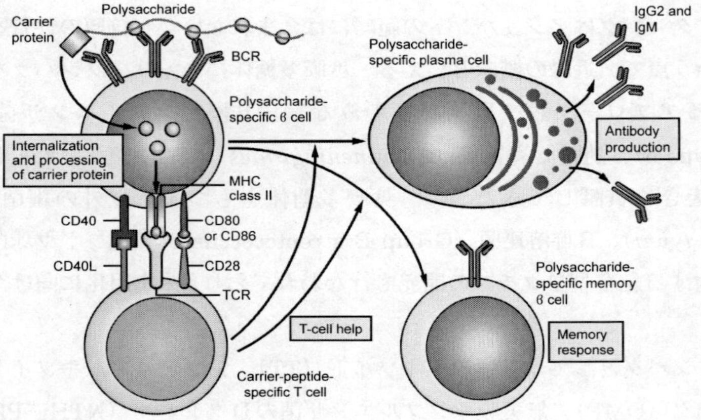

MHC=major histocompatibility complex; TCR=T-cell receptor
Pollard AJ, et al. *Nat Rev Immunol.* 2009;9:213-220.

図2B　結合型ワクチンに対する免疫応答

無毒化したCRM197は，フォルムアルデヒド・グルタールアルデヒドによる無毒化処理の工程が不要なため，ヘルパーTエピトープの保存状態が良好でDTよりもキャリアタンパクとしての効果に優れている[9]。また，CRM197をキャリアに用いた場合には，DTに対する既存の抗体やDT抗原の同時投与はCRM197と結合された多糖体に対する抗体産生に促進的に作用する。この例にみるように，結合型ワクチンを他のワクチンと同時接種した場合には免疫学的干渉が生じてワクチンの免疫原性が左右される場合もあるが，干渉を受けたかどうかという点のみを論じることに臨床的な意義は無く，むしろ干渉の有無に関わらず必要とされる抗体価が得られたか，という点に着目することが重要である[8]。なお，一回の接種で多数の抗原に対する免疫を賦与するため，混合ワクチンの開発が行なわれているがCRM197をキャリアとした多価の肺炎球菌結合型ワクチンを，同じキャリアを使ったHib（b型インフルエンザ菌），あるいはMenC（C型髄膜炎菌）ワクチンと混合すると抗体価の顕著な低下が見られた[10, 11]。これは限られた量のヘルパーT細胞との相互作用を求めて，抗原同士の競合が起きるためと考えられており，肺炎球菌結合型ワクチンを混合ワクチン化するためには，この点を解決する免疫学的アプローチが必要となるだろう。

1.1.4　肺炎球菌結合型ワクチンに含まれる血清型（価数：valency）

90種類以上に及ぶ肺炎球菌の莢膜血清型のうち，どれをワクチンの抗原に含めるかを考慮する際には疫学的な観点からの検討が必要になる。本来無菌であるはずの血液，髄液などから肺炎球菌が分離される菌血症，髄膜炎などの病態を侵襲性肺炎球菌感染症（invasive pneumococcal diseases: IPD）と総称するが，成人と小児の侵襲性感染症から分離された13,616株を対象にした解析では，10の血清型が全体の61.7％を，30の血清型が91.5％を占めていた[12]。ところが，結合型ワクチンが導入される前の米国小児のIPDの起因菌は13の血清型が92.3％を占めていた[13]。つまり90種類以上の血清型のうち，ヒトに侵襲性感染症を起こす血清型は限られており，小児の起因菌となる血清型は更に少ないことがわかる。主に成人を対象とした肺炎球菌多糖体ワクチン（ニューモバックスNP®，PPV23: 23-valent pneumococcal polysaccharide vaccine）が23種類の血清型を含んでいるのに対し，小児用の肺炎球菌結合型ワクチン（プレベナー®）に含まれる血清型が7種類と少ない理由はここにある。

現在本邦で承認されている結合型ワクチンは7価のプレベナー®（PCV7:7-valent pneumococcal conjugate vaccine）のみであるが，世界的には，PCV10（10価），PCV13（13価）も多くの国で使用されており，その概要を表2に示す。PCV7とPCV13は単一のキャリアタンパク（CRM197）を使用しており，両者の主な相違は含まれる抗原の種類（価数）のみである。対してPCV10は価数以外にも組成が大幅に異なっており，特に3種類のキャリアタンパクを混合して使用していること，およびアジュバントとしてPCV7およびPCV13の4倍のアルミニウムが含有されていることが大きな違いである。それぞれのワクチンが取得している適応症は国によって異なっており，PCV7とPCV13は侵襲性感染症，中耳炎，肺炎を予防可能な疾患としている国が多い。なお，米国では侵襲性感染症と中耳炎のみが，日本では侵襲性感染症のみが適応症になっている。PCV10は多くの国で侵襲性感染症と中耳炎の2つが適応症となっており，肺炎を予防可能な疾患に含めている国は限られており，米国では承認を取得していない。また，接種スケジュールも国によって異なり，PCV7とPCV13では初回免疫3回と追加免疫1回の計4回からなる3＋1スケジュールを採用している国と，初回免疫2回と追加免疫1回の計3回からなる2＋1スケジュールを採用している国が混在している。限られた一部の国では初回免疫3回のみで追加接種を行なわない3＋0スケジュールを採用している。わが国では米国と同様の3＋1スケジュールで承認を受けている。PCV10は，大多数の国で3＋1のスケジュールで承認を受けている。適応年齢については，PCV7とPCV13のほうが，PCV10よりも幅広い年齢で接種可能となっており，米国では過去のPCV7およびPPV23の接種歴を問わず，肺炎球菌感染症のリスク

表2　肺炎球菌結合型ワクチンの比較

ワクチンの名称（略称）		PCV7	PCV10	PCV13
製造販売会社		Pfizer	GSK	Pfizer
血清型別多糖体含有量（μg）	1	—	1	2.2
	3	—	—	2.2
	4	2	3	2.2
	5	—	1	2.2
	6A	—	—	2.2
	6B	4	1	4.4
	7F	—	1	2.2
	9V	2	1	2.2
	14	2	1	2.2
	18C	2	3*	2.2
	19A	—	—	2.2
	19F	2	3**	2.2
	23F	2	1	2.2
キャリアタンパク（μg）	CRM197（無毒化ジフテリアトキソイド）	20	—	～32
	NTHi-PD（無莢膜型インフルエンザ菌Dタンパク質）	—	9～16	—
	破傷風トキソイド*	—	5～10	—
	ジフテリアトキソイド**	—	3～6	—
アジュバント（mg）	リン酸アルミニウム（Alとして）	0.125	0.5	0.125
製剤容量（1回あたり注射液量：mL）		0.5	0.5	0.5
対象年齢（欧州における承認状況）		2ヶ月～9歳	6週間～2歳	2ヶ月～5歳
米国における製造販売承認取得		あり	なし	あり

各ワクチンの組成・容量，対象年齢に関する情報はPCV7については本邦の添付文書より，PCV10とPCV13については欧州医薬品庁（EMA）が公開している審査報告書より引用した。

が高い基礎疾患を持つ6～18歳を対象にPCV13を更に1回追加で接種することが推奨されている[14]。具体的な基礎疾患としては無脾症や脾摘出後，鎌状赤血球症，HIV感染症，易感染性をきたす状態，人工内耳，髄液漏などが挙げられている。

PCV7は世界に先駆けて米国で2000年に導入され，乳幼児への接種が開始された。導入前（98-99年）の米国では，IPDの約3分の1が血清型14によるもので（表3A），PCV7に含まれる血清型が全体の82.7％を占めていた（表3B）。PCV7が乳幼児の定期接種プログラムに採用され，全ての乳幼児を対象に接種が行なわれたその公衆衛生上の効果は絶大であった。すなわち，導入後（06-07年）にはPCV7に含まれる血清型に起因するIPDは2.2％にまで激減した[13]。しかし，それ以外の血清型が台頭するserotype replacement（血清型の置換）により非PCV7血清

表3A　小児侵襲性肺炎球菌感染症の血清型分布の日米比較

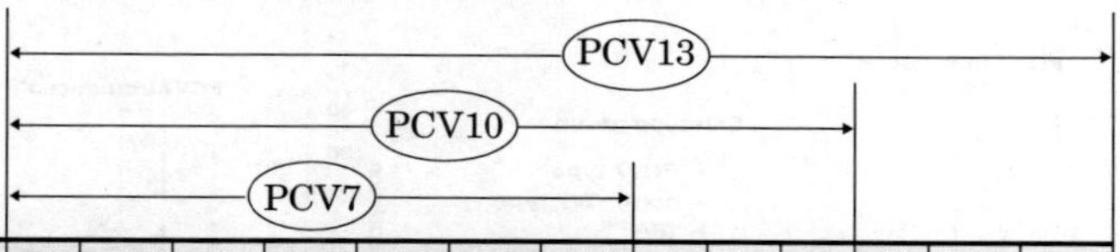

血清型	4	6B	9V	14	18C	19F	23F	1	5	7F	3	6A	19A
米国 98-99	6.8	10.7	5.5	32.9	8.8	11.1	6.9	0.7	0.1	0.7	0.4	5.1	2.6
米国 06-07	0.2	0.2	0	0.2	0.4	1.2	0	0.4	0	9.3	5.0	3.7	47.2
日本 07-10	4.5	28.6	4.0	14.7	1.8	12.1	12.1	0.9	0	0.4	0.4	5.4	4.5

日米ともに6Cは6Aに含む
Pilishvili et al. J. Infect Dis 201: p32，2010
厚労科研　神谷班　総合研究報告書 2010. 3

表3B　肺炎球菌結合型ワクチンの血清型カバー率（%）

	PCV7	PCV10	PCV13
米国　98-99	82.7	84.2	92.3
米国　06-07	2.2	11.9	67.8
日本　07-10	77.7	79.0	89.3

Pilishvili et al. J. Infect Dis 201: p32，2010
厚労科研　神谷班　総合研究報告書 2010. 3

型IPDの発生は継続している。米国でPCV7導入前後を比較して特に顕著なのは血清型19Aの増加である。98-99年には2.6%を占めるのみであったが，06-07年には47.2%と約半数まで著増していることが際立っている（表3A）。しかし，血清型を問わない全ての肺炎球菌による侵襲性感染症の罹患率は98.7から23.6に減少しており，PCV7の導入は疾病負荷を約4分の1に減らしたことになり，その公衆衛生上の意義は大きい（図3）。血清型19Aの台頭は米国のみならず，世界各国で報告されており世界的な公衆衛生上の課題と考えられる。PCV7の導入とserotype replacement，ひいては19Aの台頭がどのように関連しているのか興味がもたれているが，韓国やイスラエルなどではPCV7が導入される前から血清型19Aの増加傾向が知られている。したがって，19Aの増加はPCV7導入の帰結として生じたというよりは，抗生剤による選択圧，PCV7の普及，世界的な肺炎球菌の流行動向など複合的な要因によるものと考えられている[15)]。いずれにせよ，PCV7導入後のserotype replacementが明らかな国・地域では顕在化している非PCV7血清型に対応したワクチンを導入しなければ，ワクチンにより肺炎球菌感染症を予防するという本来の目的を達することはできない。そこで，諸外国ではPCV7に代わって，PCV10およびPCV13が導入されている。日本では2010年2月に肺炎球菌結合型ワクチンとしてPCV7がはじめて承認されたが，最近の厚生労働省班研究のデータでは，その血清型カバー率（77.7%）は，IPDの原因菌の血清型も98-99年の米国の状況と類似している（表3A，B）。今後，PCV7の接種が進むにつれてどのように臨床分離株の血清型分布が変わっていくのか，特に血清型19Aが諸外国同様に増加していくのか，出来るだけ大規模な疫学調査を介して状況を監視していくことが

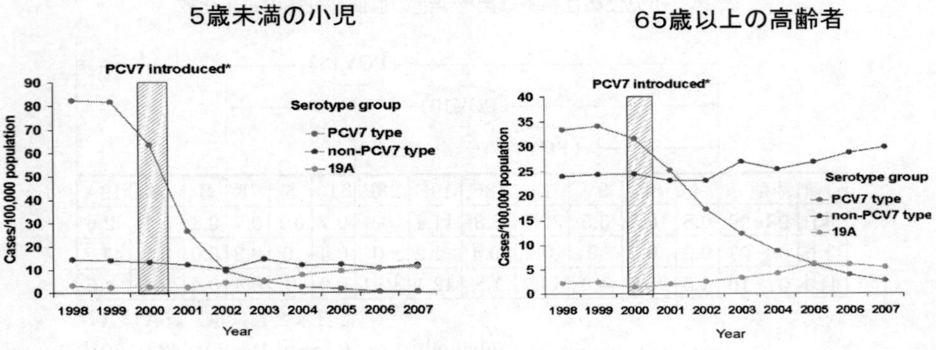

Pilishvili et al. J. Infect Dis 201: p32，2010

図3　PCV7導入後の小児と成人における侵襲性肺炎球菌感染症罹患率の経年変化
（人口10万人あたりの発症数：米国）

必要となる。増加傾向が認められた場合には，できるだけ早期にPCV13を導入することが公衆衛生上必要となるであろう。

1.1.5　PCV7の侵襲性肺炎球菌感染症（IPD）に対する効果

小児における侵襲性感染症の発症過程を考える際に重要なポイントは，健常乳幼児であっても鼻咽頭に肺炎球菌を保菌している場合が少なからずあるということである。生後，主に年長の同胞や集団保育を介した飛沫感染により鼻咽頭への菌の定着（colonization）が起こると考えられており，成長につれて徐々に保菌率が高まっていくことが報告されている[16]。定着した菌が，種々の理由により破綻した粘膜バリアを超えて，血管内または脳脊髄腔などに移行することで侵襲性感染症を発症する。PCV7の接種は，ワクチンに含まれる血清型の肺炎球菌が鼻咽頭に定着することを防ぐ効果があり，集団で接種が進むと保菌率が低下することが知られている[16]。さらに被接種児での保菌減少は，肺炎球菌が伝播する感染源を減らすことになるため，非接種児の保菌およびそれに引き続く侵襲性感染症の発症抑制にもつながる。このようにワクチンを接種していない集団にも予防効果が及ぶことを，間接効果（または集団免疫効果）と称し，PCV7の特徴のひとつとなっている。このようなわけで，PCV7の接種を受けた小児集団での侵襲性感染症の減少は直接効果と間接効果の双方が寄与していると考えられている。米国で行なわれたランダム化比較試験の結果ではワクチン血清型の侵襲性感染症に対する有効率は94％であった[17]。また，肺炎球菌の保菌は乳幼児のみならず高齢者にもみられるが，PCV7の導入後ワクチン血清型による侵襲性感染症が65歳以上の高齢者で大きく減少していることが報告されている。これは，小児での保菌減少が高齢者への菌の伝播を減らしたためと考えられ，世代を超えた間接効果が現われていると考えられる。米国の疫学研究で得られた実際のデータを図3に示す[13]。5歳未満小児の侵襲性感染症罹患率（人口10万あたりの発症数）はPCV7に含まれる7つの血清型については，1998年の81.9から，2007年の0.4まで，顕著な減少を示しほぼ撲滅されたと言ってもよいだろう。しかし非PCV7血清型については，ほぼ横ばい，前述の血清型19Aについては2.6から11.1

と増加傾向にある。これを相殺して血清型を問わない全ての肺炎球菌による侵襲性感染症をみると，前述のように罹患率は98.7から23.6と約4分の1に減少したことになる。米国では2010年からPCV13を全ての小児を対象とする予防接種プログラムに採用され，接種が始まっているので，今後の罹患率の動向が注目される。65歳以上の高齢者についてみると，PCV7血清型で33.7から2.7まで92％の減少が得られている[13)]。成人はPCV7の接種対象では無いため，この罹患率低下は全て間接効果によるものである。しかし，他の血清型をみると漸増傾向であり，血清型19Aについても増加しつつある。PCV13の成人への適応症取得を米国および欧州では申請中であり，今後成人への接種が開始されれば，間接効果のみならず，成人への直接的な効果も併せた疫学的な影響が明らかにされるだろう。

なお，PCV13の有効性についてはまだ導入されて間もないため，現在のところ公刊された市販後の有効性のエビデンスはない。ただし，PCV13のみが小児の定期接種プログラムに採用されている英国では，PCV13に含まれていてPCV7には含まれていない6つの血清型によるIPDが減少傾向にあることが，英国保健省の集計で示されており[18)]，今後他の国々でもエビデンスが蓄積されることが期待される。

1.1.6　PCV7の中耳炎・肺炎に対する効果

侵襲性感染症以外の肺炎球菌感染症で臨床的に重要な位置を占めるのが，急性中耳炎と（血液培養陰性の）肺炎である。この2つの疾患は日本では適応症に含まれていないが，海外のエビデンスを紹介しておきたい。

肺炎球菌は急性中耳炎の起因菌として最も高頻度に分離されるもののひとつである。急性中耳炎は侵襲性疾患に比べて重篤度は低いものの罹患率は高く，かつ小児への抗生剤処方理由としてもっとも頻度が高いものである。抗生物質の投与が適正に行なわれないと耐性菌出現の誘因となることは周知の通りであるが，実際に本邦では肺炎球菌のベーターラクタム系，およびマクロライド系薬剤の耐性率は高い。抗生剤の処方機会を減らして，感受性を維持している薬剤を温存するという，医療資源の有効活用という観点からもワクチンによる中耳炎の予防は重要である。そのため，ランダム化比較試験（RCT）におけるPCV7の有効性が注目された。結果を表4に示すが，全ての起因菌による中耳炎の減少は7％，肺炎球菌による中耳炎の減少は34％，ワクチン血清型の肺炎球菌による中耳炎の減少は57％であった[19)]。予防効果は血清型により相違があり，血清型6Bが最も予防効果が高く84％であったが，最も低い19Fによるものが25％であった[19)]。このように，RCTで示されたPCV7の中耳炎に対する効果は限定的なものであったが，PCV7導入後の長期的な観察研究では良好な有効性が示されている。すなわち，起因菌を問わず，難治性・再発性中耳炎，中耳炎による受診および抗生剤処方が米国では40％程度減少しており[20～22)]，PCV7の接種は中耳炎の疾病負荷の減少に寄与するといえる。臨床試験と市販後観察研究で有効性が異なる理由については諸説あるが，ワクチンが普及した状態は鼻咽頭定着菌の伝播がなくなるため，感染機会が大幅に減るという間接効果が両者の相違を生んでいる可能性がある。

肺炎について見ると，RCTで示された有効性は臨床的に肺炎と診断された例を6％減少させ，

表4　PCV7の急性中耳炎に対する有効性のまとめ

臨床試験（RCT）における有効性	
全ての起因菌による急性中耳炎	7％
肺炎球菌による急性中耳炎	34％
ワクチン血清型肺炎球菌による急性中耳炎	57％
市販後の観察研究における有効性	
全ての起因菌による再発性又は難治性中耳炎の減少	42％
全ての起因菌による急性中耳炎治療のための受診の減少	20-42％
全ての起因菌による急性中耳炎治療のための抗生剤処方の減少	42％

Escola et al. NEJM 344: p403，2001
Zhou et al. Pediatrics 121: p253，2008
Grijalva et al. Pediatrics 118: p253，2006
Poehling et al. Pediatrics 119: p707，2007

胸部レ線上で肺炎と診断された症例を20.5％減少させた[17]。中耳炎同様に有効性は限定的であったが，これは菌血症を伴わない肺炎の臨床診断が困難であることも一因であると思われる。最近米国で発表された，医療機関利用状況データベースを解析した市販後の観察研究では[23]，PCV7導入後に非菌血症性肺炎が小児で47％，成人で54％減少していることが報告されている(図4)。PCV7の世代を超えた間接効果が侵襲性感染症のみならず肺炎の予防にも及ぶことが示された点で興味深いデータといえる。

1.1.7　成人向け13価結合型ワクチンとCAPITA trial

成人用の肺炎球菌ワクチンとしては，PPV23（ニューモバックスNP®）が1983年に米国で承認されて以来，世界各国で使われてきた。30年近くの使用経験が蓄積されてきたことになるが，その間にこのワクチンが肺炎球菌感染症の予防に果たす役割が限定的であることが認識されてきた。すなわちメタアナリシスの結果，侵襲性感染症に対しては予防効果が期待できるものの，肺炎および死亡の抑制については一定のエビデンスが得られておらず，予防効果が確立しているとは言いがたい状況である[24]。特に免疫能が低下する基礎疾患を持つ集団における有効性は示されておらず，65歳以上の高齢者においてはIPDに対する予防効果が減弱することが懸念されている[25]。また，先に述べたようにPPV23の抗原として使われている莢膜多糖体はT細胞非依存性抗原であるため免疫記憶が賦与されないことと[4]，再接種時に得られる抗体価が初回接種時に比べて低くなること（hyporesponsiveness）も問題である[5]。これを踏まえて，世界保健機構（WHO）の施策方針が次のように示されている[25]。「世界中で年長児や成人の重篤な疾患の原因となり，また通常使用される抗生物質に対してしばしば耐性を示す肺炎球菌の血清型の多くに対処できる，より効果の高い結合型ワクチン，またはその他の種類のワクチンが必要である。WHOはそのような製品を開発する取り組みを支援していく。」このような医療上の必要性を満たすために，PCV13の成人への適応症取得に向けての臨床開発が行なわれ，既にいくつかの国で成人での使用が承認されている。米国および欧州では「50歳以上の成人における肺炎球菌感

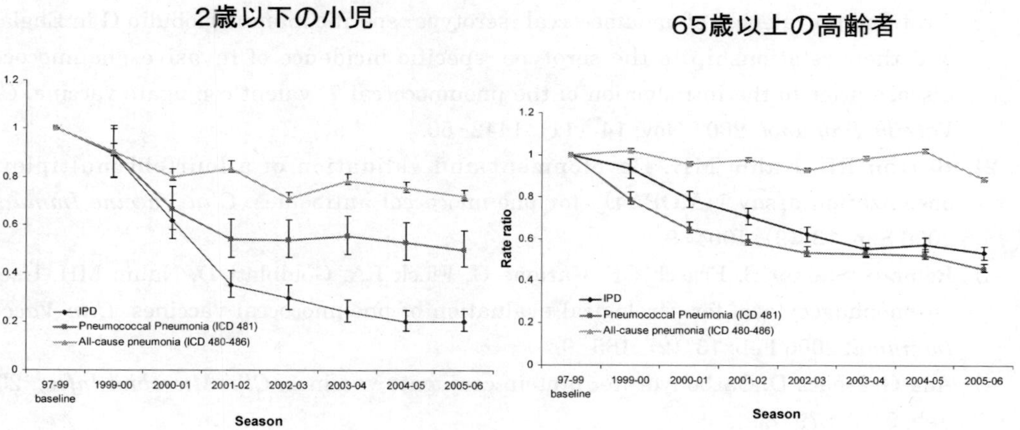

Simonsen et al. MBio 2: e00309, 2011

図4　PCV7導入後の小児と成人における全ての起因菌による肺炎，肺炎球菌性肺炎，侵襲性肺炎球菌疾患発症状況の年次推移（PCV7導入前を1とした場合の変化率：米国）

染症の予防」の適応症取得に向けて既に当局に申請がなされ，免疫原性および安全性のデータについて現在審査を受けている段階である。2011年5月現在，本邦ではまだ申請は行なわれておらず導入時期は未定である。

PPV23の30年近い使用経験の中で，明確な予防効果が示されていない肺炎に対して，PCV13が有効性を示すことが出来るかどうかが今後注目されることになるが，現在大規模な臨床試験（CAPITA）がオランダで進行中である[26]。オランダはPPV23の広範な使用が推奨されていない数少ない国のひとつであり，PPV23の接種歴のある成人は非常に限られている。そこで，PPV23の影響を受けずにPCV13の効果を評価するのに好都合なため，この臨床試験が実施されることになった。試験の概要であるが，65歳以上の高齢者を対象としてPCV13群とプラセボ群の2群に無作為割付けの下で接種を行い，その後かかりつけ医でフォローアップしていく。主要評価項目はワクチンに含まれる13の血清型による肺炎の予防効果であるが，副次的に侵襲性感染症，全ての血清型による肺炎球菌性肺炎，死亡についても評価する。検出力を考えて各群約42,500例，合計で85,000例の登録を目標としており，試験の完了までには相当の時間がかかることになる。しかし，成人における結合型ワクチンのポジショニングを明らかにする上で，鍵となる臨床試験であり，その結果が待たれる。

文　献

1)　Balmer P, Borrow R, Findlow J, Warrington R, Frankland S, Waight P, *et al*. Agestratified prevalences of pneumococcal-serotype-specific immunoglobulin G in England and their relationship to the serotype-specific incidence of invasive pneumococcal disease prior to the introduction of the pneumococcal 7-valent conjugate vaccine. *Clin Vaccine Immunol*. 2007 Nov; **14** (11): 1442-50.

2) Burton RL, Nahm MH. Development and validation of a fourfold multiplexed opsonization assay (MOPA4) for pneumococcal antibodies. *Clin Vaccine Immunol*. 2006 Sep; **13** (9): 1004-9.

3) Romero-Steiner S, Frasch CE, Carlone G, Fleck RA, Goldblatt D, Nahm MH. Use of opsonophagocytosis for serological evaluation of pneumococcal vaccines. *Clin Vaccine Immunol*. 2006 Feb; **13** (2): 165-9.

4) Ada G, Isaacs D. Carbohydrate-protein conjugate vaccines. *Clin Microbiol Infect*. 2003 Feb; **9** (2): 79-85.

5) Torling J, Hedlund J, Konradsen HB, Ortqvist A. Revaccination with the 23-valent pneumococcal polysaccharide vaccine in middle-aged and elderly persons previously treated for pneumonia. *Vaccine*. 2003 Dec 8; **22** (1): 96-103.

6) Pollard AJ, Perrett KP, Beverley PC. Maintaining protection against invasive bacteria with protein-polysaccharide conjugate vaccines. *Nat Rev Immunol*. 2009 Mar; **9** (3): 213-20.

7) Kelly DF, Pollard AJ, Moxon ER. Immunological memory: the role of B cells in long-term protection against invasive bacterial pathogens. *JAMA*. 2005 Dec 21; **294** (23): 3019-23.

8) Dagan R, Poolman J, Siegrist CA. Glycoconjugate vaccines and immune interference: A review. *Vaccine*. 2010 Aug 2; **28** (34): 5513-23.

9) Shinefield HR. Overview of the development and current use of CRM (197) conjugate vaccines for pediatric use. *Vaccine*. 2010 Jun 17; **28** (27): 4335-9.

10) Buttery JP, Riddell A, McVernon J, Chantler T, Lane L, Bowen-Morris J, *et al*. Immunogenicity and safety of a combination pneumococcal-meningococcal vaccine in infants: a randomized controlled trial. *JAMA*. 2005 Apr 13; **293** (14): 1751-8.

11) Choo S, Seymour L, Morris R, Quataert S, Lockhart S, Cartwright K, *et al*. Immunogenicity and reactogenicity of a pneumococcal conjugate vaccine administered combined with a haemophilus influenzae type B conjugate vaccine in United Kingdom infants. *Pediatr Infect Dis J*. 2000 Sep; **19** (9): 854-62.

12) Kalin M. Pneumococcal serotypes and their clinical relevance. *Thorax*. 1998; **53**:159-62.

13) Pilishvili T, Lexau C, Farley MM, Hadler J, Harrison LH, Bennett NM, *et al*. Sustained reductions in invasive pneumococcal disease in the era of conjugate vaccine. *J Infect Dis*. 2010 Jan 1; **201** (1): 32-41.

14) Recommendations for the prevention of Streptococcus pneumoniae infections in infants and children: use of 13-valent pneumococcal conjugate vaccine (PCV13) and pneumococcal polysaccharide vaccine (PPSV23). *Pediatrics*. 2010 Jul; **126** (1): 186-90.

15) Reinert R, Jacobs MR, Kaplan SL. Pneumococcal disease caused by serotype 19A:

review of the literature and implications for future vaccine development. *Vaccine*. 2010 Jun 11; **28** (26): 4249-59.

16) Dinleyici EC, Yargic ZA. Pneumococcal conjugated vaccines: impact of PCV-7 and new achievements in the postvaccine era. *Expert Rev Vaccines*. 2008 Nov; **7** (9): 1367-94.

17) Black SB, Shinefield HR, Ling S, Hansen J, Fireman B, Spring D, *et al*. Effectiveness of heptavalent pneumococcal conjugate vaccine in children younger than five years of age for prevention of pneumonia. *Pediatr Infect Dis J*. 2002 Sep; **21** (9): 810-5.

18) Health Protection Agency U. Cumulative weekly number of reports of Invasive Pneumococcal Disease due to any of the six serotypes in Prevenar13, but not in PCV7 : Children aged < 2 Years in England and Wales by Epidemiological Year: July-June (2004- To Date).
http://wwwhpaorguk/Topics/InfectiousDiseases/InfectionsAZ/Pneumococcal/EpidemiologicalDataPneumococcal/CurrentEpidemiologyPneumococcal/InPrevenar13NotInPrevenarPCV7/pneumo07Cummulativeweekly2IN13NOTIN7vacc/.

19) Eskola J, Kilpi T, Palmu A, Jokinen J, Haapakoski J, Herva E, et al. Efficacy of a pneumococcal conjugate vaccine against acute otitis media. *N Engl J Med*. 2001 Feb 8; **344** (6): 403-9.

20) Grijalva CG, Poehling KA, Nuorti JP, Zhu Y, Martin SW, Edwards KM, *et al*. National impact of universal childhood immunization with pneumococcal conjugate vaccine on outpatient medical care visits in the United States. *Pediatrics*. 2006 Sep; **118** (3): 865-73.

21) Poehling KA, Szilagyi PG, Grijalva CG, Martin SW, LaFleur B, Mitchel E, *et al*. Reduction of frequent otitis media and pressure-equalizing tube insertions in children after introduction of pneumococcal conjugate vaccine. *Pediatrics*. 2007 Apr; **119** (4): 707-15.

22) Zhou F, Shefer A, Kong Y, Nuorti JP. Trends in acute otitis media-related health care utilization by privately insured young children in the United States, 1997-2004. *Pediatrics*. 2008 Feb; **121** (2): 253-60.

23) Simonsen L, Taylor RJ, Young-Xu Y, Haber M, May L, Klugman KP. Impact of pneumococcal conjugate vaccination of infants on pneumonia and influenza hospitalization and mortality in all age groups in the United States. *MBio*. 2011; **2** (1).

24) Moberley SA, Holden J, Tatham DP, Andrews RM. Vaccines for preventing pneumococcal infection in adults. *Cochrane Database Syst Rev*. 2008 (1): CD000422.

25) 23-valent pneumococcal polysaccharide vaccine. WHO position paper. *Wkly Epidemiol Rec*. 2008 Oct 17; **83** (42): 373-84.

26) Hak E, Grobbee DE, Sanders EA, Verheij TJ, Bolkenbaas M, Huijts SM, *et al*. Rationale and design of CAPITA: a RCT of 13-valent conjugated pneumococcal vaccine efficacy among older adults. *Neth J Med*. 2008 Oct; **66** (9): 378-83.

1.2 グラクソ・スミスクライン社によるアジュバント・システムの開発

Nathalie Garçon *

適応外および未承認の製品についての免責事項

この章には，製品に関連する適応として認可された情報以外のものが含まれている場合がある。それらの情報は，認可された適応と一致しない形での製品の投与を勧めることを意図したものではない。医療従事者はそれらの製品を使用する前に，自国での認可された適応を調べるべきである。また，この本に記載されている情報には，現在開発中でまだ認可されていない候補ワクチンに関連するものがある。これらの認可されていない候補ワクチンの安全性または有効性については何ら結論を導くべきではない。

1.2.1 はじめに

現代のワクチンの多くは高純度に精製された抗原により構成されており，これらには自然免疫応答の誘発が限定的，または全く誘発されないことがある。これらの精製された製剤は多くの場合低い免疫原性を示すため，それ自体の乏しい免疫原性を克服するためにアジュバントの添加が必要になる[1)]。ワクチンのアジュバントは，特に免疫刺激剤として作用することにより，液性および細胞性免疫を含む特定の種類の獲得免疫応答を促進する一助となる[2)]。従来のアジュバントであるアルミニウム塩では，必ずしも望ましい免疫応答が引き起こされるとは限らず，より複雑なアジュバントの使用が必要になることがある。新しく開発するワクチンの免疫応答を改善するために期待される方法の一つは，異なる種類のアジュバントを一つの製剤に組み合わせる技術を用いた革新的なアジュバントを使用することである。

細菌性のリポ多糖体（lipopolysaccharide，LPS）が自然免疫応答を活性化するためにToll様受容体（toll-like receptors，TLR）4遺伝子を必要とするという発見により，病原体関連分子パターンまたはダメージ関連分子パターン（pathogen-associated-patternまたはdamage-associated-molecular pattern，それぞれPAMP，DAMP）がパターン認識受容体（pattern recognition receptor，PRR）を通じて認識され，それにより自然免疫システムが活性化されることが理解されるようになった[3)]。PRR，PAMP，TLRの発見や，自然免疫と獲得免疫の関係に対する認識のおかげで，複数の革新的なアジュバントの開発が容易となった。アジュバントは，自然防御を誘発する分子を模倣することにより，抗原に対する強力で包括的な免疫応答を刺激する。一般的にアジュバントは，病原体の中に存在する免疫誘発因子と同様，抗原提示細胞（antigen presenting cell，APC）と相互に作用し，適切な免疫応答を促進する。異なる種類のPRRの特定と，その関係するリガンドと下流への効果を考えた時，新しいアジュバントの研究分野の一つとして考えられるのは，一つまたは複数の天然リガンド（例えばTLRアゴニスト）の効果を模倣する物質を特定することである。

＊ Vice President, Head, Global Centre for Adjuvants and Delivery Systems, GlaxoSmithKline Biologicals

免疫学の発達は，サブユニットワクチンに免疫刺激剤を用いることの科学的根拠をもたらした[4]。中でも特に重要だったのは，自然免疫応答がその後の獲得免疫応答の質および度合を決定する役割を果たすという認識だった[5]。

1.2.2　アジュバント・システム

グラクソ・スミスクライン（GlaxoSmithKline，GSK）・バイオロジカルズ社は1990年代にアジュバント・システムのプログラムを開始し，以来複数のアジュバント・システムに属するものを開発してきた（表1）。例えばアルミニウム塩，水中油滴乳濁液，またはリポソームなどのよく知られるアジュバントは，MPL，QS21，またはビタミンEなどの，免疫システムの特定の部位をうまく調整し誘導するための免疫刺激剤である分子と組み合わされることにより，望ましい免疫応答を得ている。アジュバント・システムは，強い持続的な免疫応答を与えることで，ワクチンによって誘導される防御作用が高まるように設計されている。

MPLは，その親分子であるLPSと同様に，TLR4アゴニストであることが示されている[6]。AS04においてMPLはアルミニウム塩と結合しても，TLR4を活性化する能力を保持し，自然免疫応答の大部分を刺激する[7]。QS21は，動物モデルで示されたように，APCの抗原提示に影響を与え，細胞障害性Tリンパ球の誘導を促す[8]。ビタミンEはよく知られている抗酸化剤で，サプリメントでも注目されているように，免疫賦活活性を発揮することが示されている[9]。水中油滴乳濁アジュバントとして製剤化されたビタミンEの有用性については，様々な動物用ワクチンの開発の過程で記述されている[10～12]。ワクチンの中でアジュバント・システムをどのように選択するかは，その免疫活性化の特性に加え，他の基準，例えばそのアジュバント・システム添加

表1　アジュバント・システムに属する製品

アジュバント・システム	アジュバントの組成	第III相実施中または既承認のワクチン
AS01	リポソーム MPL QS21	マラリア用候補ワクチン 帯状疱疹
AS03	ビタミンE スクワレン およびTween 水中油滴乳濁液	パンデミックインフルエンザ*
AS04	MPL アルミニウム塩 （ワクチンにより，リン酸塩または水酸化物）	B型肝炎**（［前］血液透析） HPV*
AS15	リポソーム MPL QS21 CpG	非小細胞肺がんおよびメラノーマにおける抗原特異的がん免疫療法 （ASCI）

*ヨーロッパおよびその他の国々で承認済み，HPVはアメリカでも承認済み
**ヨーロッパでのみ承認済み

ワクチンの有効な免疫応答を引き出す能力，またワクチン製剤化が容易であるという観点から見たアジュバント・システムと抗原の適合性などについても考慮された[13)]。

GSKバイオロジカルズ社の，現在開発の後期にある，または既承認の製品では，アジュバント・システムに属する以下の4つのアジュバントが使用されている（表1）。

AS01は，現在第III相試験が行われているマラリア用ワクチンの治験薬に使用されている。AS03は，既承認の製品であるH5N1およびH1N1パンデミックインフルエンザワクチンに使用されている。AS04は，ヒトパピローマウィルス（Human papillomavirus，HPV）ワクチンであるサーバリックス®，およびB型肝炎ウィルスワクチンであるFENDrix®に使用されている。AS15は，現在第III相試験が行われているMAGE-A3 抗原特異的がん免疫治療（Antigen-Specific Cancer Immunotherapeutics，ASCI）の治験薬に使用されている。

アジュバント・システムの技術を利用することにより，現在満たされていない医療ニーズへの対応できるワクチンを開発することが可能であることが，いくつかの臨床試験により確認されている[13, 14)]。

1.2.3 Proof of conceptが示されたアジュバント・システムの開発：マラリア用候補ワクチンを例に

AS02[注1)]，AS03，およびAS04添加マラリア用ワクチン製剤は，寄生虫の赤血球侵入前の段階を対象とするRTS，S抗原を含むマラリア用候補ワクチンとして評価が行われた。最終的な目標はスポロゾイトを中和することができる抗体応答を発生させるワクチンを創製することであり，それにより，肝細胞がスポロゾイトによって侵食されることを防ぎ，また強い細胞性免疫（cell-mediated immunity，CMI）反応を引き起こすことにより肝臓内の寄生の段階で感染した肝細胞を殺傷，または肝臓内で寄生虫の発育を阻害することである。AS02添加マラリア用ワクチンは，ヒト感染モデルにおいて7人中6人（86％）の被験者に防御能を誘導したため，その後の臨床試験での使用が選択された[15, 16)]。さらに，誘導免疫応答の評価では，AS02添加ワクチンはAS03添加製剤と同様，またAS04添加製剤よりは高い抗体反応を引き起こし[16)]，他の2つの製剤に比べ最も多い数の被験者が細胞性免疫反応を示すことが分かった[17)]。AS02添加RTS，S製剤を用いたその後行われた臨床試験では，成人[18)]，小児[19, 20)]，および幼児[21)]のいずれにおいても，許容できる安全性プロファイルを伴う，マラリア感染および重篤な疾患に対する部分防御の証拠が示された。製剤のさらなる改善，特により強いT細胞反応に向け，これらの候補ワクチンの防御効果を高めるために別のアジュバント・システムであるAS01が試された。AS02と同様に，AS01はMPLおよびQS21を免疫刺激剤として含むが，水中油滴乳濁液ではなくリポソームを用いて製剤化されている。前臨床および臨床試験では，AS02添加製剤に比べ，AS01添加製剤の方が，より高い抗体価および細胞性免疫が観察された。さらにヒト感染モデルにおいても，

注1）AS02は，いくつかの候補ワクチン，特にマラリア用候補ワクチンの開発において広範囲にわたる試験が行われてきた。しかし，開発後期にある現在のマラリア用候補ワクチンの最終製剤の一部としては選択されていない。

AS02添加製剤に比べAS01添加RTS，Sワクチンの方が，防御効果が高い傾向があることが観察された[22]。これらの結果および臨床現場での確認に基づき，AS01添加RTS，Sワクチンが第III相試験の最終製剤として選ばれた[23]。

1.2.4　アジュバント・システムの作用機序：AS04およびAS03を例に

近年，免疫応答の作用機序の知識が増えるに従い，アジュバントおよびアジュバント・システムの役割について理解が深まっている。免疫応答は，病原体／抗体構造が樹状細胞およびマクロファージなどの自然免疫細胞を刺激し，一時的にサイトカインが放出される際に，開始する。これらのサイトカインは，単球のような免疫細胞のより多くの動員を促す。これらの細胞は，APC内で活性化され成熟する能力を持っている。APCは，MHCII分子と結びついた抗原断片を吸収し，細胞の表面に提示されるよう働く。排出リンパ節（draining lymph node，dLN）において，抗原負荷APCはその後無感作T細胞と相互に作用する。これらのCD4陽性およびCD8陽性T細胞は，T細胞受容体（TCR）およびCD4とCD8の共受容体のそれぞれを通じてMHCIIおよびMHCI分子が提示する抗原断片を認識する。抗原は，アジュバントによって生じたCo-Signal

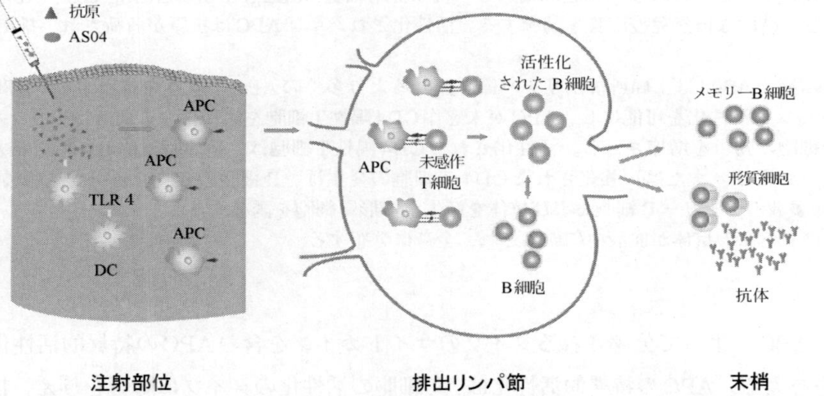

図1　AS04の作用機序

注射部位：ワクチンが筋内に注射される。AS04にはアルミニウム塩，およびTLR4アゴニストであるMPLが含まれる。AS04は，TLR4発現樹状細胞（dendritic cell，DC）を標的にする。抗原およびAS04は同じ場所に存在する必要がある。主にDCが活性化され，局所的および一時的な自然免疫応答を誘導する。AS04によって，DCの急速な動員および活性化が可能になる。

排出リンパ節：活性化されたDCは成熟し抗原提示細胞（antigen presenting cell，APC）となり，抗原が負荷され，排出リンパ節に移動する。AS04は，局所排出リンパ節を流れる多数のAPCの成熟を誘導する。AS04によって，これらのAPCのさらなる活性化が可能になり，CD4 T細胞に対する高い抗原提示能力に結びつく。

活性化されたCD4陽性T細胞は，抗原特異的B細胞と相互に作用する。より多く（および／または）強化されたCD4 T細胞の発生はB細胞のさらなる分化を導く。抗原およびAS04は，多数のメモリーB細胞および抗体産生する形質細胞を誘導する。

末梢：高いレベルの抗体が血液中に放出され，感染部位に到達する前に全身に広がる。多数の抗体が頸膣内腔に浸出し，感染部位のヒトパピローマウィルスを中和することが可能になる。

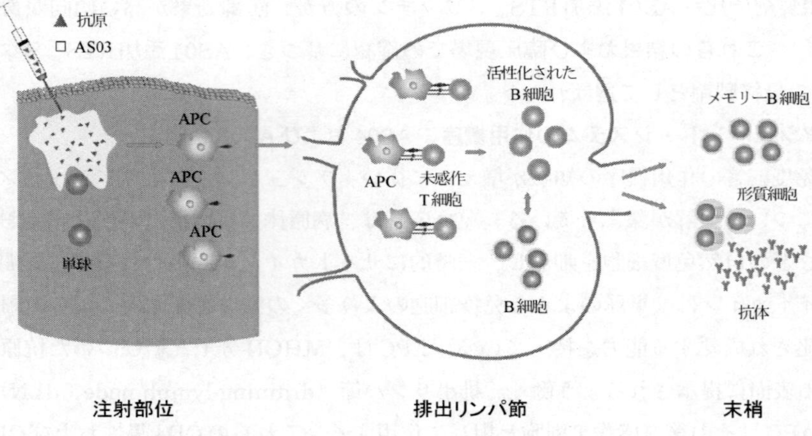

図2　AS03の作用機序

注射部位：ワクチンが筋内に注射される。AS03には，水中油滴乳濁液の中に免疫刺激剤として，スクワレンおよびα-トコフェロールが含まれる。抗原およびAS03は主に単球を標的にする。抗原およびAS03は同じ場所に存在する必要がある。AS03は注射部位の自然免疫細胞の一時的な動員の増加を引き起こし，主に単球が活性化される。これらの細胞は成熟し，抗原提示細胞（antigen presenting cell，APC）となり，局所的および一時的な自然免疫応答を誘導する。活性化された単球APCは抗原が負荷され，排出リンパ節に移動する。
排出リンパ節：AS03は，局所排出リンパ節を流れるより多くのAPCの成熟を誘導する。AS03はこれらのAPCのさらなる活性化を可能にし，APCが未感作CD4陽性T細胞を活性化する局所排出リンパ節において，自然免疫細胞の動員を増加させる。活性化されたCD4陽性T細胞は，抗原特異的B細胞と相互に作用する。より多く（および／または）強化されたCD4 T細胞の発生は，B細胞のさらなる分化を導く。抗原およびAS03は，多数のメモリーB細胞および抗体を産生する形質細胞を誘導する。
末梢：高いレベルの抗体が血液中に放出され，全身に分布する。

と共に，APCによって分泌されるタイプのサイトカインを含むAPCの特異的活性化および動員に影響を与える。APCの特異的活性化は，T細胞の活性化のタイプに影響を与え，抗原特異的獲得抗体応答および細胞性免疫応答を促進する。

近年AS04の作用機序について，*in vitro*および*in vivo*での研究が行われている[7)]。AS04のアジュバント活性は，AS04およびHPV抗原が，同じ筋内注射部位に同時または24時間以内に接種されることに厳密に依存していることが分かった。この期間中，AS04は局所NFκB活性およびサイトカインの産生を一時的に誘導する。このことが注射部位を流れるリンパ節内で活性抗原が負荷された樹状細胞 および単球の増加を導き，それによってさらに抗原特異的T細胞の活性を増加させた。AS04は*in vitro*でこれらのAPCを直接刺激するが，CD4陽性Tリンパ球またはBリンパ球は直接刺激しないことが分かった。これらのAS04に誘導された自然免疫応答は，主にMPLによるものであった。アルミニウム塩は，注射部位でのMPLに対するサイトカイン反応を長引かせることが示唆された。

これらを概観すると，アルミニウム塩にMPLを加えることにより，APCの最適活性化を導く局所サイトカイン反応が急激に誘発され，ワクチンに対する反応が高まるというモデルを支持する結果と言える[7)]。

AS03の作用機序の主な特徴は，マウスの*in vivo*およびヒト細胞の*ex vivo*で検討された。AS03のアジュバント活性は，水酸化アルミニウムのアジュバント活性より優れており，AS03および抗原が同じ時空間に共に局在することを条件としている。この条件は，注射部位およびdLNにおいて，AS03がサイトカインの一時的な産生を誘発する条件と一致した。産生されたサイトカインの性質は，dLN内の顆粒球および抗原負荷された単球の動員の増加と一致していた。AS03に含まれるビタミンEは，抗体反応の増加を達成するために必要とされた。ビタミンEの存在はまた，いくつかのサイトカインの発現を調整し，単球の抗原負荷を増加させ，dLN内の顆粒球の動員を増加させた。従って，AS03が単球を主要なAPCとして促進すること，および顆粒球およびサイトカインに与える影響が，抗原特異的獲得免疫応答の増大に全て寄与しているかもしれない[24)]。

1.2.5　既承認ワクチンに使用されているアジュバント・システムAS04

既承認ワクチンとして初めて使用されたアジュバント・システムはAS04である。使用されるワクチンによって，AS04のMPLは水酸化アルミニウムまたはリン酸アルミニウムに吸着されている。AS04アジュバントは現在，既承認のHPVワクチン，また血液透析前 および血液透析患者のためのB型肝炎ウィルス（HBV）予防用ワクチンに使用されている。

前臨床試験におけるAS04

若年および老年のマウスを用いた試験では，両方において，アルミニウム塩およびMPLが添加された遺伝子組換え酵母由来HBV表面抗原（hepatitis B surface antigen，HBsAg）は，従来のアルミニウムが単独で添加されたものに比べ，抗体価の全体的な上昇を誘導できることが示された。

AS04添加およびアルミニウム添加のHPVワクチンそれぞれの免疫原性が，マウスおよびサルを用いた試験で検討され，AS04添加製剤はアルミニウム塩添加製剤に比べ，とりわけ高いHPV特異的抗体価を示した。

液性反応の質を評価するために，特定のHPV中和抗体がサルを用いて分析された。AS04添加製剤は，アルミニウム塩添加製剤に比べ，高い中和抗体価を誘導した[25)]。

MPLおよびアルミニウム塩を含む製剤の局所および全身安全性について，ウサギ およびラットを用いて評価された。全身性の副作用を示す証拠はなく，症状は注射部位に限られた。

概観すると，前臨床安全性データは，AS04単体またはAS04添加ワクチンが，許容できる安全性プロファイルを有し，良好な忍容性を示すことを実証した[14)]。

HBVワクチン

既承認ワクチンとして最初にアジュバント・システムが使用されたのは，アルミニウム添加HBVワクチンに比較的低い反応を示す血液透析前および血液透析患者用のHBVワクチンであった。

アルミニウム塩添加HBVワクチンは，B型肝炎に対し有効性を実証しているものの，特定の患者集団では予防接種に対して免疫応答が起きない。末期腎不全（end-stage renal disease，ESRD）の患者は，HBV感染および慢性感染に発展する急性HBV感染の高いリスクがある。AS04アジュバントが添加された新型HBVワクチンは，血液透析中の患者の抗体応答の度合および速度を改善するために開発された。この新しいワクチンは複数の臨床試験において，アルミニウムが単独で添加されたワクチンに比べ，血液透析前および血液透析患者の体内で，より高い抗体価をより長く持続させ，かつCMI反応の増加を誘導する能力があることが示された。

AS04添加HBVワクチンは，アルミニウム塩添加HBVワクチンに比べ，より短い時間でより高い抗HBsAgの幾何平均抗体価（geometric mean titer，GMT）を引き出した[26)]。2005年に最初に報告されたワクチン接種されたESRD患者を対象とした試験の3年半の追跡調査によると，AS04添加HBVワクチンはアルミニウム塩添加ワクチンに比べ，より抗体保有率が高かった（第30月では84.8％に対し62.5％，第36月では80.4％に対し51.3％，第42月では78.4％に対し51.4％）[27)]。第42月に行ったAS04 添加HBVワクチンの追加接種により，抗HBsAgのGMTは100倍を超えて増加した[28)]。

HPVワクチン

HPV感染は，子宮頸がん発症の原因となる[29)]。特定された15種類の HPVの発がん性の型の内，HPV-16およびHPV-18が子宮頸がんの70％の原因であり，密接に関連した株であるHPV-45およびHPV-31が10％の原因である[30)]。多くのHPV感染は無症侯であり自然免疫により排除されるが，持続感染は子宮頸部の前がん性の病変およびがんの発症の重要な前段階である。HPV感染は皮膚および粘膜の扁平上皮細胞に限られており，ウィルス細胞溶解活性がないことから，一般的にHPVは獲得免疫システムでは検知不能である[31)]。

HPVの感染および持続感染，また関連する前がん性の病変に対して強力な長期間の防御作用を与えるためには，HPVの予防接種は自然免疫を向上させる必要がある。それに加えて，このような集団の中で広範囲に拡散し，思春期または若い女性が人生の早い時期に初めての性交渉を通して獲得するウィルスに対しては，可能な限り早い段階で，望ましくは初めての性交渉の前に，予防接種をすることが重要である。さらに，感染は女性が性交渉を伴う生活を送る限り起こりうるので，女性の生涯を通して再感染または新たな感染を防ぐことが重要である。従って，HPVの予防接種の目的は，可能な限り長期間続く強い免疫応答を誘導することである。

GSKは，発がん性を持つ主要なHPVの型を対象に，AS04添加HPV-16/18ワクチンを開発した。持続的で高い液性中和抗体反応を与えるために，HPVワクチンにはAS04の添加が選ばれた。これらの抗体は子宮頸部の上皮，すなわちHPVの感染箇所を通じて漏出することが分かった[32)]。観察された堅固なメモリーB細胞応答の誘導が，抗体応答の持続を助け，長期間の防御につながることが期待されている[25)]。

HPVワクチンの有効性はいくつかの試験で実証されている[33～35)]。 近年の試験では，15歳から25歳までの女性に対する長期間のワクチンの有効性が実証されている[36～38)]。子宮頸部のグレード2またはそれ以上の上皮内新生物（CIN2＋）を伴うHPV-16/18に対するワクチンの有効性は，6年後で100％（95％信頼区間（CI），51.3-100）と推定されている[38]。12ヶ月に及ぶHPV-16/18の持続感染に対するワクチンの有効性は，6年または7年後で100％と推定されている[36, 38]。また交差防御の程度も実証されており，HPV-16/18型以外の発がん性の型に関連したCIN2＋に対するワクチンの有効性は54％（95％ CI，34.0-68.4）と推定されている[37]。近年行われた試験では，HPV-16/18に12ヶ月間持続感染した20歳から25歳までの日本人女性に対し，100％のワクチンの有効性が確認された。14種類の発がん性の型（HPV-16および18を含む）に関連したCIN2＋に対するワクチンの有効性は75.1％だった（95％ CI，28.4-97.6）[39, 40]。

ワクチンの有効性の高さは，持続的で高い抗体価と関連している。予防接種から7年後，HPV- 16/18抗体のGMTは，HPV感染を自然免疫で排除している女性より平均で11倍またはそれ以上高かった[36]。AS04添加HPV-16/18ワクチン（サーバリックス®）に対する免疫学的反応と，アルミニウム塩添加 HPV-6/11/16/18ワクチン（Gardasil™）に対する免疫学的反応が18歳から45歳の女性を対象に比較されている[41]。3回目接種から1ヶ月後，AS04添加HPV-16/18ワクチンはGardasil™に比べ，血清中の中和抗体のGMTを，HPV-16では2.3 倍から 4.8倍に，HPV-18では6.8倍から9.1倍に引き上げた。またAS04添加HPV-16およびHPV-18 ワクチンでは，子宮腟部の分泌液内のHPV-16およびHPV-18の中和抗体価がより高く，またメモリーB細胞の発現率がより高頻度だったことが観察されている。しかし，両方のワクチンが高い有効性を示していることから，引き起こされた免疫応答におけるこれらの違いの臨床的意義は，まだ確定されていない。

1.2.6　既承認ワクチンで使用されているアジュバント・システムAS03

アジュバント・システムのその他の例として，既承認のプレパンデミックH5N1およびパンデミックH1N1インフルエンザワクチンに使用されているAS03がある。AS03は，スクワレンおよび界面活性剤としてのTween80を含む水中油滴乳濁液と，免疫学的効果を改善する免疫刺激成分であるビタミンEを組み合わせて作られる。この組み合わせは，既にインフルエンザワクチンで使用された他の水中油滴乳濁液における経験に基づいている。水中油滴乳濁液は，目的の抗原と混ぜ合わせると高い抗体価を誘導し，ケモカインの放出を引き起こすことができ，それにより自然免疫システムの細胞の動員が増加し，その後獲得免疫応答に影響を与えることが，証明されている[42]。

前臨床試験におけるAS03

フェレットを用いた異種の攻撃試験において，AS03添加H5N1ワクチンの強力な交差反応性免疫が実証された[43]。AS03添加 H5N1ワクチン（ベトナム株）はインドネシア株に対して，交差防御を誘導した。3.75μgの抗原が添加されたワクチンを2回接種された全ての対象動物は致死性の異種攻撃を生き延びたが，コントロール群の全ての対象動物は死亡した。近年の試験では，2回目接種の後で引き起こされる液性反応が長く持続することが明らかになった[44]。その他のモルモットとイヌを用いた前臨床試験では，AS03が，HIVの外被糖タンパク質[45]，およびヒト鉤

表2 AS03添加H1N1ワクチンの効果に関する試験

国	年齢（years）	VE％（95％CI）	文献番号
イングランド$	10歳未満	77（11から94）	58)
	10から24歳	100（80から100）	
	25から49歳	22（−153から76）	
	50歳以上	41（−71から80）	
スコットランド$	全ての年齢	95（76から100）	61)
イングランド，スコットランド	15歳未満	100（74から100）	59)
	15歳以上	67（6から88）	
ドイツ	14から59歳	96.8（95.2から97.9）	65)
	60歳以上	83.3（71から90.5）	
カナダ	全ての年齢	95.30（80.3から98.9）	62)
カナダ	生後6ヶ月以上5歳未満	100（44.0から100）	64)
	5歳以上から10歳	100（56.6から100）	
スペイン		90（48から100）	60)
フランス，ハンガリー，アイルランド，イタリア，ルーマニア，ポルトガル，スペイン	15歳未満	100（58.2から100）	63)
	15から64歳	76.6（44.7から90.1）	
	65歳以上	83.3（61.2から92.6）	

VE：ワクチンの効果（Vaccine effectiveness）；CI：信頼区間（Confidence interval）
$：ハイリスク集団

虫により分泌された抗原[46]に対し，免疫応答の中和抗体価を高めることが実証された。

1.2.7 プレパンデミック（H5N1）およびパンデミック（H1N1）インフルエンザワクチン

パンデミックワクチンは，収率の問題および生産量の不足に対応するためには抗原節減をできることが望ましく，またその後の変異も考慮したドリフト株に対する防御作用を付与するため，交差免疫を引き起こす必要がある。そのため，適切なワクチンとは以下の3つの主な基準を満たす必要があるものである。少ない投与量で高い免疫原性を与えること，広範囲で持続的な免疫応答を与えること，そして許容できる安全性および副反応性プロファイルを持つことである[47]。

H5N1パンデミック候補株のAS03添加製剤は，臨床上の主要な問題に対応する能力があることが実証された。従来の季節性ワクチン製剤（1株あたり15μg）の4分の1である，3.75μgという少量のH5N1血球凝集素（HA）抗原を含むAS03添加インフルエンザワクチンを2回接種された健康な成人（15歳から60歳）は強い抗体応答を示した[48]。

AS03添加H5N1ワクチンの免疫原性もまた，小児および幼児を対象とした試験で実証されている。3歳から9歳までの小児300人以上を対象に行われた試験では，1.9μgのHAを含むA/ベトナムH5N1ワクチン（成人の接種量の半量）の2回接種後，季節性インフルエンザワクチンの全ての承認基準が満たされることが示された[49]。

AS03添加H5N1ワクチンの2回の接種により，同種（同じクレード）および異種（異なるクレード）に対し強い免疫応答を誘導できるという，AS03添加製剤の強い交差免疫が実証された[50, 51]。

AS03添加H5N1ワクチンで得た多くの経験が，2009/2010年の新型インフルエンザのパンデミックを予防するために，ヨーロッパおよび国際的に承認されたH1N1株を用いたパンデミックインフルエンザワクチンの開発に生かされている。

いくつかの臨床試験では，健康な成人に対するH1N1ワクチンの 免疫原性が評価された[52〜54]。低容量（3.75μg）のAS03添加A/H1N1ワクチンの接種が，3週間後には98％の割合で，ワクチン接種による防御抗体価を誘導した[55]。生後6ヶ月から13歳までの小児を対象にした試験では，特に3歳未満の小児において，アジュバント非添加全粒子ワクチンに比べ，アジュバント添加ワクチンは免疫原性および抗体陽性の増加に結びついた[56]。別の試験では，生後6ヶ月から35ヶ月までの幼児において，成人の投与量の半量のAS03添加ワクチンが，1回目接種の21日後に，全ての承認基準を満たす反応を誘導した[57]。

臨床試験では，GSKのAS03添加H1N1 2009パンデミックワクチンが，CHMPおよびCBERの相同ウィルスワクチンのHI抗体反応の認可基準を満たす，または超えることが示されている。しかし，免疫原性のデータがワクチン認可の基準となるにも関わらず，インフルエンザ感染に対する防御作用にどの程度関係しているのかが明確ではない。そのため，市販後調査によるワクチンの有効性の推定が重要になる。ワクチンの有効性の試験は，ヨーロッパの数カ国とカナダで行われており[58〜65]，試験結果は表2にまとめられている。

1.2.8　感染症予防を越えたアジュバント・システムの応用：抗原特異的がんの免疫治療薬

堅固で広範囲かつ恒久性のある免疫応答を誘導するのに最も適したAS添加抗原製剤を選択するための研究は，とりわけ抗原特異的がんの免疫療法においては，感染症予防の範囲を超え治療の分野にまで及んでいる。MAGE-A3 腫瘍特異的抗原に使用されるAS02は免疫療法に使用されており，抗原特異的がんの免疫治療薬（Antigen-Specific Cancer Immunotherapeutics, ASCI）の概念の進歩に貢献している[13]。

ASCIは，がんと戦うために患者自身の免疫システムを育成することを目的とした，有望な新種の化合物である。腫瘍特異的抗原および強力なアジュバント・システムの使用が，がん細胞を特異的に認識し排除する免疫システムを刺激すると推定されている。AS02/MAGE-A3製剤を用いた第II相臨床試験[66, 67]が，非小細胞肺がんおよびメラノーマについて行われ，高いMAGE-A3 抗体およびT細胞反応を誘導することが示された。これらの試験により，ASCIの手法に関与する，初めての有力な証拠が提供された。ASCIにおいては，第III相試験のため最終的にアジュバント・システムとしてAS15が選ばれ，これはMPL，QS21，リポソーム，CpGを含むアジュバント・システムである[68]。CpG はTLR9アゴニストである[69]。

1.2.9　アジュバント・システム添加ワクチンの安全性：AS04およびAS03添加既承認ワクチンを例に

ワクチン製剤に免疫促進物質を使用することは，安全性に対して理論上のリスクをもたらし，ワクチン開発の段階においてそれに対応する必要があると認識されるかもしれない。規制当局は従来の臨床的な安全性の評価に加え，非臨床毒性試験で新型アジュバントを最終ワクチン製剤の一部およびそれ単独の物質としての両方で評価することを推奨している。アジュバント添加ワクチンの安全性評価についてのGSKの取り組みは，以下の3つの要素で構成されている。①非臨床毒性試験，②AS03およびAS04に関して上述した作用機序の調査，そして③比較対照臨床試験および市販後調査による臨床安全性評価がある。

AS04添加ワクチン

11の臨床試験を統合した安全性の解析では，AS04添加HPV-16/18ワクチン（16,000例）が，対照（14,000例）と比較されている[70]。AS04添加HPV-16/18ワクチンは，一般的に全ての年齢集団において良好な忍容性を示した。ワクチン接種に伴う特定局所症状（疼痛，発赤，腫脹）は，コントロールワクチンより，AS04添加HPV-16/18ワクチン接種後に多く見られた。AS04添加HPV-16/18ワクチン接種群のワクチン接種に伴う特定全身症状の割合は，AS04添加HPV-16/18ワクチン接種群で筋痛がわずかに多く報告されているものの，過去の対照群とおおむね同様のものだった。HPV-16/18ワクチン接種群と過去の対照群の間に，重篤な有害事象の割合（2.8％対3.1％），医学的に重要な状態（19.4％対21.4％），および新たな慢性疾患の発症（両群ともに1.7％）または新たな自己免疫疾患の発症（0.4％対0.3％）について，臨床的に意味のある違いは見られなかった。加えて，AS04添加HPV-16/18ワクチン接種群と，過去の対照群の間で，妊娠結果に臨床的に意味のある違いは見られなかった[70]。

ESRD患者に対しAS04添加HBVワクチンを使用した臨床経験では，許容できる安全性プロファイルが示された[26]。ワクチン接種に伴う特定局所症状（注射部位疼痛，発赤，腫脹）の報告頻度は，AS04添加HBVワクチンの方がアルミニウム塩添加HBVワクチンに比べ高かったが，ワクチン接種に伴う特定全身症状の報告頻度はどちらも同様だった。さらに，ワクチン接種に伴う特定局所および全身症状は，健康な被験者よりESRD患者の方が少なかった[26]。

自己免疫疾患に関連した有害事象について，42のランダム化比較試験の総合解析が行われた[71]。この解析に含まれたのは，少なくとも1回以上AS04添加ワクチン（37,000例），または対照（32,000例）を接種された被験者である。有害事象のデータには，21ヶ月間の追跡調査期間も含まれている。AS04添加ワクチンについて，調査されたどの疾患カテゴリーにおいても，自己免疫疾患に関連した有害事象のリスクの上昇は見られなかった（神経炎症性，胃腸系，筋骨格系，皮膚障害および甲状腺疾患を主なカテゴリーとする全カテゴリー中，相対危険度は0.98）。

概観すると，全体的に見て自己免疫関連の有害事象の報告率は低く，AS04添加ワクチンまたは対照ワクチンが接種された参加者のうち，およそ0.5％の発現率だった[71]。臨床試験および市販後調査 の現在入手できる全てのデータより，AS04添加ワクチンが許容できる安全性プロファイルを有することを示している。

AS03添加ワクチン

AS03添加H5N1ワクチンの安全性は，1万人以上の被験者を対象に評価されている。試験全般で，AS03添加ワクチンはアジュバント非添加ワクチンと比較して，注射部位反応の頻度および度合を高めることが観察された。しかし，H5N1添加ワクチンの全体的な安全性プロファイルは，臨床的に許容できるものであると考えられている[72, 73]。小児の場合は，成人と同様に，H5N1ワクチン接種後に最も頻繁に起こる有害事象は注射部位の疼痛であり，ほとんどの症状は1～2日で消失し2回目投与時に持続期間および重症度の増加は見られなかった[74]。同様の結果が，2,700人以上の成人および750人以上の小児／若者を対象とした，AS03添加ワクチンの安全性および反応性を評価するための臨床試験においても観察された。日本人の成人を対象とした第II相オープン試験では，接種後7日以内にワクチン接種に伴うグレード3の特定局所症状が見られた被験者は4％未満であり，ワクチンの2回接種後，最も頻繁に報告された症状は注射部位の疼痛，疲労および筋痛だった[54]。ワクチン接種に伴う注射部位の特定局所症状および全身症状は，AS03A添加ワクチンの方でより頻繁に報告されたが，それらは一時的なものであり，主に軽度から中等度と分類されるものであった[49, 53]。小児の場合は，全体的な反応性プロファイルは許容できるものであったが，いくつかの反応，特に3歳未満の小児の発熱については，2回目接種後に増加する傾向が見られた[57]。2009/2010年のH1N1パンデミックでは，AS03添加H1N1ワクチンが，世界の47以上の国々で9,000万回以上投与されたと推定されている。これらの投与のうち，およそ470万回が小児に投与された。2009/2010年のパンデミック時に規制当局によって行われた安全性調査では，AS03添加H1N1ワクチンの臨床的に許容できるベネフィット／リスクプロファイルが示された。2010年8月初旬には，ヨーロッパの3カ国で，AS03添加H1N1パンデミックワクチンを接種した小児／若者についてのナルコレプシーの症例の報告が増加した。これらの国々で行われた疫学調査の中間報告では，ワクチンの接種者の中には，ナルコレプシーのリスクが高まる人々がいると示唆されているが，この章が書かれた時点では調査が進行中である。その他のEU内外の国では，AS03添加H1N1パンデミックワクチン接種者の中に同様のナルコレプシーの報告の増加は見られていない。

1.2.10　おわりに

新しいワクチンの開発の中では，効果的で持続する防御作用を得るために，免疫応答を増強および調整する新しい戦略の必要性が重要視されてきた。とりわけ，水溶性の組換え抗原に基づくワクチンは，例えばT細胞応答および抗体応答などの抗原特異的免疫応答を高めるため，通常アジュバントを必要とする。近年の免疫学の進歩や，自然および獲得免疫システムの相互作用について理解が深まったことにより，どうやって適切に選択された抗原を用いた新しいワクチンや，望ましい免疫応答に合わせた新しいアジュバントを設計するかについて，新しい見解が得られるようになった。APCは特定の獲得免疫応答に対し主要な役割をはたし，アジュバントはAPCの活性化の際に抗原の手助けをする。

ワクチン開発のための製剤の選択は，病原体，対象人数，および医学的ニーズにより決められる。アジュバント・システムは，自然免疫応答を刺激することにより，抗原特異的抗体およびT細胞応答を増強および調整する目的で，ワクチンに添加される。GSKバイオロジカル社が，アジュバント・システム添加ワクチンの前臨床および臨床試験の際に得た経験により，この技術は新しいワクチンの開発の際，難しい疾患，または従来の方法ではあまり効果がないと診断された免疫不全状態にある方々のための，追加的な選択肢となることが明らかになった。この技術はさらに，抗原特異的免疫療法に新たに応用されることになるであろう。

文　　献

1） Black M, Trent A, Tirrell M, Olive C. Advances in the design and delivery of peptide subunit vaccines with a focus on toll-like receptor agonists. Expert Rev Vaccines 2010; 9（2）: 157-73.
2） Guy B. The perfect mix: recent progress in adjuvant research. Nat Rev Microbiol 2007; 5（7）: 505-17.
3） Beutler B, Rietschel ET. Innate immune sensing and its roots: the story of endotoxin. Nat Rev Immunol 2003; 3（2）: 169-76.
4） Coffman RL, Sher A, Seder RA. Vaccine adjuvants: putting innate immunity to work. Immunity 2010; 33（4）: 492-503.
5） Fearon DT, Locksley RM. The instructive role of innate immunity in the acquired immune response. Science 1996; 272（5258）: 50-3.
6） Casella CR, Mitchell TC. Putting endotoxin to work for us: monophosphoryl lipid A as a safe and effective vaccine adjuvant. Cell Mol Life Sci 2008; 65（20）: 3231-40.
7） Didierlaurent AM, Morel S, Lockman L, *et al.*, AS04, an Aluminum Salt- and TLR-4 Agonist-Based Adjuvant System, Induces a Transient Localized Innate Immune Response Leading to Enhanced Adaptive Immunity. J Immunol 2009; 183: 6186-97.
8） Kensil CR, Kammer R. QS-21: a water-soluble triterpene glycoside adjuvant. Expert Opin Investig Drugs 1998; 7（9）: 1475-82.
9） Wu D, Meydani SN. Age-associated changes in immune and inflammatory responses: impact of vitamin E intervention. J Leukoc Biol 2008; 84（4）: 900-14.
10） Franchini A, Bertuzzi S, Tosarelli C, Manfreda G. Vitamin E in viral inactivated vaccines. Poult Sci 1995; 74（4）: 666-71.
11） Tengerdy RP, Ameghino E, Riemann H. Serological responses of rams to a Brucella ovis-vitamin E adjuvant vaccine. Vaccine 1991; 9（4）: 273-6.
12） Tengerdy RP, Lacetera NG. Vitamin E adjuvant formulations in mice. Vaccine 1991; 9（3）: 204-6.
13） Garçon N, Chomez P, Van Mechelen M. GlaxoSmithKline Adjuvant Systems in vaccines: concepts, achievements and perspectives. Expert Rev Vaccines 2007; 6（5）: 723-39.
14） Garçon N, Van Mechelen M, Wettendorff M. Development and evaluation of AS04, a novel and improved immunological adjuvant system containing MPL and aluminium salt. In: Schijns V, O'Hagan D, editors. Immunopotentiators in Modern Vaccines.London, Elsevier Academic Press, 2006: p. 161-77.

15) Kester KE, McKinney DA, Tornieporth N, *et al.*, Efficacy of recombinant circumsporozoite protein vaccine regimens against experimental Plasmodium falciparum malaria. J Infect Dis 2001; 183 (4): 640-7.
16) Stoute JA, Slaoui M, Heppner DG, *et al.*, A preliminary evaluation of a recombinant circumsporozoite protein vaccine against Plasmodium falciparum malaria. N Engl J Med 1997; 336 (2): 86-91.
17) Sun P, Schwenk R, White K, *et al.*, Protective immunity induced with malaria vaccine, RTS,S, is linked to Plasmodium falciparum circumsporozoite protein-specific $CD4^+$ and $CD8^+$ T cells producing IFN-γ. J Immunol 2003; 171 (12): 6961-7.
18) Bojang KA, Milligan PJM, Pinder M, *et al.*, Efficacy of RTS, S/AS02 malaria vaccine against Plasmodium falciparum infection in semi-immune adult men in The Gambia: a randomised trial. Lancet 2001; 358 (9297): 1927-34.
19) Alonso PL, Sacarlal J, Aponte JJ, *et al.*, Efficacy of the RTS,S/AS02A vaccine against Plasmodium falciparum infection and disease in young African children: randomised controlled trial. Lancet 2004; 364 (9443): 1411-20.
20) Alonso PL, Sacarlal J, Aponte JJ, *et al.*, Duration of protection with RTS,S/AS02A malaria vaccine in prevention of Plasmodium falciparum disease in Mozambican children: single-blind extended follow-up of a randomised controlled trial. Lancet 2005; 366 (9502): 2012-8.
21) Aponte JJ, Aide P, Renom M, *et al.*, Safety of the RTS,S/AS02D candidate malaria vaccine in infants living in a highly endemic area of Mozambique: a double blind randomised controlled phase I/IIb trial. Lancet 2007; 370 (9598): 1543-51.
22) Kester KE, Cummings JF, Ofori-Anyinam O, *et al.*, Randomized, double-blind, phase 2a trial of falciparum malaria vaccines RTS,S/AS01B and RTS,S/AS02A in malaria-naive adults: safety, efficacy, and immunologic associates of protection. J Infect Dis 2009; 200 (3): 337-46.
23) Bejon P, Lusingu J, Olotu A, *et al.*, Efficacy of RTS,S/AS01E vaccine against malaria in children 5 to 17 months of age. N Engl J Med 2008; 359 (24): 2521-32.
24) Morel S, Didierlaurent A, Bourguignon P, *et al.*, Adjuvant System AS03 containing alpha-tocopherol modulates innate immune response and leads to improved adaptive immunity. Vaccine 2011; 29 (13): 2461-73.
25) Giannini SL, Hanon E, Moris P, *et al.*, Enhanced humoral and memory B cellular immunity using HPV16/18 L1 VLP vaccine formulated with the MPL/aluminium salt combination (AS04) compared to aluminium salt only. Vaccine 2006; 24 (33-34): 5937-49.
26) Beran J. Safety and immunogenicity of a new hepatitis B vaccine for the protection of patients with renal insufficiency including pre-haemodialysis and haemodialysis patients. Expert Opin Biol Ther 2008; 8 (2): 235-47.
27) Kong NCT, Beran J, Kee SA, *et al.*, Immunogenicity and safety of an adjuvanted hepatitis B vaccine in pre-hemodialysis and hemodialysis patients. Kidney Int 2005; 68 (5): 2298-303.

28) Kong NCT, Beran J, Kee SA, *et al.*, A new adjuvant improves the immune response to hepatitis B vaccine in hemodialysis patients. Kidney Int 2008; 73 (7): 856-62.
29) Bosch FX, Munoz N. The viral etiology of cervical cancer. Virus Res 2002; 89 (2): 183-90.
30) Muñoz N, Bosch FX, de Sanjosé S, *et al.*, Epidemiologic classification of human papillomavirus types associated with cervical cancer. N Engl J Med 2003; 348 (6): 518-27.
31) Schwarz TF, Leo O. Immune response to human papillomavirus after prophylactic vaccination with AS04-adjuvanted HPV-16/18 vaccine: improving upon nature. Gynecol Oncol 2008; 110 (3 Suppl 1): S1-10.
32) Kemp TJ, Hildesheim A, Falk RT, *et al.*, Evaluation of two types of sponges used to collect cervical secretions and assessment of antibody extraction protocols for recovery of neutralizing anti-human papillomavirus type 16 antibodies. Clin Vaccine Immunol 2008; 15 (1): 60-4.
33) Harper DM, Franco EL, Wheeler C, *et al.*, Efficacy of a bivalent L1 virus-like particle vaccine in prevention of infection with human papillomavirus types 16 and 18 in young women: a randomised controlled trial. Lancet 2004; 364 (9447): 1757-65.
34) Harper DM, Franco EL, Wheeler CM, *et al.*, Sustained efficacy up to 4.5 years of a bivalent L1 virus-like particle vaccine against human papillomavirus types 16 and 18: follow-up from a randomised control trial. Lancet 2006; 367 (9518): 1247-55.
35) Schwarz TF. AS04-adjuvanted human papillomavirus-16/18 vaccination: recent advances in cervical cancer prevention. Expert Rev Vaccines 2008; 7 (10): 1465-73.
36) De Carvalho N., Teixeira J, Roteli-Martins CM, *et al.*, Sustained efficacy and immunogenicity of the HPV-16/18 AS04-adjuvanted vaccine up to 7.3 years in young adult women. Vaccine 2010; 28 (38): 6247-55.
37) Paavonen J, Naud P, Salmeron J, *et al.*, Efficacy of human papillomavirus (HPV)-16/18 AS04-adjuvanted vaccine against cervical infection and precancer caused by oncogenic HPV types (PATRICIA): final analysis of a double-blind, randomised study in young women. Lancet 2009; 374 (9686): 301-14.
38) Romanowski B, de Borba PC, Naud PS, *et al.*, Sustained efficacy and immunogenicity of the human papillomavirus (HPV)-16/18 AS04-adjuvanted vaccine: analysis of a randomised placebo-controlled trial up to 6.4 years. Lancet 2009; 374 (9706): 1975-85.
39) Konno R, Tamura S, Dobbelaere K, Yoshikawa H. Efficacy of human papillomavirus 16/18 AS04-adjuvanted vaccine in Japanese women aged 20 to 25 years: interim analysis of a phase 2 double-blind, randomized, controlled trial. Int J Gynecol Cancer 2010; 20 (3): 404-10.
40) Konno R, Tamura S, Dobbelaere K, Yoshikawa H. Efficacy of human papillomavirus type 16/18 AS04-adjuvanted vaccine in Japanese women aged 20 to 25 years: final analysis of a phase 2 double-blind, randomized controlled trial. Int J Gynecol Cancer 2010; 20 (5): 847-55.

41）Einstein MH, Baron M, Levin MJ, *et al.*, Comparison of the immunogenicity and safety of Cervarix™ and Gardasil® human papillomavirus（HPV）cervical cancer vaccines in healthy women aged 18-45 years. Hum Vaccin 2009; 5（10）: 705-19.

42）Ott G, Barchfeld GL, Chernoff D, Radhakrishnan R, van HP, van NG. MF59. Design and evaluation of a safe and potent adjuvant for human vaccines. Pharm Biotechnol 1995; 6: 277-96.

43）Baras B, Stittelaar KJ, Simon JH, *et al.*, Cross-protection against lethal H5N1 challenge in ferrets with an adjuvanted pandemic influenza vaccine. PLoS ONE 2008; 3（1）: e1401.

44）Baras B, Stittelaar KJ, Kuiken T, *et al.*, Longevity of the protective immune response induced after vaccination with one or two doses of $AS03_A$-adjuvanted split H5N1 vaccine in ferrets. Vaccine 2011; 29（11）: 2092-9.

45）Li Y, Svehla K, Mathy NL, Voss G, Mascola JR, Wyatt R. Characterization of antibody responses elicited by human immunodeficiency virus type 1 primary isolate trimeric and monomeric envelope glycoproteins in selected adjuvants. J Virol 2006; 80（3）: 1414-26.

46）Bethony J, Loukas A, Smout M, *et al.*, Antibodies against a secreted protein from hookworm larvae reduce the intensity of hookworm infection in humans and vaccinated laboratory animals. FASEB J 2005; 19（12）: 1743-5.

47）Leroux-Roels G. Prepandemic H5N1 influenza vaccine adjuvanted with AS03: a review of the pre-clinical and clinical data. Expert Opin Biol Ther 2009; 9（8）: 1057-71.

48）Leroux-Roels I, Borkowski A, Vanwolleghem T, *et al.*, Antigen sparing and cross-reactive immunity with an adjuvanted rH5N1 prototype pandemic influenza vaccine: a randomised controlled trial. Lancet 2007; 370（9587）: 580-9.

49）Roman F, Vaman T, Gerlach B, Markendorf A, Gillard P, Devaster J-M. Immunogenicity and safety in adults of one dose of influenza A H1N1v 2009 vaccine formulated with and without $AS03_A$-adjuvant: Preliminary report of an observer-blind, randomised trial. Vaccine 2010; 28（7）: 1740-5.

50）Langley JM, Frenette L, Ferguson L, *et al.*, Safety and cross-reactive immunogenicity of candidate AS03-adjuvanted prepandemic H5N1 influenza vaccines: a randomized controlled phase 1/2 trial in adults. J Infect Dis 2010; 201（11）: 1644-53.

51）Schwarz TF, Horacek T, Knuf M, *et al.*, Single dose vaccination with AS03-adjuvanted H5N1 vaccines in a randomized trial induces strong and broad immune responsiveness to booster vaccination in adults. Vaccine 2009; 27（45）: 6284-90.

52）Roman F, Vaman T, Gerlach B, Markendorf A, Gillard P, Devaster JM. Immunogenicity and safety in adults of one dose of influenza A H1N1v 2009 vaccine formulated with and without $AS03_A$-adjuvant: preliminary report of an observer-blind, randomised trial. Vaccine 2010; 28（7）: 1740-5.

53）Roman F, Vaman T, Kafeja F, Hanon E, Van Damme P. $AS03_A$-adjuvanted influenza A（H1N1）2009 vaccine for adults up to 85 years of age. Clinical Infectious Diseases 2010; 51（6）: 668-77.

54) Ikematsu H, Nagai H, Kawashima M, *et al.*, Immunogenicity and safety of a novel $AS03_A$-adjuvanted H1N1 2009 pandemic influenza vaccine in adults in Japan. Human Vaccines 2010; 6 (11): 888-93.

55) Madhun AS, Akselsen PE, Sjursen H, *et al.*, An adjuvanted pandemic influenza H1N1 vaccine provides early and long term protection in health care workers. Vaccine 2010; 29 (2): 266-73.

56) Waddington CS, Walker WT, Oeser C, *et al.*, Safety and immunogenicity of AS03B adjuvanted split virion versus non-adjuvanted whole virion H1N1 influenza vaccine in UK children aged 6 months-12 years: open label, randomised, parallel group, multicentre study. BMJ 2010; 340: c2649.

57) Carmona A, Omeñaca F, Tejedor JC, *et al.*, Immunogenicity and safety of AS03-adjuvanted 2009 influenza A H1N1 vaccine in children 6-35 months. Vaccine 2010; 28 (36): 5837-44.

58) Andrews N, Waight P, Yung CF, Miller E. Age-specific effectiveness of an oil-in-water adjuvanted pandemic (H1N1) 2009 vaccine against confirmed infection in high risk groups in England. J Infect Dis 2011; 203 (1): 32-9.

59) Hardelid P, Fleming DM, McMenamin J, *et al.*, Effectiveness of pandemic and seasonal influenza vaccine in preventing pandemic influenza A (H1N1) 2009 infection in England and Scotland 2009-2010. Euro Surveill 2011; 16 (2).

60) Puig-Barbera J, rnedo-Pena A, Pardo-Serrano F, *et al.*, Effectiveness of seasonal 2008-2009, 2009-2010 and pandemic vaccines, to prevent influenza hospitalizations during the autumn 2009 influenza pandemic wave in Castellon, Spain. A test-negative, hospital-based, case-control study. Vaccine 2010; 28 (47): 7460-7.

61) Simpson CR, Ritchie LD, Robertson C, Sheikh A, McMenamin J. Vaccine effectiveness in pandemic influenza-primary care reporting (VIPER): an observational study to assess the effectiveness of the pandemic influenza A (H1N1)v vaccine. Health Technol Assess 2010; 14 (34): 313-46.

62) Skowronski DM, Janjua NZ, De SG, *et al.*, Effectiveness of AS03 adjuvanted pandemic H1N1 vaccine: case-control evaluation based on sentinel surveillance system in Canada, autumn 2009. BMJ 2011; 342: c7297.

63) Valenciano M, Kissling E, Cohen JM, *et al.*, Estimates of pandemic influenza vaccine effectiveness in Europe, 2009-2010: results of Influenza Monitoring Vaccine Effectiveness in Europe (I-MOVE) multicentre case-control study. PLoS Med 2011; 8 (1): e1000388.

64) Van Buynder PG, Dhaliwal JK, Van Buynder JL, *et al.*, Protective effect of single-dose adjuvanted pandemic influenza vaccine in children. Influenza Other Respi Viruses 2010; 4 (4): 171-8.

65) Wichmann O, Stocker P, Poggensee G, *et al.*, Pandemic influenza A (H1N1) 2009 breakthrough infections and estimates of vaccine effectiveness in Germany 2009-2010. Euro Surveill 2010; 15 (18).

66) Kruit WH, Suciu S, Dreno B, *et al.*, Immunization with recombinant MAGE-A3 protein

combined with adjuvant systems AS15 or AS02B in patients with unresectable and progressive metastatic cutaneous melanoma: A randomized open-label phase II study of the EORTC Melanoma Group（16032-18031）. J Clin Oncol（Meeting Abstracts）2008; 26（15_suppl）: 9065.

67）Vansteenkiste J, Van CE, Dumez H, *et al.*, Early phase II trial of oral vorinostat in relapsed or refractory breast, colorectal, or non-small cell lung cancer. Invest New Drugs 2008; 26（5）: 483-8.

68）Brichard VG, Lejeune D. GSK's antigen-specific cancer immunotherapy programme: pilot results leading to Phase III clinical development. Vaccine 2007; 25 Suppl 2: B61-B71.

69）Lipford GB, Bauer M, Blank C, Reiter R, Wagner H, Heeg K. CpG-containing synthetic oligonucleotides promote B and cytotoxic T cell responses to protein antigen: a new class of vaccine adjuvants. Eur J Immunol 1997; 27（9）: 2340-4.

70）Descamps D, Hardt K, Spiessens B, *et al.*, Safety of human papillomavirus（HPV）-16/18 AS04-adjuvanted vaccine for cervical cancer prevention: A pooled analysis of 11 clinical trials. Hum Vaccin 2009; 5（5）: 332-40.

71）Verstraeten T, Descamps D, David MP, *et al.*, Analysis of adverse events of potential autoimmune aetiology in a large integrated safety database of AS04 adjuvanted vaccines. Vaccine 2008; 26（51）: 6630-8.

72）Chu DW, Hwang SJ, Lim FS, *et al.*, Immunogenicity and tolerability of an AS03（A）-adjuvanted prepandemic influenza vaccine: a phase III study in a large population of Asian adults. Vaccine 2009; 27（52）: 7428-35.

73）Rümke HC, Bayas JM, de Juanes Jr, *et al.*, Safety and reactogenicity profile of an adjuvanted H5N1 pandemic candidate vaccine in adults within a phase III safety trial. Vaccine 2008; 26（19）: 2378-88.

74）Ballester A, Garces-Sanchez M, Planelles Cantarino MV, *et al.*, Pediatric Safety Evaluation of An AS-Adjuvanted H5N1 Prepandemic Candidate Vaccine in Children Aged 3-9 Years: A Phase II Study. 48th ICAAC, Washington, October 25-28, 2008.

2 抗がん免疫アジュバントの開発と現状

瀬谷 司*[1]，佐藤治子*[2]，志馬寛明*[3]，松本美佐子*[4]

2.1 はじめに

抗がん免疫療法は外科手術，放射線，化学療法を補完する第4の治療法としてがん対策の期待を担ってきた。例えばがん特異抗原療法，抗体療法，免疫細胞療法などが次々考案された。しかし，どれも本質的な抗がん治療として確立されていない。特にがん特異ペプチドが期待を持って投与されたにも拘らず，治療効果が多くの症例で殆ど見出されなかったことは特筆に値する[1)]。感染症は一般に強力な免疫を誘導して多くは治癒に向かうが，がんは抗原があっても免疫が効かない様に見える。

感染症にあってがんにない機能因子が探索され，折からの自然免疫研究の興隆からそれはパターン認識レセプター（PRR）のリガンド，自然免疫活性化因子（PAMP）であることが示唆された。Toll-like receptor（TLR）などはPRRのファミリーの1つである。これらPAMPは古来アジュバントと呼ばれた免疫増強物質を包含する[2)]。アジュバントは民間療法などに融和して使われるが単独使用でさえ，がんに有効らしい症例が蓄積されている[3)]。しかし，免疫療法には化学療法に見るような評価法が確立されておらず，アジュバントの査定・承認にはまだ長い道のりがある。さらに科学的な抗がん機構の解析が必須であることは論を待たない。

抗がん免疫の要は抗原提示樹状細胞（APC）と考えられている（図1）。APCはミエロイド樹状細胞の成熟型subsetである。APCは炎症性サイトカイン，I型インターフェロン（IFN）など液性因子の他に細胞性免疫（NK細胞，CTL）を活性化する。がん抗原に特異的なCTLを誘導するためにペプチドワクチンは重要な指標だが，APCへの成熟はペプチド単独では十分に起きない。従って，アジュバントを併用することが必須になる[4)]。TLRなどパターン認識レセプターは樹状細胞に限局して存在するわけではないため，アジュバントは全身性の免疫変調を誘起する。免疫療法の際，がんの微小環境がとりわけ問題になるのはアジュバントの起炎活性が微小環境に働いて，がんに対して細胞増殖を誘起する可能性があるためである[5)]。

多くのTLRアゴニストが免疫アジュバントとして機能査定されてきた。抗がん免疫ではTLR7/9のアゴニストが特に多くのベンチャー会社の主導のもと，臨床試験に載せられた[6)]。多くはマウスに有効であったがヒトでは効果が低く，drop downした。現在創薬対照で残っている有望候補はTLR3アゴニストのpolyI：Cである[7)]。

一般に炎症促進性の責任細胞として浸潤性のマクロファージ（TAM）があり，腫瘍内ではがん細胞の増殖を協調的にサポートすることが報じられている[8)]。TAMもミエロイド系の細胞で

＊1 Tsukasa Seya 北海道大学 医学部 免疫学分野 教授

＊2 Haruko Sato 北海道大学 医学部 免疫学分野 特任助教

＊3 Hiroaki Shiba 北海道大学 医学部 免疫学分野 助教

＊4 Misako Matsumoto 北海道大学 医学部 免疫学分野 准教授

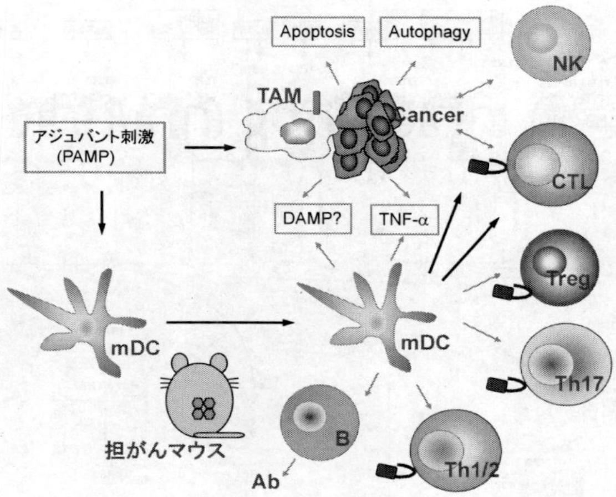

図1　アジュバントが関与しうる免疫細胞群
本稿に登場する免疫担当細胞と樹状細胞（mDC）成熟化による活性化。アジュバントの種類によってmDCの活性化ステージは異なり，種々のエフェクター指向性を獲得すると考えられる。mDCの成熟化遷移に関与する分子群は未だ殆ど同定されていない。DAMP，damage-associated molecular pattern（内因性PRRリガンド）。

TLR3を持つ（図1）。TAMのTLR3/TICAM-1経路をpolyI：Cで刺激すると腫瘍退縮が促進される[9]。従って，腫瘍退縮には樹状細胞とともにTAMの変調も重要な要因として働くと考えられる。その腫瘍退縮の分子機構を十分理解する必要がある。本総説ではこれらの分子機構の最新知識に言及し，がん抗原と併用も可能な理想的な抗がん免疫アジュバント開発への基礎知見を示す。

2.2　PRR経路と樹状細胞成熟化

2.2.1　MyD88依存性成熟化（図2a，b）

樹状細胞MyD88はTNF-α，IL-6，IL-12など炎症性サイトカインを強く誘導する[10]。これはMyD88がNF-κBの活性化を誘導することによる。MyD88経路は普遍的に備わり，代表的なMyD88経路の活性化因子はTLR2アゴニストのBCG-CWS，Pam2 lipopeptidesである[11]。IL-6は樹状細胞によるCD4 subsetsのシフトに関係する[12]。IL-6が産生されるとinducible Treg誘導を抑制し，Th17優位の応答へ向かう[13]。*in vitro*で樹状細胞をPam2刺激してNK細胞，NK感受性腫瘍細胞と混合するとNK依存性の細胞傷害が観察される[14]。Pam2によるNK活性化はTLR2依存性に起きることが判明したが，その大部分はMyD88依存性である[14]。Pam2によるMyD88非依存性のNK活性化の経路は同定されていないが細胞質内のNOD/NALP経路が関係していると推測されている。しかし，Pam2を投与したマウスの*in vivo* NK活性化は殆ど亢進せず，抗がん免疫としてがん退縮を起動しにくい[15]。これはPam2の樹状細胞

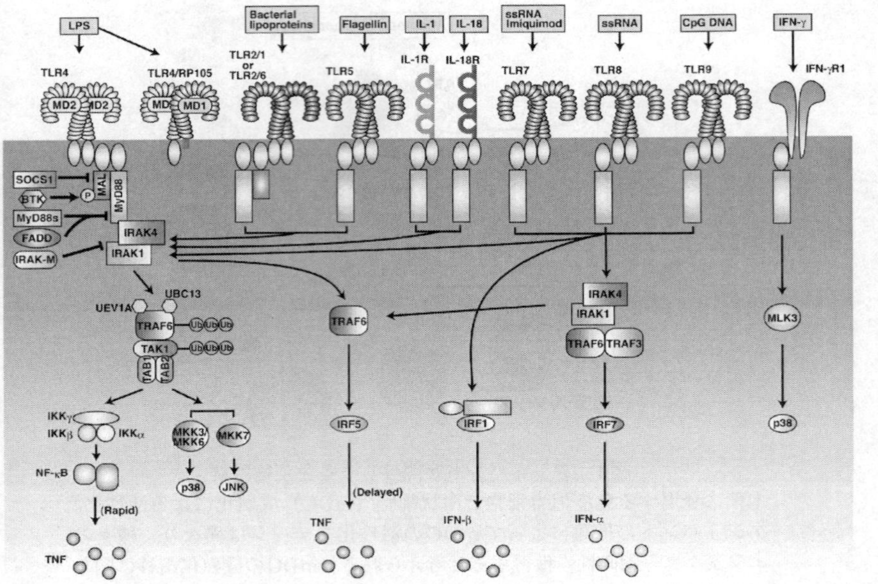

図2(a)　自然免疫の各経路とエフェクター誘導

MyD88依存性樹状細胞成熟化に関与しうるTLRと関連因子群。未成熟樹状細胞はこれらのTLRを発現し，外来・または内因性リガンドの刺激に応じてMyD88経路を活性化する。主なシグナル伝達因子とその阻害因子を記載した。図にはサイトカインに代表されるアウトプットのみを記載した。細胞性免疫のドライブは本文参照。

TLR2刺激がIL-10とTregの誘導に向かい，NK活性を打ち消すためと判明した[15]。MyD88経路はCTL誘導も惹起する[16]。慢性化ステージでの抗がん退縮はCTLが担っていると考えられる。MyD88経路においてCTL誘導に関与する因子群は同定できていない。この際のTregの影響についても実験的に検討されていない。

一方，がん細胞，間質細胞，腫瘍浸潤マクロファージにもMyD88経路は存在し，これらはがんの微小環境を腫瘍増殖性に変える。従って，全身性にMyD88を強力に活性化するアジュバントは危険でもある。

2.2.2　TICAM-1（TRIF）依存性成熟化（図2c）

TICAM-1は限定的にTLR3とTLR4の下流でしか機能しない[10]。TLR4はMyD88もアダプターにとるが，TLR3はTICAM-1しかとらない。一般にdsRNAが細胞内に産生される（ウイルス感染のような）状況ではTLR3より細胞質内RNAセンサーのRIG-I/MDA5がdsRNAを検知して強いtype I IFN産生を促す[17]。従って，TICAM-1依存性樹状細胞成熟を見るには，TLR3のみを活性化する合成RNAアジュバントを作製する必要がある[18]。ヒト樹状細胞TLR3のみを活性化する合成RNAアジュバントの機能査定の結果（Matsumoto *et al.*, 未公表）と，マウスTICAM-1-/-，IPS-1-/-樹状細胞のgenechipの解析結果から，（IPS-1ではなく）TICAM-1で特異的に誘導される遺伝子群が塊収されている。筆者の研究室ではこれらの遺伝子の機能解析

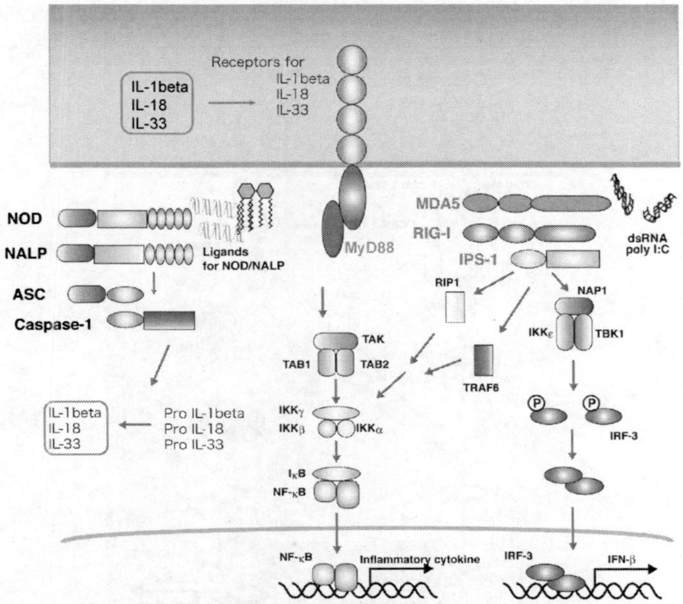

図2(b)　自然免疫の各経路とエフェクター誘導
細胞質内PRRとMyD88経路，IPS-1経路の活性化。左に細胞質内のNOD/NALP刺激による炎症性サイトカインの分泌とMyD88経路の活性化ルートを記載した。Caspase 1が細胞質内のサイトカイン前駆体を活性型に変換する。これらが細胞外に分泌される機序は分かっていない。一旦分泌されるとこれらのサイトカインはその受容体を介してMyD88経路を活性化する。右はIPS-1経路の活性化経路。細胞質内2重鎖RNA（polyI: Cはそのアナログ）刺激で活性化する。須臾経路はIRF-3/7を活性化してtype I IFNを誘導する。これらの細胞性エフェクターの起動への関与については本文参照。

を進めているが，その結果からTICAM-1が抗がん免疫応答として如何なる機能を発揮するかが分かる。

TICAM-1-/-マウスを使ったウイルス感染，polyI：C刺激の結果，TICAM-1経路はIL-12p40の主な産生経路と判明した[19, 20]。TICAM-1経路はIPS-1経路とともにIL-12，Type I IFNの他にTNF-α，IL-6，IFN-γなどを誘導しTh1シフトを促進するが[21]，Treg誘導は弱いことが判明した。樹状細胞TICAM-1経路は最も重要なNK細胞活性化経路であり，NK感受性腫瘍をよく退縮する[20, 22]。さらに抗原提示樹状細胞におけるTICAM-1経路は最強のcross-presentation誘導経路であり，抗がんCTLも極めて効率よく誘導する[23]。だが，cross-presentation起動の鍵分子はまだ不明である。

2.2.3　IPS-1依存性成熟化（図2b）

IPS-1はRIG-I/MDA5の細胞内dsRNAセンサーのアダプターである[17]。IPS-1-/-樹状細胞のgenechipの結果から，IRF-3/7依存性，非依存性の誘導遺伝子が同定される。TICAM-1経路と同様にサイトカインを誘導する。PolyI：Cをi.v.した場合，IPS-1経路は間質細胞に働

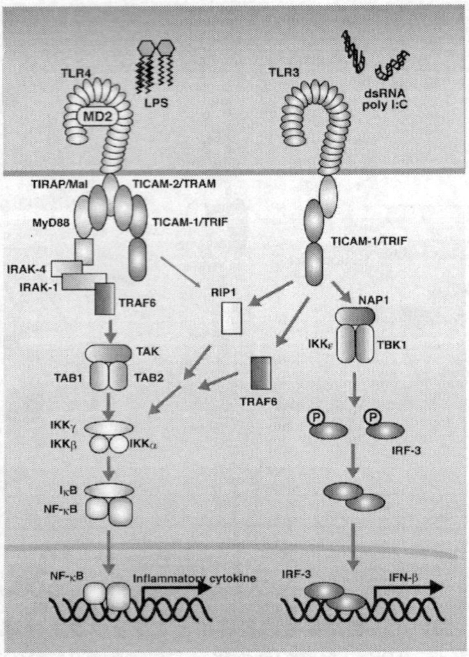

図2(c) 自然免疫の各経路とエフェクター誘導

TICAM-1依存性樹状細胞成熟化に関与しうるTLRと関連因子群。TLR3（右）が主要なTICAM-1経路を構成する。IRF-3を活性化してtype I IFNを誘導する。TLR4は側副経路としてTICAM-2（TRAM）を介してTICAM-1を活性化する。LPSでtype I IFNが誘導されうるのは此の経路による。TICAM-1経路による細胞エフェクターの誘導はTLR3において顕著である。

いて大量のtype I IFNを誘導し，これがCD8α＋DCに働いてTLR3を発現誘導しNK細胞を活性化することが分かっている[24)]。また，IPS-1-/-マウスでは直接樹状細胞TLR3依存性にNKを活性化することも知られている[24)]。IPS-1経路はtype I IFNの強力なインデューサーであり，これはIPS-1経路の主機能がウイルス感染の防御であることと符合する。樹状細胞のIPS-1経路も主機能はサイトカイン誘導で，細胞性免疫の起動能はRIG-I/MDA5の発現量に依存して低い（RIG-I/MDA5は通常殆ど発現しておらずIFN刺激で誘導される）。例えば，マウス脾臓樹状細胞においてIPS-1はTLR3と異なりcross-presentationを殆ど起動しない[23)]。IPS-1アジュバントは抗ウイルスの戦略には相応しいが，抗がんアジュバントとしてはCTL誘導が弱い上に全身性のIPS-1経路の活性化とサイトカインストームの危険を招来するので，適切とは言えない[18)]。

2.3 腫瘍浸潤マクロファージのPRR応答特性（図3）

腫瘍浸潤マクロファージ（TAM）もミエロイド系なのでMyD88，IPS-1，TICAM-1の各経

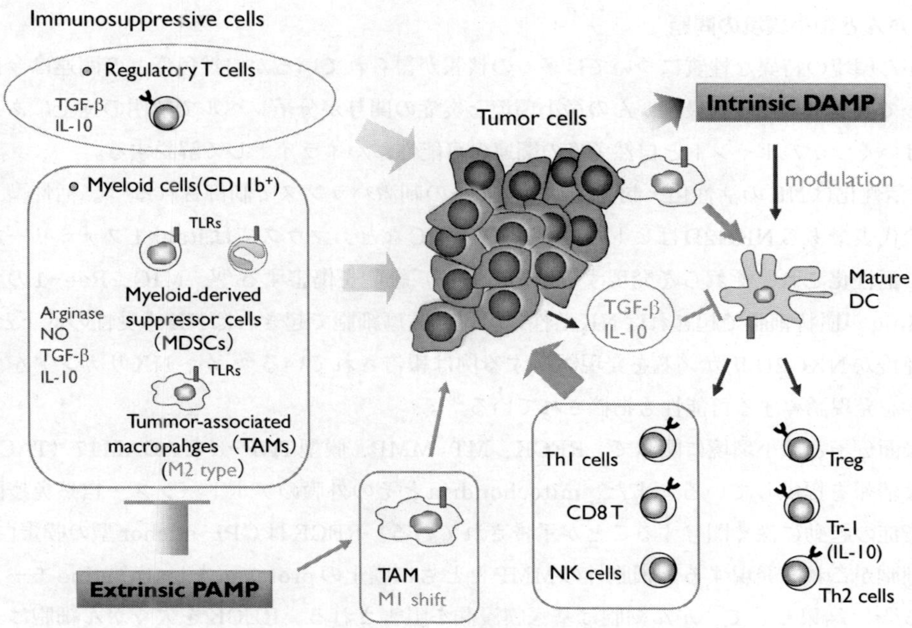

図3　マクロファージサブセット，TAMの特殊性

がん細胞はMfと不可分な“腫瘍臓器”を形成する。この腫瘍構成性のMfは腫瘍形成と増殖に必須であり，特異な性質を持つ。PAMPがM2 MfをM1型に替えて腫瘍の退縮に導く例を記載した。右は通常の樹状細胞によるエフェクター活性系で腫瘍の特徴はこの系を活性化するDAMPを放出する点である。

路を持つ[9)]。TLR3も発現する。*in vivo*で3LL担がんマウスにpolyI：Cをi.p. 注射すると腫瘍退縮が起きるが全面的にTICAM-1に依存し，IPS-1に依存しない[9)]。*in vitro*でTAMにpolyI：CをかけるとTICAM-1経路は活性化するが，IPS-1経路には殆ど影響しない。これに対し，骨髄誘導性のマクロファージ（Mf），腹腔MfではpolyI：Cの応答経路はTICAM-1，IPS-1の両経路であり，特にIPS-1が遥かに優位である。従って，TAMは他のMfと異なった応答でpolyI：Cに対応する，という特徴をもつ。PolyI：C刺激によってTAMはTICAM-1依存性の腫瘍退縮を起動する[9)]。そのメカニズムはTICAM-1のTNF-α誘導活性による。なぜIPS-1のTNF-α誘導経路では腫瘍退縮が起きず，TICAM-1のみに退縮が依存するのか，は不明だが，PolyI：C刺激TAMのTNF-α，IL-10，IL-12，IFN-γなどサイトカインprofileはM1シフトを促進し，M2マーカーには影響しない。がんをサポートするTAMがM2系でTICAM-1経路の刺激によって抗がん性（M1）に変遷する点は特記に値する。

Genechip解析から得られた結果ではM1シフトと炎症性サイトカイン，抑制性サイトカインがTICAM-1依存性に誘導される。NK細胞は活性化しない。CTL誘導は未査定である。

2.4　がんと微小環境の問題

発がん環境の特異な性質については多くの情報が得られているが自然免疫との関連は今後の研究として残されている。最近がんの微小環境と炎症の関与が分子レベルで解明の途上にある。ここではいくつかのポイントと自然免疫の関連の可能性にハイライトして解説する。

NK活性化はNKの活性化・制御性レセプターの刺激バランスで制御される[25)]。活性型レセプターの代表であるNKG2DはヒトではULBP，MICなど，マウスではRae-1ファミリーなどによって活性化され，それらを発現する標的（腫瘍）細胞を傷害する[26)]。MIC，Rae-1の分解やsheddingが樹状細胞で起きればNK活性化阻害，腫瘍細胞で起きればNK感受性の低下となる。自然免疫がNKG2Dリガンドを発現誘導する例は報告されている[27)]が，NKリガンドを分解する酵素を発現誘導する可能性も指摘されている[28)]。

膜表面分子と微小環境に関して，RECK，MT-MMP，膜型TNF-αとADAM17（TACE）が重要な情報を提供している。また，mitochondriaとその外膜のアポトーシス・自然免疫関連因子が炎症の起動に深く関与することが示唆されている。RECKはGPI-anchor型の膜蛋白質で，がん細胞がこれを発現すると細胞外のMMPとともに膜上のproteaseをjaxta-clineモードで制御する[29)]。結果として，がん細胞は基底膜浸潤を阻害される。RECKを欠くがん細胞は一般に転移・浸潤性が亢進し，悪性度が高いと報告されている[30)]。膜型TNF-αが可溶性のmediatorとして働くには膜からのsheddingが必要であり，これにはTACEという膜型proteaseが関与する[31)]。TNF-αはある種の腫瘍を出血性壊死に導くが，腫瘍のみを標的にするのではなく，樹状細胞/Mfにも活性化をもたらす。TNF-αの発がんへの影響は明らかでなく，KOしても発がん性は亢進しなかったという[32)]。Mitochondriaの周囲にアポトーシス関連因子が集積することは知られてきた[33)]。Mitochondriaの膜電位の亢進によって代謝系からcytochrome Cなどが遊離して膜外に出ることが炎症応答の引き金になると説明されている（図4）。最近，アポトーシス関連因子に加えて炎症制御因子もmitochondria周辺に発現することが見出された[34)]。IPS-1がmitochondria膜にあり，その制御因子[35)]も膜上に発現している。さらにIPS-1経路の全貌がこのミトコンドリア周辺で起きることが示唆され始めた（図4）。これらの膜型分子の調節系に自然免疫が関与することは証明の途上にある。

2.5　ペプチド・アジュバント療法への道程

CTLはMHC class Iの高発現細胞に有効だが，低発現細胞にはNK細胞が働く場合が多い。CTLと同時にNK細胞を活性化する方法も併用する必要がある。CTL，NKともに樹状細胞が指向性をもってドライブするように成熟化することが必須の前提となる（図1）。この点は以前の総論を参照されたい[4)]。

腫瘍関連抗原（TAA）という概念が確立して以来，多くの腫瘍特異性の高い抗原ペプチドが同定され，臨床応用が期待されてきた。しかし，予想に反して，ペプチドの抗がんワクチン療法は劇的に奏功するに到っていない。TAAはがんに生じる遺伝子の変異に特有な配列（ネオ抗原）

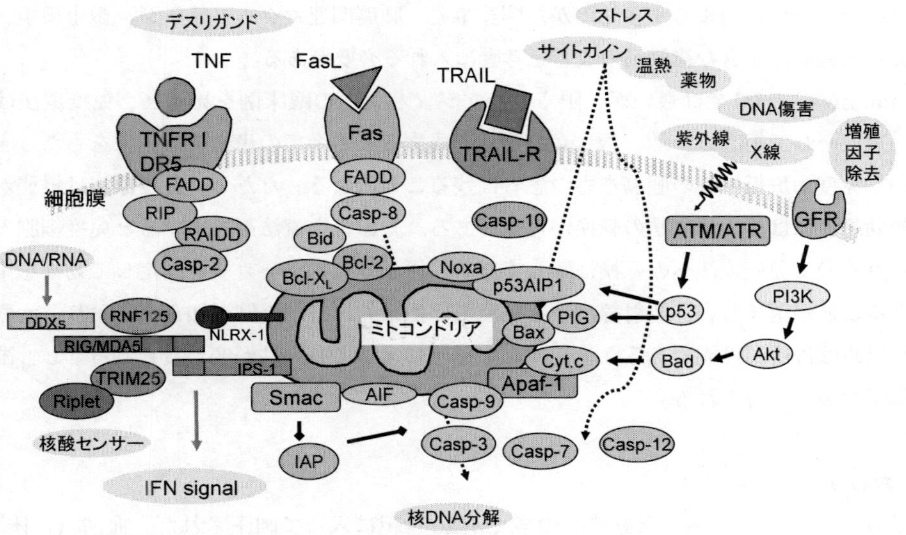

図4　ミトコンドリアと自然免疫・炎症起動
ミトコンドリアに存在する自然免疫集合体と既知のアポトーシス関連複合体を記載した。IPS-1がミトコンドリア外膜の膜蛋白で遊離すると活性を失うことから場所の要因が活性化に重要と考えられている。炎症の起因がミトコンドリアにあるなど，自然免疫と炎症は細胞局在の変化によって誘導される病態かもしれない。

を含む例，がん細胞がembryonic antigen（特に精巣特異抗原）の発現を許す場合，がん細胞がメラノサイトなどの分化抗原を発現する場合，などが報告されている[36]。例えばメラノサイトの分化抗原が免疫活性化を有効に起動すると白斑が生じるから，特異的CTLの誘導は起きていると推察される。しかし，分化抗原を治療に用いてもメラノーマは退縮しない場合が多い。これはがん細胞がCTLを回避して増殖する性質を獲得していることを示唆する。一般にウイルス感染では1個の感染細胞を傷害するには10～100個のCTLが必要とされる。さらにCTL誘導のマグニチュードも問題になり，これを強力に上げるにはアジュバントが必須となる。アジュバントで抗原提示に相応しく成熟した樹状細胞ががん患者のリンパ節に多量に搬入される状況が要る。CTL回避が単なるCTLの量的な問題であればアジュバントの開発は抗がんペプチドワクチン療法を強力に推進するであろう。

しかし，別な問題を孕むという示唆もある。臨床的に診断しうる腫瘍の大きさは0.5 cm以上である。このとき既に腫瘍細胞は宿主免疫を回避して10^9個にまで育っている。これをその時点で効いていない免疫系の再起動で退縮できるか？　という疑問は常にある。さらに，IL-10などの抑制性サイトカイン，Treg誘導はCTLの抗がん効果を減衰するであろう。CTLが腫瘍内に分配されるには適正なchemokinesの発現は欠かせない。がん細胞がCTL抵抗性になる機序も低酸素環境とHIFの誘導，アポトーシス耐性の獲得，p53の機能不全，細胞表面分子のsheddingなどを勘案して語られるべきである。これらを個別に解決する方法も重要である。アジュバントの開発は免疫だけに留まらず多くのがん関連事象，腫瘍関連マクロファージ，微小環境，がん細胞の炎症応答などを含む複雑系の改善を考慮に入れる必要がある。

Randomized trialではないが，限られたアジュバントの臨床例を見ると，免疫療法は手術後の第一選択として相応しい[37]。仮に免疫療法が成立しても全ての患者に好結果をもたらすものではない。免疫治療抵抗性の腫瘍をもつ患者は残ることになる。ただし，免疫療法は侵襲が少ないので無効患者には早い治療法の転換が可能である。先に化学療法剤を用いると免疫細胞の増殖も妨げられるので免疫療法への転換は難しくなる。何より有効マーカーを同定して効果を未然に予知できることが望ましい。放射線療法と免疫量は相乗的に有効な例が知られており，治療計画をうまく組めば併用が可能であろう[38]。がんの種類によって有効性が変わるであろうし，術後の多施設臨床治験が期待される。

2.6 おわりに

19世紀に不治の病であった感染症の多くが20世紀に入って制圧された。血清（抗体）療法，抗原ワクチン，移植免疫，インターフェロンの発見など優れた免疫の業績に裏打ちされた人類の金字塔と言ってよい。免疫が「異物」と見分ける微生物およびそれが感染した細胞は，自己由来であっても排除される。免疫の威力は感染抗原の精妙な識別と排除を可能にしてきた。

がんが独自の抗原を持つことはほぼ証明されたにも拘らず，これまでの手法では制圧に到らない。感染症の理解，感染症に倣えばがん免疫も起動するという理論は実験的に証明をとれる範囲に来つつある。その際，感染症とがんをつなぐ研究過程で自然免疫の理解は必須になる。自然免疫は21世紀に開拓された研究領域である。これらが炎症の起動，さらに液性・細胞性（リンパ球）のエフェクターに及ぼす効果はまだ解明の途上に見える。30年前のがん特異抗原の発見の時に提唱された理論はアジュバントを包含して修正される時代が来る。がん免疫療法の確立とはがんを治せることで，理論の提示のみではない。がん抗原とアジュバントでがんが治るとき，初めてがん抗原の理論は証明されたと言える。その理論の証明は人類の悲願と云える。

謝辞

本稿をまとめるにあたって北海道大学，大阪府立成人病センターの共同研究者の協力に深謝します。ワックスマン財団，武田科学研究振興財団，ヤクルト財団，NorthTec財団に深謝します。

文　献

1）Rosenberg SA, Yang JC, Restifo NP. Cancer immunotherapy: moving beyond current vaccines. Nat Med. 2004 Sep; 10（9）: 909-15.

2）Seya T, Akazawa T, Uehori J, Matsumoto M, Azuma I, Toyoshima K. Role of toll-like receptors and their adaptors in adjuvant immunotherapy for cancer. Anticancer Res. 2003 Nov-Dec; 23 (6a): 4369-76.

3) Seya T, Akazawa T, Tsujita T, Matsumoto M. Role of Toll-like receptors in adjuvant-augmented immune therapies. Evid Based Complement Alternat Med. 2006 Mar; 3 (1): 31-8; discussion 133-7.

4) Seya T, Matsumoto M. The extrinsic RNA-sensing pathway for adjuvant immunotherapy of cancer. Cancer Immunol Immunother. 2009 Aug; 58 (8): 1175-84.

5) Killeen SD, Wang JH, Andrews EJ, Redmond HP. Exploitation of the Toll-like receptor system in cancer: a doubled-edged sword? Br J Cancer. 2006 Aug 7; 95 (3): 247-52.

6) Kanzler H, Barrat FJ, Hessel EM, Coffman RL. Therapeutic targeting of innate immunity with Toll-like receptor agonists and antagonists. Nat Med. 2007 May; 13 (5): 552-9.

7) Talmadge JE, Adams J, Phillips H, Collins M, Lenz B, Schneider M, Schlick E, Ruffmann R, Wiltrout RH, Chirigos MA. Immunomodulatory effects in mice of polyinosinic- polycytidylic acid complexed with poly- L- lysine and carboxymethylcellulose. Cancer Res. 1985 Mar; 45 (3): 1058-65.

8) Qian BZ, Pollard JW. Macrophage diversity enhances tumor progression and metastasis. Cell. 2010 Apr 2; 141 (1): 39-51.

9) Shime H, Matsumoto M, Oshiumi H, Nakane A, Inoue N, Seya T. Involvement of TICAM-1 signaling and TNF-α in ameliorating tumor-infiltrating myeloid cells. 2011, (submitted).

10) Akira S. Toll-like receptor signaling. J Biol Chem. 2003 Oct 3; 278 (40): 38105-8.

11) Seya T, Matsumoto M, Tsuji S, Begum NA, Azuma I, Toyoshima K. Structural-functional relationship of pathogen-associated molecular patterns: lessons from BCG cell wall skeleton and mycoplasma lipoprotein M161Ag. Microbes Infect. 2002, 4: 955-961.

12) Iwasaki A, Medzhitov R. Toll-like receptor control of the adaptive immune responses. Nat Immunol. 2004 Oct; 5 (10): 987-95.

13) Fang C, Zhang X, Miwa T, Song WC. Complement promotes the development of inflammatory T-helper 17 cells through synergistic interaction with Toll-like receptor signaling and interleukin-6 production. Blood. 2009 Jul 30; 114 (5): 1005-15.

14) Azuma M, Sawahata R, Akao Y, Ebihara T, Yamazaki S, Matsumoto M, Hashimoto M, Fukase K, Fujimoto Y, Seya T. The peptide sequence of diacyl lipopeptides determines dendritic cell TLR2-mediated NK activation. PLoS One. 2010 Sep 2; 5 (9). pii: e12550.

15) Yamazaki S, Okada K, Maruyama A, Matsumoto M, Yagita H, Seya T. TLR2-dependent induction of IL-10 and Foxp3^{+}CD25^{+}CD4^{+}regulatory T cells prevents effective anti-tumor immunity induced by Pam2 lipopeptides in vivo. PLoS One 2011, Apr 20; 6 (4): e18833.

16) Akazawa T, Masuda H, Saeki Y, Matsumoto M, Takeda K, Tsujimura K, Kuzushima K, Takahashi T, Azuma I, Akira S, Toyoshima K, Seya T. Adjuvant-mediated tumor regression and tumor-specific cytotoxic response are impaired in MyD88-deficient

mice. Cancer Res. 2004 Jan 15; 64 (2): 757-64.
17) Onomoto K, Yoneyama M, Fujita T. Regulation of antiviral innate immune responses by RIG-I family of RNA helicases. Curr Top Microbiol Immunol. 2007; 316:193-205.
18) Matsumoto M, Oshiumi H, Seya T. Antiviral responses induced by the TLR3 pathway. Rev Med Virol. 2011 Feb 10. doi: 10.1002/rmv.680.
19) Kato H, Takeuchi O, Sato S, Yoneyama M, Yamamoto M, Matsui K, Uematsu S, Jung A, Kawai T, Ishii KJ, Yamaguchi O, Otsu K, Tsujimura T, Koh CS, Reis e Sousa C, Matsuura Y, Fujita T, Akira S. Differential roles of MDA5 and RIG-I helicases in the recognition of RNA viruses. Nature. 2006 May 4; 441 (7089): 101-5.
20) Akazawa T, Ebihara T, Okuno M, Okuda Y, Shingai M, Tsujimura K, Takahashi T, Ikawa M, Okabe M, Inoue N, Okamoto-Tanaka M, Ishizaki H, Miyoshi J, Matsumoto M, Seya T. Antitumor NK activation induced by the Toll-like receptor 3-TICAM-1 (TRIF) pathway in myeloid dendritic cells. Proc Natl Acad Sci U S A. 2007 Jan 2; 104 (1): 252-7.
21) Longhi MP, Trumpfheller C, Idoyaga J, Caskey M, Matos I, Kluger C, Salazar AM, Colonna M, Steinman RM. Dendritic cells require a systemic type I interferon response to mature and induce CD4＋Th1 immunity with poly IC as adjuvant. J Exp Med. 2009 Jul 6; 206 (7): 1589-602.
22) Ebihara T, Azuma M, Oshiumi H, Kasamatsu J, Iwabuchi K, Matsumoto K, Saito H, Taniguchi T, Matsumoto M, Seya T. Identification of a polyI:C-inducible membrane protein that participates in dendritic cell-mediated natural killer cell activation. J Exp Med. 2010 Nov 22; 207 (12): 2675-87.
23) Azuma M, Ebihara T, Oshiumi H, Torigoe T, Sato N. Matsumoto M, Seya T. 2011. Modulation of dendritic cell-driven CTL induction by the TICAM-1 pathway. 2011, (submitted)
24) McCartney S, Vermi W, Gilfillan S, Cella M, Murphy TL, Schreiber RD, Murphy KM, Colonna M. Distinct and complementary functions of MDA5 and TLR3 in poly (I:C) -mediated activation of mouse NK cells. J Exp Med. 2009 Dec 21; 206 (13): 2967-76.
25) Lanier LL. Up on the tightrope: natural killer cell activation and inhibition. Nat Immunol. 2008 May; 9 (5): 495-502.
26) Cerwenka A, Lanier LL. NKG2D ligands: unconventional MHC class I-like molecules exploited by viruses and cancer. Tissue Antigens. 2003 May; 61 (5): 335-43.
27) Ebihara T, Masuda H, Akazawa T, Shingai M, Kikuta H, Ariga T, Matsumoto M, Seya T. Induction of NKG2D ligands on human dendritic cells by TLR ligand stimulation and RNA virus infection. Int Immunol. 2007 Oct; 19 (10): 1145-55.
28) Boutet P, Agüera-González S, Atkinson S, Pennington CJ, Edwards DR, Murphy G, Reyburn HT, Valés-Gómez M. Cutting edge: the metalloproteinase ADAM17/TNF-alpha-converting enzyme regulates proteolytic shedding of the MHC class I-related chain B protein. J Immunol. 2009 Jan 1; 182 (1): 49-53.
29) Noda M, Takahashi C. Recklessness as a hallmark of aggressive cancer. Cancer Sci 2007; 98: 1659-1665.

30）Jonathan C, Clark M, Thomas DM, Choong PFM, Dass CR. RECK-a newly discovered inhibitor of metastasis with prognostic significance in multiple forms of cancer. Cancer Metastasis Rev（2007） 26: 675-683.
31）Müllberg J, Althoff K, Jostock T, Rose-John S. The importance of shedding of membrane proteins for cytokine biology. Eur Cytokine Netw. 2000 Mar; 11（1）: 27-38.
32）Gravestein LA, Borst J. Tumor necrosis factor receptor family members in the immune system. Semin Immunol. 1998 Dec; 10（6）: 423-34.
33）Arnoult D. Mitochondrial fragmentation in apoptosis. Trends Cell Biol. 2007 Jan; 17（1）: 6-12.
34）Jäättelä M, Tschopp J. Caspase-independent cell death in T lymphocytes. Nat Immunol. 2003 May; 4（5）: 416-23.
35）Scott I. The role of mitochondria in the mammalian antiviral defense system. Mitochondrion. 2010 Jun; 10（4）: 316-20.
36）Tannock IF, Hill RP, Bristow RG, Harrington L. Tumor and Immunity in the Basic Science of Oncology. McGraw-Hill Companies, Inc. 2005. Pp479-504.
37）Kodama K, Higashiyama M, Takami K, Oda K, Okami J, Maeda J, Akazawa T, Matsumoto M, Seya T, Wada M, Hayashi A, Toyoshima K. Innate immune therapy with a BCG cell wall skeleton for lung cancer: a case presentation and a case control study. Surgery Today. 2009. 39: 194-200.
38）Curtin JF, Liu N, Candolfi M, Xiong W, Assi H, Yagiz K, Edwards MR, Michelsen KS, Kroeger KM, Liu C, Muhammad AK, Clark MC, Arditi M, Comin-Anduix B, Ribas A, Lowenstein PR, Castro MG. HMGB1 mediates endogenous TLR2 activation and brain tumor regression. PLoS Med. 2009 Jan 13; 6（1）: e10.